WORLD MEDICAL GUIDE

Einhorn-Presse Verlag

Die Wiedergabe von Warenbezeichnungen und Handelsnamen in diesem Buch berechtigt nicht zu der Annahme, daß solche Namen im Sinne des Warenzeichenrechts als frei zu betrachten sind und daher von jedermann benutzt werden dürfen.

Alle Daten und Informationen wurden von der Redaktion mit größter Sorgfalt ermittelt und erarbeitet. Für etwaige Irrtümer oder Fehler können wir keine Haftung übernehmen; alle Angaben sind ohne Gewähr.

Redaktion: Peter Främcke (verantwortlich) - Joachim Büger - Eva-Marie Egbuna - Dr. med. Hermann Fehlauer - Dr. med. Christoph Fischer - Prof. Dr. med. Dirk A. Loose - Walter Putfarcken - Astrid Treppe

ISBN 3-88756-781-1

© 1990 by Einhorn-Presse Verlag, Reinbek - Ausgabe 1991 - Stand der Daten: 31. Januar 1991 - Alle Angaben ohne Gewähr - Nur zur persönlichen Information des Empfängers bestimmt - Nachdruck und Vervielfältigung nicht gestattet - Alle Rechte vorbehalten - Printed in Germany

Anschrift von Redaktion und Verlag: Einhorn-Presse Verlag GmbH 2057 Reinbek - Postfach 1204 - Waldstraße 25 - Telefon 040-727 94 53 Telefax 040-722 57 99

INHALT

Vorwort	6
1. Allgemeine Hinweise und Gesundheitsrisiken im Urlaub und auf Reisen	7
2. Hinweise zur Reiseapotheke	10
3. Krankenversicherungsschutz im Ausland	14
4. Fernreisen-Impfprogramm der Apotheken	15
5. Notruf, Luftrettung und Ambulanzflugwesen	23
6. Medizinische Begriffe Deutsch/Fremdsprachen	
Arabisch	28
Chinesisch	31
Dänisch	34
Englisch	37
Finnisch	40
Französisch	43
Griechisch	46
Hebräisch	49
Italienisch	52
Japanisch	55
Koreanisch	58
Niederländisch	61
Norwegisch	64
Portugiesisch	67
Schwedisch	70
Serbokroatisch	73
Spanisch	76
Türkisch	79

7. LÄNDERÜBERSICHT
Vor der Reise
Notruf und Rettungswachten
Deutschsprechende Ärzte
Konsularische Hilfen

Ägypten	84	Madagaskar	176
Antigua & Barbuda	86	**Malaysia**	178
Argentinien	87	Malediven	179
Australien	90	Malta	180
		Marokko	181
Barbados	95	**Mauritius**	184
Belgien	96	Mexiko	185
Bermudas	99		
Brasilien	100	Namibia	188
		Nepal	190
Chile	106	Neuseeland	192
China	108	Nicaragua	194
Costa Rica	110	Niederlande	196
		Norwegen	199
Dänemark	112		
Dominikanische Republik	115	Philippinen	203
		Portugal	205
Ecuador	117		
Elfenbeinküste	119	Schweden	208
El Salvador	121	Seychellen	213
		Simbabwe	215
Finnland	123	Singapur	217
Frankreich	126	Spanien	219
		Sri Lanka	225
Griechenland	131	Südafrika	227
Großbritannien	138	Südkorea	230
Guadeloupe/Martinique	140		
Guatemala	142	Taiwan	232
		Tansania	234
Haiti	144	Thailand	236
Hongkong	146	Togo	239
		Trinidad & Tobago	241
Indien	148	Türkei	243
Indonesien	150	Tunesien	247
Irland	152		
Island	154	Ungarn	250
Israel	156	Uruguay	252
Italien	157	USA	254
Jamaika	162		
Japan	163	Venezuela	267
Jugoslawien	166		
		Zypern	269
Kamerun	168		
Kanada	170		
Kenia	174		

8. WELTUHRZEIT 271

Lefax.® Die Lösung bei Druck- und Völlegefühl.*

*beim Blähbauch

Gerade, wenn es nach dem Essen gemütlich wird, entsteht ein unangenehmes Gefühl, der Druck wird immer stärker. Verstohlen wird am Rock ein Knopf geöffnet oder der Hosengürtel weiter geschnallt.
Die Luft muß weg, aber wie?

Gegen Blähungen und Völlegefühl gibt es ein wirksames Arzneimittel: Lefax. Ursache ist häufig ein zäher, feinblasiger Schaum, der durch unabsichtliches Luftschlucken oder Verdauungsstörungen entsteht. Lefax zerstört diesen Schaum sofort, die Beschwerden sind weg. Sie fühlen sich rundum erleichtert. Sprechen Sie mit Ihrem Apotheker.

Täglich 3x1 bis 2 Lefax Kautabletten zu den Mahlzeiten einnehmen.

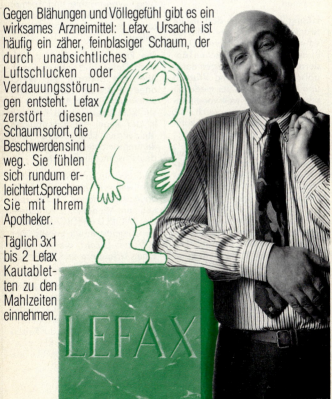

Lefax® gegen Beschwerden durch übermäßige Gasbildung und Gasansammlung im Magen-Darm-Bereich (Meteorismus). Nebenwirkungen sind nicht bekannt. ASCHE AG. 2000 Hamburg 50

VORWORT

Dieser medizinische Auslandsreiseführer WORLD MEDICAL GUIDE bietet als RTL plus-Servicebuch zur Fernsehsendung „EIN TAG WIE KEIN ANDERER" allen Urlaubern mehr Sicherheit auf Reisen im Ausland.

Vorsorge für den Krankheitsfall im Urlaub und auf Reisen treffen die wenigsten. Die Urlaubsvorfreude, der wohlverdiente Erholungsurlaub oder der Abenteuerspaß lassen Gedanken an Krankheit, Unfall oder gar Klinikaufenthalt gar nicht erst aufkommen.

Häufig meint man, daß es im Krankheitsfall mit der Hilfe so schnell geht wie zu Hause. Doch in vielen außereuropäischen Ländern, aber auch in einigen europäischen Ländern sind Wunsch und Wirklichkeit in der medizinischen Betreuung weit voneinander entfernt. Aber auch die sprachliche Verständigung kann zum Problem werden.

Jeder zweite Deutsche geht auf Reisen ins Ausland; mehr als vierhunderttausend werden im Urlaub krank oder kommen krank zurück. Was aber geschieht, wenn wir nicht in unserer vertrauten Umgebung sind und Hilfe benötigen, Schmerzen bekommen, wenn wir krank werden. Erst wenn wir selbst betroffen sind, bemerken wir den Verlust an Urlaubszeit und Reisefreude.

Vorsorge ist der beste Schutz: die regionalen Gesundheitsrisiken kennen, für entsprechenden Krankenversicherungsschutz sorgen, die Reiseapotheke in Ordnung bringen; wissen, wie Notfallhilfen und deutschsprechende Ärzte zu erreichen sind; dabei hilft Ihnen dieser „medizinische" Auslandsreiseführer WORLD MEDICAL GUIDE. Aber auch Hinweise über konsularische Hilfen, Fernreisen-Impfprogramm und sprachliche Hilfen für den Arzt- und Apothekerbesuch gehören dazu.

Der WORLD MEDICAL GUIDE berücksichtigt in der Ausgabe 1991 nun für mehr als 70 wichtige europäische und außereuropäische Reiseländer alle notwendigen und nützlichen Daten und Informationen, die jährlich überarbeitet, aktualisiert und erweitert werden. Er ist unentbehrlich bei Auslandsreisen und sollte zum Reisegepäck gehören. Gestaltung, Typographie und Format wurden daher auch platzsparend aber doch übersichtlich angelegt.

Die Redaktion ermittelt jedoch auch Daten und Informationen über alle anderen der WHO angeschlossenen Länder. Entscheidend für die Aufnahme im WORLD MEDICAL GUIDE sind in der Regel die notwendigen Meldungen über Notruf- und Rettungswachten und über deutschsprechende Ärzte.

In dieser Ausgabe 1991 konnten wir weltweit mehr als 1500 deutschsprechende Ärzte aufnehmen. Mit dem nun vorliegenden WORLD MEDICAL GUIDE berücksichtigen wir bereits über 90% der Länder, die von deutschen Urlaubern und Reisenden besucht werden.

Wir wünschen Ihnen eine gesunde Urlaubs- und Reisezeit und daß Sie heil und unbeschadet nach Hause zurückkommen. Mehr Sicherheit für Sie auf Reisen im Ausland mit dem RTL plus-Servicebuch WORLD MEDICAL GUIDE.

Ihre

WORLD MEDICAL GUIDE
Redaktion

ALLGEMEINE HINWEISE UND GESUNDHEITSRISIKEN IM URLAUB UND AUF REISEN

Vorbeugen durch Beraten ist ein Hauptanliegen der Reisemedizin. Dazu gehören vor allem Informationen über Reiseländer und besondere Gesundheitsrisiken.

Neben den Reisevorbereitungen, zu denen auch die Regelung des Krankenversicherungsschutzes, die Besorgung der Reiseapotheke, eventuell auch notwendige Schutzimpfungen gehören sollten, sind folgende Hinweise und Informationen beachtenswert:

ARZTKONSULTATION

Vor einer längeren Reise sollten Sie auf jeden Fall Ihren Zahnarzt noch einmal konsultieren, damit Ihnen möglicherweise nicht eine alte Zahnfüllung den Urlaub verdirbt. Zwar gibt es in vielen Ländern ein gut organisiertes Gesundheitswesen wie in Deutschland, doch häufig ist der Zahnarzt gerade dann nicht zu erreichen (meistens nachts), wenn der Zahnschmerz plagt. Vor einem längeren Urlaubsaufenthalt oder extrem strapaziösen Reisen sollten Sie vorher Ihren Hausarzt konsultieren, dies gilt auch für eventuelle Schutzimpfungen und Malariaprophylaxe.

REISEFÄHIGKEIT

Sollten aufgrund des Gesundheitszustandes Zweifel an der Reisefähigkeit bestehen, ist immer der Hausarzt vorher zu konsultieren. Er wird Ihnen auch sagen, ob Ihnen die Klima- oder Temperaturveränderungen bekommen, ob Sie mit dem Flugzeug reisen können oder das Auto oder die Bahn bevorzugen sollten.

Auf jeden Fall ist von einem Urlaubsaufenthalt in wärmeren Gegenden abzuraten, wenn Sie vor weniger als 6 Monaten einen Herzinfarkt erlitten, an Angina pectoris leiden, einen schwereren Herzklappenfehler haben oder vor weniger als 6 Wochen eine größere Operation hatten.

TETANUSSCHUTZ

Auf jeden Fall empfiehlt es sich, vor längeren Reisen eine Tetanus-Schutzimpfung bei Ihrem Hausarzt vornehmen zu lassen; denn bereits kleinste Hautverletzungen können eine Infektion und Wundstarrkrampf auslösen.

KRANKHEITSBILDER

Dialyse-Patienten werden ganz sicher vor der Reise die Nutzung entsprechender Ferien-Dialyse-Zentren abklären. Trotzdem kann es Situationen geben, die eine medizinische Versorgung ungeplant notwendig machen. Hier hilft die Länderübersicht dieses World Medical Guide mit den Verzeichnissen deutschsprechender Ärzte weiter. Dies gilt auch für andere Krankheitsbilder.

Asthmakranke müssen auf jeden Fall ihre Medikamente in ausreichender Menge mitnehmen, auch für Notfälle. Reisende mit Hauterkrankungen dürfen auf keinen Fall auf die zu Hause benötigten Medikamente verzichten.

Bei Nahrungsmittelempfindlichkeit ist ggfs. auf die eigene Diät zu achten.

Für Reisende mit Allergien, Diabetes, Herzkreislaufgefährdungen, Epilepsie und anderen anhaltenden Krankheitsbildern ist ein Notfallausweis/Patientenpaß zu empfehlen, der im allgemeinen bei Krankenkassen und Automobilclubs erhältlich ist. Ebenfalls sollten Sie die benötigten Medikamente mit sich führen.

SCHWANGERE

Schwangere unterliegen auf längeren Reisen besonderen Risiken. Die Konsultation des Frauenarztes ist vorher zu empfehlen. Impfungen bergen z. B. Gefahren für Mutter und Kind. Reisen in Länder mit vorgeschriebener Schutzimpfungen sollten auf jeden Fall unterbleiben. Auf Flugreisen sollte das Begleitpersonal über die Schwangerschaft informiert sein. Vom siebenten Schwangerschaftsmonat an sind Flugreisen zu meiden.

KLIMA-ANGEPASSTES VERHALTEN

Urlaub und Reisen bedeuten nun einmal allgemein Ortswechsel und physikalische Veränderungen; Wärme und Frische, Hitze und Kälte, Luftdruck und Luftfeuchtigkeit beeinflussen das eigene körperliche Wohlbefinden. Gerade das richtige klimaangepaßte Verhalten verhindern Fuß- und Fingerschwellungen, Erschöpfung und Hitzschlag, Ohnmacht, Sonnenstich und Sonnenbrand.
Zum klimaangepaßten Verhalten gehört auch die richtige Kleidung. Tragen Sie bei Hitze z. B. keine zu engen Jeans, Hosen oder Schuhe. Im Zweifelsfall geht Wohlbefinden vor Mode. Achten Sie auch darauf, Pullover und Jacken im Reisegepäck zu haben, denn abends wird es in heißen Ländern im Sommer früher dunkel als bei uns und kühler. Badekleidung sollte nie am Körper trocknen. So beugen Sie Erkältungskrankheiten vor.
Beachten Sie, daß große Klimaveränderungen den Körper sehr stark belasten. Hitze und schwüle Witterung führen zu starkem Salz- und Wasserverlust, der durch Mineralwasser ausgeglichen werden muß, um empfindliche Störungen zu vermeiden.

SONNENSCHUTZ

In der Hitze können Fuß- und Fingerschwellungen durch geringere körperliche Belastung und Hochlegen der Beine vermieden werden. Überwärmung und Wasserverlust des Körpers lassen Erschöpfung entstehen und können zum Hitzschlag führen; Kopfbedeckung, Schatten und Trinken (kein Alkohol) beugen hier vor. So vermeidet man auch ein hitzebedingtes Erweitern der Blutgefäße in Armen und Beinen, was sonst zu vermindertem Blutdruck im Kopf führt und eine Ohnmacht auslösen oder einen Sonnenstich zur Folge haben kann.
Achten Sie auf den geeigneten Sonnenschutz.

REISEDIARRHOE

Heiße und schwüle Witterung besonders in südlichen Breiten sind der Nährboden für verstärkte Bakterienentwicklungen. Damit steigen auch die Infektionsgefahren, häufig über Nahrungsmittel und Trinkwasser. Diarrhoe (Reisedurchfall) ist daher ein besonderes Risiko in den ersten Tagen, solange die Gewöhnung des Reisenden an die veränderten Klima- und Lebensumstände noch nicht erfolgt ist. Strenge Eßdisziplin und strikte Hygiene sind die besten Vorsichtsmaßnahmen.

In der Reiseapotheke sollten Präparate gegen Reisedurchfall aber nicht fehlen

JET LAG

Bei längeren Flugreisen und Zeitverschiebungen von mehr als zwei Stunden ist mit dem sogenannten Jet Lag (Schlaf-Wach-Rhythmus) zu rechnen, der das Wohlbefinden beeinflußt, zu Schlafmangel führt und in der Umstellung Kopfschmerzen, Abgeschlagenheit und Müdigkeit verursacht.

TEMPERATUR-SCHOCK

Beim Rückflug aus wärmeren Regionen sollte man unbedingt Pullover und wärmere Kleidung tragen, denn häufig kommt man „aufgeheizt" an Bord und setzt sich durch die Klimatisierung im Flugzeug einem „Temperaturschock" aus, der meistens mit einer kräftigen Erkältung endet.

INFEKTIONEN

Bei Fernreisen und damit verbundenen längeren Auslandsaufenthalten muß mit den erforderlichen Schutzimpfungen rechtzeitig begonnen werden. Hierzu ist besonders der Abschnitt zum Fernreisenimpfprogramm der Apotheken zu beachten.
Malaria-Schutz im Notfall bietet ein neu zugelassenes Medikament mit dem Wirkstoff Halofantrin. Bei dringendem Verdacht einer Malariainfektion werden im Abstand von jeweils sechs Stunden drei Tabletten eingenommen. Danach sind alle Malaria-Erreger abgetötet. Dies gilt auch in Fällen von Chloroquin-Resistenz. Malariaverdacht besteht, wenn in der zweiten Reisewoche unklare, grippeartige Erkrankungen auftreten.

REGIONALE GESUNDHEITS-RISIKEN

Regionale Gesundheitsrisiken sollte man vor der Reise kennen, denn Infektionsgefahren hängen häufig vom persönlichen Verhalten und von der körpereigenen Abwehrsituation ab. Ein oft nicht beachtetes Gesundheitsrisiko ist die Hepatitis A, die durch verunreinigte Nahrungsmittel und Trinkwasser übertragen wird. In tropischen Regionen ist die Sandflohkrankheit anzutreffen; festes Schuhwerk ist eine wichtige Vorsorge, übrigens auch gegen Giftschlangen. In der Länderübersicht wird ggf. für die entsprechenden Länder auf die wichtigsten Infektionsgefahren hingewiesen.

AIDS UND GESCHLECHTS-KRANKHEITEN

AIDS (ist keine Geschlechtskrankheit) und Geschlechtskrankheiten werden auf Reisen wie zu Hause zum Gesundheitsrisiko, wenn man meint, die erforderliche Vorsicht außer acht lassen zu müssen. In fremder Umgebung ist Vorsicht noch viel wichtiger. Auf Kondome sollte nicht verzichtet werden. Bei Reisen in Entwicklungsländer ist darauf zu achten, daß man sich im Notfall keine dortigen Blutkonserven verabreichen läßt, da sie meistens nicht auf AIDS getestet sind. Nutzen Sie nötigenfalls die Hilfe der Deutschen Luftrettungszentrale (siehe Abschnitt Notruf, Luftrettung und Ambulanzflugwesen und Abschnitt Länderübersicht). Selbst die hohen Kosten einer solchen Hilfe stehen nicht im Verhältnis zum Gesundheitsrisiko.

HINWEISE ZUR REISEAPOTHEKE

Die Reiseapotheke sollten Sie sich nach Ihren individuellen Bedürfnissen zusammenstellen.

Beschränken Sie sich besonders in der Auswahl von Kreislauf-, Schlaf- und Schmerzmitteln auf Medikamente, die Sie bereits kennen. Achten Sie darauf, daß die Medikamente möglichst kühl gelagert und keine verfallenen Medikamente mitgeführt werden.

Patienten mit Grunderkrankungen sollten die von Ihnen benötigten Medikamente in so ausreichender Menge mitnehmen, daß sie für die Dauer der Reise ausreichen. Es ist zu beachten, daß Medikamente teilweise bei stärkerem Flüssigkeitsumsatz in den Tropen in größerer Menge benötigt werden. Die Mitnahme von Zäpfchen und Sprühdosen in wärmere Länder ist nicht zu empfehlen. Es gibt Medikamente, die bei +40°C Zerfallserscheinungen zeigen; dies gilt vor allem für verkapselte Medikamente.

Soweit nicht auch eine medikamentöse Versorgung nach dem Fernreisen-Impfprogramm in Frage kommt, empfiehlt es sich, bei der Auswahl der Medikamente auf die Krankheitshäufigkeit zu achten.

Die häufigste Reisekrankheit ist der Reisedurchfall (Diarrhoe), und zwar besonders bei Reisen in wärmere Regionen. Das Risiko ist besonders groß in den ersten Tagen, solange die Gewöhnung des Reisenden an die veränderten Klima- und Lebensumstände nocht nicht erfolgt ist. Entsprechende Mittel wird Ihnen Ihr Hausarzt oder Apotheker empfehlen können.

Aber auch Mittel gegen Darmverstopfung sollten ebenso wenig in der Reiseapotheke fehlen, wie Medikamente gegen Erkältungskrankheiten. Verstopfungen sind meistens psychisch bedingt durch Streß und ungewohnte sanitäre Verhältnisse.

Umfang und Gewicht der Reiseapotheke können gerade bei Fernreisen von Bedeutung sein. Lassen Sie sich daher bei der Zusammenstellung Ihrer Reiseapotheke nach den wichtigsten Häufigkeitsmerkmalen und Ihren persönlichen Bedürfnissen von Ihrem Arzt oder Apotheker beraten, um so sicherer sind Sie, die wichtigsten Medikamente bei sich zu haben.

Spezielle Mittel zur Pflege sollten besonders bei Reisen in unwegsame Gebiete nicht außer acht gelassen werden. Dies gilt auch für die Monatshygiene, da nicht überall auf Reisen die Produkte unserer Gewohnheit zu erhalten sind.

Desweiteren gehören zur Reiseapotheke Pflaster, Fieberthermometer, Schere, Pinzette, Mullbinde, elastische Binde und Wattestäbchen.

Nötigenfalls erforderliche Antibiotika sind rezeptpflichtig und im konkreten Fall vom behandelnden Arzt zu verordnen.

Die für Fernreisen ggf. zu berücksichtigenden Medikamente sind ebenfalls rezeptpflichtig. **Weitere Informationen hierzu finden Sie im Abschnitt „Fernreisen-Impfprogramm der Apotheken".**

Ihr Hausarzt und Ihr Apotheker werden Sie gern nach Ihren individuellen Bedürfnissen beraten.

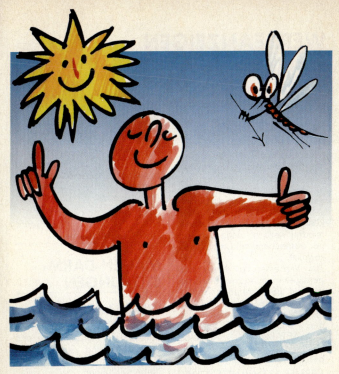

die Sonne brennt, die Mücke sticht
Fenistil® Gel

Fenistil® Gel Zusammensetzung: 1 g Gel enthält 1 mg Dimetindenmaleat. Enthält Methyl-4-hydroxybenzoat (Paraben) als Konservierungsmittel. **Anwendungsgebiete:** Zur lokalen Behandlung des Juckreizes bei Hauterkrankungen wie chronischem Ekzem, Stauungsekzem, Nesselsucht (Urtikaria) und andere allergisch bedingte Hautkrankheiten; Insektenstiche; leichte Verbrennungen (1. Grades); Sonnenbrand. **Gegenanzeigen:** Fenistil Gel ist nicht zur Anwendung auf großen, insbesondere entzündeten Hautflächen vorgesehen; dies gilt speziell für Säuglinge und Kleinkinder. Aus grundsätzlichen medizinischen Erwägungen sollte Fenistil Gel in den ersten drei Schwangerschaftsmonaten nicht eingesetzt werden, obwohl keine Anhaltspunkte für eine fruchtschädigende Wirkung bestehen. **Nebenwirkungen:** Nicht bekannt. **Wechselwirkungen mit anderen Mitteln:** Nicht bekannt.

Stand: Januar 1991

- stillt den Juckreiz
- wirkt abschwellend
- kühlt angenehm und lindert den Schmerz
- ist gut hautverträglich
- dringt rasch in die Haut ein
- schmiert und fettet nicht
- ist farb- und geruchlos

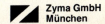
Zyma GmbH München

WERBEANZEIGEN ZUR REISEAPOTHEKE

ALLERGIEN

WERBEANZEIGE

Biolectra® MINERAL Calcium zur ausreichenden Calciumversorgung. Die sommerlichen Reize sind nicht für alle verträglich; viele Menschen reagieren auf sie sehr empfindlich. Die daraus resultierenden Folgeerscheinungen können aber gemindert bzw. vermieden werden, wenn der Körper ausreichend mit Calcium versorgt ist.
Zur Verbesserung dieses körpereigenen Schutzmechanismus ist es für die Betroffenen von Vorteil, zusätzlich Calcium einzunehmen. Besonders eignet sich dazu die BIOLECTRA CALCIUM BRAUSETABLETTE. Aufgelöst kann der Organismus Calcium besonders schnell aufnehmen.
HERMES ARZNEIMITTEL GMBH
8023 Großhesselohe/München.

HAUT-ERKRANKUNGEN

WERBEANZEIGE

Bei Sonnenbrand, Mückenstich und Juckreiz: **Fenistil® Gel** (Wirkstoff: Dimetindenmaleat) Zusammensetzung: 1 g Gel enthält 1 mg Dimetindenmaleat. Enthält Methyl-4-hydroxybenzoat (Paraben) als Konservierungsmittel. Anwendungsgebiete: Zur lokalen Behandlung des Juckreizes bei Hauterkrankungen wie chronischem Ekzem, Stauungsekzem, Nesselsucht (Urtikaria) und andere allergisch bedingte Hautkrankheiten; Insektenstiche; leichte Verbrennungen (1. Grades); Sonnenbrand. Gegenanzeigen: Fenistil Gel ist nicht zur Anwendung auf großen, insbesondere entzündeten Hautflächen vorgesehen; dies gilt speziell für Säuglinge und Kleinkinder. Aus grundsätzlichen medizinischen Erwägungen sollte Fenistil Gel in den ersten drei Schwangerschaftsmonaten nicht eingesetzt werden, obwohl keine Anhaltspunkte für eine fruchtschädigende Wirkung bestehen.
Stand: 2/91

Zyma GmbH München

MAGEN-DARM-STÖRUNGEN

WERBEANZEIGE

Lefax® bei Beschwerden durch übermäßige Gasbildung und Gasansammlung im Magen-Darm-Bereich (Meteorismus). Nebenwirkungen sind nicht bekannt.
Jedes Land hat seine eigenen kulinarischen Spezialitäten. Natürlich möchte man die Küche des Urlaubslandes gern genauer kennenlernen. Unser Verdauungstrakt geht jedoch von gewohnter Kost nur ungern ab. Auf Nahrungsumstellung reagiert er häufig mit Völlegefühl, Magendruck bishin zu schmerzhaften Blähungen. Nehmen Sie Lefax zu oder nach jeder Mahlzeit, damit auch im Urlaub das Essen ein Genuß bleibt.
Auch bei Reiseantritt, ob Sie nun mit der Bahn, dem Flugzeug oder dem eigenen Auto reisen, langes Sitzen ist meist unvermeidlich. Der normale Luftgehalt im Darm kann dadurch auf das 10-fache anwachsen. Es bilden sich schleimumhüllte Gasblasen, die auf die übrigen Bauchorgane und auf die Urlaubsstimmung drücken. Lefax vermindert Blä-

WERBEANZEIGEN ZUR REISEAPOTHEKE

hungen und läßt die richtige Urlaubsstimmung schon bei der Anreise aufkommen.
ASCHE AG, Arzneimittel mit Service. Fischers Allee 49-59, 2000 Hamburg 50.

WERBEANZEIGE

almag von ct Tabletten

Wirksame Bestandteile: 1 Tabl. enthält 200 mg Aluminiumhydroxid-Gel (47-60% Al_2O_3), 200 mg Magnesiumtrisilikat. Anwendungsgebiete: Magenschleimhautentzündung, Magen- und Zwölffingerdarmgeschwüre, Übersäuerung des Magens, Sodbrennen. Gegenanzeigen: Keine hochdosierte Daueranwendung bei starker Nierenfunktionseinschränkung! Nebenwirkungen: Selten Verstopfung oder Durchfall. Packungen mit 20/50/100 Tabletten.

almag von ct Suspension

Wirksame Bestandteile: 1 Beutel mit 10 ml Suspension enthält: 0,35 g Aluminiumhydroxid-Gel (47-60% AL_2O_2), 0,35 g Magnesiumhydroxid, 0,04 g Dimeticon (Viskosität 250 cSt). Anwendungsgebiete: Magenschleimhautentzündung, Magen- und Zwölffingerdarmgeschwüre, Übersäuerung des Magens, Sodbrennen, nervöse Magenbeschwerden. Gegenanzeigen: Keine hochdosierte Daueranwendung bei starker Nierenfunktionseinschränkung! Nebenwirkungen: Selten Verstopfung oder Durchfall. Packungen mit 20/50 Beuteln.

Stand: 21. 8. 89

ct-Arzneimittel,
Chemische Tempelhof GmbH,
Oberlandstr. 65,
1000 Berlin 42

REISEKRANKHEIT

WERBEANZEIGE

Reise Superpep® K zur Vorbeugung und Behandlung von Reisekrankheit, Schwindel, Übelkeit und Erbrechen. Schnelle Wirkung. Schon beim Kauen wird ein großer Teil des Wirkstoffes direkt über die Mundschleimhaut aufgenommen. Keine vorbeugende Anwendung. REISE-SUPERPREP-K braucht erst bei beginnenden Anzeichen von Übelkeit angewendet zu werden.
Macht nicht müde. Auf Grund der speziellen Darreichungsform als Kaugummi-Dragée kann der Wirkstoff niedriger dosiert werden.

HERMES ARZNEIMITTEL GMBH
8023 Großhesselohe/München.

VERDAUUNGS-BESCHWERDEN

WERBEANZEIGE

Verdauungsbeschwerden sind oft die Folge einer „ungewohnten Küche". **Stovalid® N** enthält Arzneipflanzenauszüge zur Förderung von Appetit und Verdauung. Die Einnahme der Tropfen soll 1/2 Stunde vor den Mahlzeiten erfolgen; vor Gebauch schütteln.
Stovalid® N, Anwendungsgebiete: Verdauungsbeschwerden verursacht durch Fehlernährung oder plötzliche Ernährungsumstellung; Appetitlosigkeit, Völlegefühl und Blähungen. Gegenanzeigen und Nebenwirkungen sind bisher nicht bekannt geworden. Dieses Arzneimittel enthält 40 Vol.-% Alkohol.

Julius Redel, Cesra-Arzneimittelfabrik GmbH & Co.
7570 Baden-Baden

KRANKENVERSICHERUNGS-SCHUTZ IM AUSLAND

Bei Auslandsaufenthalten gilt allgemein der Grundsatz, daß Erkrankte Privatpatienten sind und die deutschen gesetzlichen Krankenversicherungen das „Auslandsrisiko" nicht übernehmen.

Dies gilt jedoch nicht für die Länder der Europäischen Gemeinschaft sowie für Länder, mit denen ein Abkommen über Soziale Sicherheit besteht. Abkommen über Soziale Sicherheit bestehen mit Finnland, Jugoslawien, Österreich, Rumänien, Schweden, Türkei und Tunesien. Krankenversicherungsleistungen in den EG-Ländern und den genannten Abkommensstaaten werden von den Krankenversicherungsträgern dieser Länder wie für eigene Versicherte erbracht. Allerdings sind Einzelheiten zu beachten, die im Länderteil-Abschnitt nachzulesen sind. Auf jeden Fall ist vor Antritt der Reise von der gesetzlichen Krankenversicherung ein entsprechender Auslandskrankenschein anzufordern. In besonders stark frequentierten Urlaubsregionen ist allerdings häufig die Inanspruchnahme von Vertragsärzten der ausländischen Krankenversicherungsträger erschwert, so daß häufig volle privatärztliche Leistung in Anspruch genommen und sofort bezahlt werden muß. Die gesetzlichen Krankenkassen erstatten in solchen Fällen gegen Vorlage quittierter Rechnungen jedoch nur die Beiträge, die der ausländische Krankenversicherer bezahlt hätte. In aller Regel erfolgt dadurch aber nur ein Teilkostenausgleich. Es können so doch erhebliche Selbstbeteiligungen anfallen. Erkranken Sie während des Urlaubs so schwer, daß Sie arbeitsunfähig werden, muß auf jeden Fall Ihre deutsche gesetzliche Krankenversicherung benachrichtigt werden. Bei schweren Erkrankungen, die einen Rücktransport mit einem Sanitätsflugzeug, z. B. von der Deutschen Rettungsflugwacht, erforderlich machen, übernehmen die gesetzlichen Krankenkassen keinerlei Kosten des Krankenrücktransports. Hier hilft nur eine Auslandsreise-Krankenversicherung.

Die Auslandsreise-Krankenversicherer sorgen für eine Kostenerstattung gegen Belegvorlagen nach der Rückkehr. Jeder Auslandsreisende sollte also darauf achten, Zahlungsmittel wie z. B. Traveller-Schecks und Kreditkarten mitzuführen.

Die Risiken von Mehrkosten durch Krankheit oder Unfallfolgen und ggf. Krankenrücktransport sind also durch eine Auslandsreise-Krankenversicherung abzudecken; ausgeschlossen sind jedoch Kosten, wenn

a) die Behandlung im Ausland ein Grund der Auslandsreise war,

b) die Behandlung bereits vor der Reise begonnen wurde,

c) die Behandlung innerhalb der Zeit einer Auslandsbeschäftigung liegt oder

d) die Leistungen von der gesetzlichen Krankenversicherung zu tragen sind.

Die meisten privaten Auslandsreise-Krankenversicherer bieten bereits ausreichenden Versicherungsschutz bei Jahresprämien zwischen DM 9,– und DM 24,–. Allgemein reicht die Überweisung des erforderlichen Versicherungsbetrages mit einer dafür vorgesehenen Zahlkarte vor Antritt der Reise. Achten Sie auch darauf, daß immer der Krankenrücktransport als Risiko mit abgedeckt wird.

FERNREISEN-IMPFPROGRAMM DER APOTHEKEN

Die häufig für Fernreisen notwendigen Schutzimpfungen haben immer unter Beachtung der individuellen Gegebenheiten und der landesspezifischen Gesundheitsrisiken zu erfolgen.

Mit dem Fernreisen-Impfprogramm der Apotheken erhält der Fernreisende für seinen Hausarzt ein computergestütztes in sich abgestimmtes Protokoll.

Neben dem eigentlichen Reiseanlaß ist es oberstes Ziel jedes Fernreisenden, den Auslandsaufenthalt gesund zu verbringen und ebenso, gesund und unbelastet von fremden Risiken nach Hause zu kommen.

Hierzu sind Vorsorgemaßnahmen nötig, in vieler Hinsicht sogar notwendig und vorgeschrieben. Wesentliche Gesundheitsschutzmaßnahmen sind die erforderlichen Schutzimpfungen.

Wer eine Reise in ein außereuropäisches Land plant, wird häufig mit folgender Problematik konfrontiert:

— Sind für das Reiseziel Schutzimpfungen empfehlenswert oder zwingend bei der Einreise vorgeschrieben?

— Muß eine Malariaprophylaxe durchgeführt werden?

— Gibt es Krankheitsrisiken wie Typhus, Cholera oder Gelbfieber?

— Welcher individuelle Schutz ist notwendig, welche Impfmittelbelastung unnötig?

Der Umfang der vorsorglichen Maßnahmen hängt sehr stark vom Charakter der Reise ab. So ist es ein erheblicher Unterschied, ob man einen Hotelurlaub plant und ausschließlich mit Touristen in luxuriöser Umgebung Kontakt hat, oder ob man eine Trekking-Tour durchführen will, bei der mit mangelhafter Hygiene gerechnet werden muß. Wenn z. B. eine Malariavorsorge empfohlen wird, ist es wichtig zu wissen, ob im Reiseland dieses Risiko ganzjährig oder nur zu bestimmten Zeiten besteht. Darüberhinaus gibt es in fast allen Ländern unterschiedliche Risikozonen mit einer z. B. hohen Malariagefahr im Süden aber keinerlei Malariagefährdung im Norden.

Richtig kompliziert wird die wünschenswerte Vorsorge aber sicher bei Reisen durch mehrere Länder, da einige Gebiete eine Schutzimpfungspflicht gegen Cholera oder Gelbfieber haben, wenn die Einreise aus einem Infektionsgebiet stattfindet.

Unabhängig von den Vorschriften und Empfehlungen, die durch das Reiseland bedingt werden, gibt es natürlich auch individuelle Risiken, die vom Reisenden selbst stammen, also etwa Grunderkrankungen wie Diabetes oder Herzleiden, die eine Einschränkung bestimmter Impfungen oder medikamentöser Maßnahmen verlangen.

Unzählige Reisende werden mit diesen Fragen konfrontiert. Wo ist also eine Antwort möglich? Die Reisebüros können über Reiseländer und evtl. Schutzimpfungspflicht sicherlich gut imformieren. Doch kein Reisebüro wird individuelle Impfungen nennen oder gar notwendige Medikamente empfehlen können.

Natürlich ist der Arzt die richtige Anlaufstelle für alle Fragen der Gesundheit. Aber selbstverständlich wird der Arzt nicht über alle Einreisebestimmungen, akute Choleraausbrüche oder andere weltweite Risikodaten verfügen.

Um eine wirklich persönliche Impfberatung erbringen zu können, müssen also folgende Informationen miteinander verarbeitet werden:

– die Impfinformationen der Reiseländer,

– die Daten der Impfungen (Wechselwirkungen, Impfabstände, Unverträglichkeiten, Grund- und Auffrischimmunisierungen etc.),

– die persönlichen Angaben (Reisestandard, Grunderkrankungen, Körpergewicht, evtl. Schwangerschaft, Risikofaktoren, Allergien, zurückliegende Impfungen etc.).

Das Ergebnis einer Impfberatung muß also immer die individuelle Information für den Reisenden sein.

Das von einem Apotheker entwickelte, rechnergestützte Informationssystem wird mittlerweile bundesweit von vielen Apotheken genutzt und mit dessen Hilfe eine individuelle Impfberatung angeboten. Die Apothekenrechner stimmen die einzelnen Daten aufeinander ab und erstellen diesen Impfplan mit Hilfe einer großen Datenbank. Im Ergebnis erhält der Reisende ein mehrseitiges Protokoll der notwendigen Maßnahmen, sowie umfassende Tips für die Gesunderhaltung und Reisevorbereitung.

Im einzelnen enthält der ca. 8-seitige Impfplan folgende Leistungen:

– Notwendige und empfehlenswerte Impfungen,

– individuelle Malariaprophylaxe, entsprechend der Reisedauer, der Dringlichkeit und der Situation im Zielland,

– wichtige Gesundheitsinformationen zum Reiseland,

– einen exakten Terminkalender für die notwendigen Impfmaßnahmen vor, während und nach der Reise mit allen notwendigen Dosierungsangaben,

– eine Liste der notwendigen Medikamente mit Preisangaben.

WIE GEHT DER REISENDE NUN VOR?

Vom Reiseimpfservice Nürnberg, Albrecht-Dürer-Platz 11, 8500 Nürnberg 1, Tel.: (0911) 23 25 27 oder von der betreuenden Apotheke werden folgende Daten in einem Erfassungsbogen berücksichtigt:

Abreisetermin,

Reiseziel/Land,

Aufenthaltsdauer,

ggf. Gesamtzahl der Reiseländer,

Ihre Anschrift,

Ihr Alter,

Ihr Gewicht,

Hotelaufenthalt mit hohem Standard,

Hotelaufenthalt mit einfachem Standard,

Reisen in ländliche Gebiete, Trekking, Camping, Safari, Aufenthalt unter einfachen Lebensbedingungen,

Aufenthalt mit intensiven sozialen Kontakten, Entwicklungsdienst u. a.

vorhandene Impfungen gegen Kinderlähmung / Tetanus / Hepatitis A / Hepatitis B / Gelbfieber / Cholera / Typhus,

Schwangerschaft
– beabsichtigt – ja – nein,

Leiden Sie unter Erkrankungen ja – nein,

Bekommen Sie ständig Medikamente verabreicht.

Alle Daten werden korreliert, die angegebenen Informationen

werden im Rechner verarbeitet und protokolliert. Mit diesem Protokoll kann der Reisende nun seinen Arzt aufsuchen und die notwendigen Impfmaßnahmen und Impftermine abstimmen. Alle Daten werden anderweitig nicht verwendet. Damit hat der Fernreisende eine optimale Vorbereitung getroffen.

Der folgende Musterimpfplan gibt Ihnen ein Leistungsbeispiel zum Fernreiseimpfprogramm der Apotheken.

MUSTER-IMPFPLAN

Das Wichtigste vorab:

Der Reiseimpfservice Nürnberg stellt Ihnen die vorliegende unverbindliche Empfehlung für Ihre Impfungen auf Basis der Unterlagen der WHO (Weltgesundheitsorganisation) und anderer Institutionen mit Hilfe eines eigenen Datenverarbeitungsprogramms. Bitte bedenken Sie, daß die meisten Präparate der Verordnungspflicht unterliegen, so daß der Besuch beim Arzt in jedem Fall erfolgen muß. Ihr Arzt muß die individuelle Durchführung des Impfplans sowie Hinzufügung oder Unterlassung von Maßnahmen prüfen, da nur er Ihre persönliche Gesundheitssituation kennt und deshalb nur er die Verantwortung für die Verabreichung der Impfungen und die Gabe weiterer Medikamente übernehmen kann. Besprechen Sie deshalb rechtzeitig diese Ausarbeitung mit Ihrem Arzt!

Die Erstellung einer EDV-Impfplanempfehlung erfolgt ohne Gewähr! Wegen eventueller Unverträglichkeiten ist die Kenntnis Ihrer Medikamenteneinnahme für Ihren Arzt sehr wichtig. Falls Sie es wünschen, können wir eventuelle Wechselwirkungen zwischen den Arzneimitteln über unsere Datenbank abklären!

Natürlich würden wir uns freuen, wenn Sie auch weiter unsere Erfahrungen in der Fernreiseberatung in Anspruch nehmen würden. Sie sollten auf jeden Fall ca. 8 Wochen vor Reisebeginn mit Ihren Vorbereitungen beginnen.

Aufgrund der uns vorliegenden Daten erstellten wir Ihnen nun die folgende Impfplan-Empfehlung:

Malaria
Medikamente & Dosierungen:
3. 8.
1 x 2 Tabletten CHLOROQUIN/ Woche, immer am gleichen Wochentag

MEFLOQUIN
nur im Notfall (bei Fieber)! Es müssen sofort 3, nach ca. 8 Std. 2 und wieder nach ca. 8 Std. 1 Tablette genommen werden. Sinnvoll ist, die Wirkung der Prophylaxe durch bedeckende Kleidung (vor allem in den Abendstunden), ein Moskitonetz und Mittel zur Insektenabwehr zu unterstützen.

MEFLOQUIN nehmen Sie nur, wenn Sie Fieber bekommen und momentan kein Arzt erreichbar ist, in folgender Dosierung:
ab 45-60 kg Körpergewicht: sofort 3 und nach 6-8 Std. noch einmal 2 Tabletten,
ab 60 kg zusätzlich nochmals nach 6-8 Std. 1 Tablette,
Kinder unter 45 kg Körpergewicht:
Einmaldosis von 1 Tablette/10 kg
Ein Arztbesuch ist trotz dieser Selbstbehandlung unbedingt notwendig!
Eine Schwangerschaft ist noch 2 Monate nach einer Lariam-Einnahme zu verhüten.

CHLOROQUIN nehmen Sie 1 Woche vor bis 6 Wochen nach dem Urlaub, stets am gleichen Wochentag, nach dem Essen ein. Bei Durchfall (Erw.): 1/2 Tablette/Tag. Sonst richtet sich die oben angegebene Dosis Resochin nach Ihrem Körpergewicht.

Hinweise für Beta-Blocker:
Bei der gemeinsamen Einnahme von Mefloquin und Beta-Blockern kann es zu einer Verstärkung des bradykarden Effektes kommen. Besprechen Sie diese Problematik bitte mit Ihrem Arzt. Eine Möglichkeit, die tatsächliche Stärke der Interaktion herauszubekommen liegt darin, eine Tablette Lariam testweise einzunehmen und unter Kontrolle des Arztes diese Wirkung zu testen.

Cholera

Medikamente & Dosierungen:
Cholera-Impfstoff
28. 6. bei der ersten
Impfung 0,5 ml
26. 7. bei der ersten
Impfung 1,0 ml

Für eine Grundimmunisierung sind 2 Impfungen erforderlich:
Jugendliche u. Erwachsene:
0,5 ml, 1,0 ml
Kinder von 1-10 Jahren:
0,25 ml, 0,5 ml
Kinder zw. 7 u. 12 Monate:
0,2 ml, 0,2 ml

Auffrischung: Erwachsene und Jugendliche erhalten 1 x 1,0 ml, Kinder (1-10 Jahre) 1 x 0,5 ml.
Der Impfschutz setzt nach 8-10 Tagen ein und hält ein halbes Jahr an. Cholera ist heute nicht mehr häufig, an Ihrem Reiseziel besteht jedoch ein erhöhtes Infektionsrisiko vor allem dann, wenn Sie intensiven Kontakt mit Land und Leuten pflegen.
Am Tage der Impfung und am nächsten Tag keinen Alkoholgenuß und starke Sonne! Auch Sauna und Leistungssport meiden. Die Impfbescheinigung für die Cholera-Impfung ist nur 6 Monate gültig (sie wird in manchen Ländern bei der Einreise aus Infektionsgebieten verlangt).

Hepatitis A

Medikamente & Dosierungen:
Immunglobulin
8. 8. 1 x 5 ml

In südlichen Ländern ist Hepatitis A noch weit verbreitet. Sie müssen insbesondere bei engen sozialen Kontakten mit der Bevölkerung, aber auch bei Genuß von rohem Obst und Gemüse und vor allem nicht abgekochtem Wasser mit einem hohen Infektionsrisiko rechnen.

Dauer des Impfschutzes: 6 Monate (gegen Ende allerdings abnehmend)

Die Injektion dieser Immunglobuline dient auch der Prophylaxe diverser weiterer Infektionen durch Viren und ist deshalb allgemein für Fernreisen empfehlenswert. Ein belastbarer Schutz gegen eine Infektion kann nur durch eine dem Körpergewicht angepaßte Dosierung erreicht werden. Die Dosis am Beginn dieses Textes richtet sich nach Ihrem Körpergewicht.

Kinderlähmung

Medikamente und Dosierungen:
POLIO Lebend-Impfstoff
30. 7.

Unterschätzen Sie das Risiko einer Kinderlähmung nicht! Weltweit werden jährlich über 40.000 Fälle registriert, bis nach Südeuropa hinein.

1 Woche nach der Impfung keine intensive körperliche Belastung! Der Impfschutz ist für 5 bis 10 Jahre gültig. Die Impfung besteht aus einer 3-teiligen Schluckimpfung im Abstand von mindestens 6 Wochen. Zur Auffrischung genügt eine Impfdosis. Der Impfstoff muß immer zwischen 2 und 8 Grad Celsius gelagert werden!

Tetanus

Medikamente & Dosierungen:
Tetanus-Toxoid
28. 6.
26. 7.
28. 6. Folgejahr

Wundstarrkrampf wird durch kleine Verletzungen der Haut übertragen, in die Erde oder Schmutz gerät. Ein ausreichender Impfschutz ist gerade in Ländern der Dritten Welt enorm wichtig!
14 Tage nach der 2. Impfung ist ein ausreichender Impfschutz für den Urlaub aufgebaut.
Die 3. Impfung muß frühestens nach sechs Monaten, spätestens nach zwei Jahren erfolgen, dann sind Sie für 10 Jahre vor Wundstarrkrampf geschützt.
Zur Auffrischung genügt die einmalige Injektion von 0,5 ml Tetanus Impfstoff, die alle 10 Jahre durchgeführt werden muß.

Typhus
Medikamente & Dosierungen:
Oraler Typhus-Impfstoff
23.7.
25.7.
27.7.
zu allen 3 Terminen je 1 Kapsel circa 1 Stunde vor dem Frühstück. Damit die Schluckimpfung ordentlich wirkt, müssen Sie nüchtern sein!
Dosierung: Die Schluckimpfung besteht aus 3 Kapseln, die im Abstand von je 2 Tagen einzunehmen sind.
Lagerhinweis: Kühlkette (2-8 Grad Celsius)
Während der Einnahme von oralem Typhus-Impfstoff dürfen keine Antibiotika, Sulfonamide und Malariamittel eingenommen werden.
Dauer des Impfschutzes/Auffrischung:
Der Impfschutz besteht 1 Jahr. Bei anhaltendem Aufenthalt wird eine jährliche Wiederholung der Impfung empfohlen. Die Gefahr einer Infektion mit Typhus-Salmonellen ist in südlichen Ländern (auch schon in Südeuropa) vor allem in ländlichen Gebieten sehr groß. Es gilt das Prinzip: cook it, boil it, peel it or forget it, um sich vor verseuchten Lebensmitteln zu schützen!

ERGÄNZENDE ANGABEN MUSTER-IMPFPLAN ZU IHREM REISEZIEL INDIEN

Zu Beginn das Wichtigste kurz zusammengefaßt:
Pflichtimpfungen, die bei der direkten Einreise aus Deutschland verlangt werden:
Es besteht kein Risiko, sich mit Gelbfieber anzustecken, jedoch sind nachfolgende Einschränkungen zu beachten.
Malariaprophylaxe in bestimmten Gebieten (s. u.) ganzjährig notwendig!
Im weiteren die ausführlichen Informationen:

Gelbfieber
Jede Person (ausgenommen Säuglinge bis zum Alter von sechs Monaten), die ohne Gelbfieber-Impfbescheinigung auf dem Luft- oder Seeweg einreist, wird bis zu sechs Tagen in Quarantäne genommen, sofern sie

a) innerhalb von sechs Tagen nach Abreise aus einem Infektionsgebiet einreist, oder

b) auf der Durchreise in einem Infektionsgebiet war (mit Ausnahme von Passagieren und Flugzeugbesatzungen, die sich beim Transit über einen in einem Infektionsgebiet gelegenen Flughafen während der gesamten Transitdauer auf dem Flughafengelände aufgehalten haben, vorausgesetzt, daß der Health Officer einer derartigen Ausnahme zustimmt), oder

c) mit einem Schiff anreist, das in den vergangenen 30 Tagen vor der Ankunft in Indien aus einem Hafen in einem Infektionsgebiet ausgelaufen ist, bzw. in einem solchen Hafen angelegt hat und das nicht entsprechend der von der WHO festgelegten Verfahren desinfiziert wurde, oder

d) mit einem Flugzeug einreist, das aus einem Infektionsgebiet kommt und nicht entsprechend den Vorschriften der Indian Aircraft Public Health Rules 1954 oder den Empfehlungen der WHO desinfiziert wurde.

Folgende Länder und Gebiete gelten als Infektionsgebiet:
Afrika: Angola, Äquatorialguinea, Äthiopien, Benin, Burkina Faso, Burundi, Elfenbeinküste, Gabun, Gambia, Ghana, Guinea, Guinea Bissau, Kamerun, Kenia, Kongo, Liberia, Mali, Niger, Nigeria, Rwanda, Sambia, Sao Tome and Principe, Senegal, Sierra Leone, Somalia, Sudan, Togo Tschad, Uganda, Tansania, Zaire, Zentralafrikanische Republik.

Amerika: Bolivien, Brasilien, Ecuador, Französisch Guyana, Guyana, Kolumbien, Panama, Peru, Surinam, Trinidad und Tobago, Venezuela.

Zur Beachtung: Wird aus irgendeinem Land ein Fall von Gelbfieber gemeldet, wird dieses Land von der indischen Regierung als Infektionsgebiet angesehen und in die obige Liste aufgenommen.

Malaria
Ein Malariarisiko – überwiegend in der benignen Form (Malaria tertiana, Plasmodium vivax) – besteht das ganze Jahr im gesamten Land mit Ausnahme von Teilen der folgenden Bundesstaaten:
Himachal Pradesh, Jammu, Kashmir und Sikkim.
Hochgradige Chloroquinresistenz wurde gemeldet.

In Indien sind je nach der Gegend, in die Sie fahren, unterschiedliche Malaria-Prophylaxen notwendig:

Normalerweise genügt eine Prophylaxe mit CHLOROQUIN und das Mitnehmen von MEFLOQUIN oder Fansidar als Notfallmedikament, im Osten des Landes (Assam, Tripura, Meghalaya, Manipur, Mizoram, Nagaland, Arunachalpradesh) sollte jedoch für Urlaube bis zu 3 Wochen MEFLOQUIN zur Prophylaxe eingenommen werden.
MEFLOQUIN ist ein modernes Medikament, das Sie vor Malaria verläßlich schützt. Bei längerdauernden Reisen als 3 Wochen empfiehlt es sich, MEFLOQUIN nicht vorsorglich einzunehmen; in diesem Fall wird es nur zur Therapie mitgeführt, zur Prophylaxe ist CHLOROQUIN einzunehmen (s.o.). Auch wenn Sie nur Ausflüge in eine der Gegenden machen, in denen Infektionsgefahr herrscht, dürfen Sie sich ohne eine Malaria-Prophylaxe keinesfalls in Sicherheit wiegen!

Cholera
Reisende benötigen eine Impfbescheinigung, wenn sie in Länder weiterreisen, die für die Einreise aus Indien oder aus Infektionsgebieten in Indien Restriktionen bezüglich der Cholera vorsehen.
Die Impfung gegen Cholera ist jedoch für alle Reisenden zu empfehlen, da bei Reisen innerhalb Indiens gelegentlich Impfbescheinigungen verlangt werden und Indien ein Land mit häufigen Cholera-Epidemien ist, das diese aus Rücksicht auf die Tourismusindustrie immer erst zu spät bekannt gibt.

Typhus
Das Risiko einer Salmonellen (Typhi)-Infektion, die in Mitteleuropa dank des zivilisatorischen Fortschritts im Hygienebereich so gut wie ausgeschlossen ist, ist in Indien vor allem bei schlechten hygienischen Verhältnissen bei der Nahrungsmittel- und Trinkwasserzubereitung sehr hoch!

Sonstige Risiken
Kinderlähmung ist in Indien weit verbreitet, auch mit Tollwut (Vorsicht bei vertraulichem Umgang mit Tieren) und Schlangenbissen (einsame Gegenden niemals allein erkunden) muß gerechnet werden. Waten, Waschen, Schwimmen in Süßwasser, das mit menschlichen

Abwässern verunreinigt sein könnte, sollte vermieden werden. Im Salzwasser sowie in gut geführten sauberen (chlorierten) Swimmingpools der Hotels ist Baden ohne weiteres möglich.

Ernährung
Mit verunreinigter Nahrung und mit dem Trinkwasser werden in Indien viele Krankheiten übertragen (hier ist vor allem an Darmerkrankungen zu denken, von denen kaum ein Urlauber verschont wird!), größte Vorsicht ist hier geboten. Auch Wurmerkrankungen werden relativ häufig durch Lebensmittel erworben, alle ungekochten oder nur schwach gebratenen Nahrungsmittel sollten gemieden werden.

Japanische Encephalitis
In Indien tritt eine Krankheit namens japanische Encephalitis auf, die in der Presse ziemlich publik gemacht wurde, obwohl kaum ein Risiko existiert, daß man sich infiziert.
Gefährlich ist es nur in den Reisanbaugebieten, wo sich die Überträgerinsekten gut vermehren können; in den Landesteilen, die von Touristen besucht werden und vor allem in den Städten können Sie sich ohne Gefahr aufhalten. Eine Impfung wird nicht empfohlen.

AIDS
Denken Sie unbedingt an die möglichen Übertragungswege von Aids. Risiken sind Sexualkontakte, Transfusionen, Anwendung nicht ausreichend gesicherter Plasmaderivate. Alle anderen „angeblichen" Übertragungswege wie Insekten usw. gibt es nicht!
Jedoch sind Fliegen als Überträger der Malaria nicht zu unterschätzen. Reisende, die länger als ein Jahr in Indien bleiben wollen, können zwangsweise einem AIDS-Test unterzogen werden.
Bitte tragen Sie vor Ihrem Arztbesuch in den folgenden Zeilen die Medikamente ein, die Sie derzeit mehr oder weniger regelmäßig einnehmen. Bitte besorgen Sie sich ausreichende Mengen Ihrer Dauermedikamente vor Reiseantritt. Denken Sie auch an chronische Erkrankungen, Allergien oder sonstige Einschränkungen, die berücksichtigt werden sollten. Vor Beginn der Reise sollten Sie unbedingt Ihre Reiseapotheke überprüfen. Zusätzlich zu den notwendigen Medikamenten des täglichen Gebrauchs empfehlen wir dringend die Ergänzung (je nach Reiseziel) nach unseren Auswahlempfehlungen zur Reiseapotheke.
Alle Apotheken beraten Sie gern, wenn sie die näheren Umstände der Reise (Art der Reise, etc.) kennen.

Ganz allgemein sollten Sie die folgenden Tips zu Ihrer eigenen Sicherheit befolgen:

– Schützen Sie Arzneimittel während der Reise vor Sonne und höheren Temperaturen.

– Wenn Sie ständig Arzneimittel zu sich nehmen (z. B. Diabetiker, Herzkranke), müssen Sie bei Interkontinentalflügen die Zeitverschiebung berücksichtigen. Frauen, die die „Pille" einnehmen, sollten (falls die Mini-pille verwendet wird) vier Wochen vor Reisebeginn auf eine kombinierte Ein-Phasenpille „umsteigen", weil dann meist keine Korrektur-Einnahme erforderlich ist.

– Reise-Hygiene ist im südlichen Ausland der beste Schutz vor unliebsamer Ansteckung und Erkrankung; dazu gehören persönliche Körper- und Verhaltens-Hygiene.

– Für den Fall, daß Sie im Ausland – trotz weitgehender Vorsorge zu Hause – dringend ein weiteres Arzneimittel benötigen, sollten Sie dieses nur in einer Apotheke erwerben. Nur dann haben Sie die Gewähr, auch das richtige oder ein entsprechendes Präparat zu bekommen, das auch richtig gelagert worden ist.

– Vergessen Sie nie, vor der Abreise ins Ausland Anschrift und Telefon Ihres Hausarztes zu notieren.

– Für Fernreisen empfiehlt es sich unbedingt, sterile Kanülen und Spritzen mitzunehmen, da man u. U. in Notsituationen nicht immer auf medizinisch-hygienisch einwandfreie Verhältnisse vertrauen kann.

Ganz wichtig ist die Vorsorge für den Erkrankungsfall während Ihrer Fernreise. Denken Sie unbedingt an:

– Krankenschein für das Ausland (wenn im Erstattungskatalog der Kasse),

– Regulierung ärztlicher Behandlungskosten und Rezeptgebühren,

– Regulierung der Kosten für einen Krankenhausaufenthalt,

– gegebenenfalls Versicherungspolice oder Deckungszusage einer Krankenrücktransport-Versicherung.

Zwischen Impfungen können Wechselwirkungen auftreten, die wir für die Ihnen im vorliegenden Impfplan empfohlenen Impfungen natürlich abgeklärt haben! Sollten Sie aber im selben Zeitraum andere Impfungen bekommen, befragen Sie bitte ausdrücklich Ihren Arzt!

MUSTER IMPF-KALENDER

Donnerstag* 28.6.
Tetanus Teilimpfung 1

Donnerstag* 28.6.
Cholera Teilimpfung 1

Montag 23.7.
Typhus Teilimpfung 1

Mittwoch 25.7.
Typhus Teilimpfung 2

Donnerstag* 26.7.
Tetanus Teilimpfung 2

Donnerstag* 26.7.
Cholera Teilimpfung 2

Freitag 27.7.
Typhus Teilimpfung 3

Montag 30.7.
Kinderlähmung

Freitag 3.8.
Malaria ab heute,
Dauer s. Impfplan

Mittwoch* 8.8.
Hepatitis A

Freitag* 28.6. Folgejahr
Tetanus Impfung nach Rückkehr

* Impfung muß vom Arzt vorgenommen werden

VORGESCHLAGENE ARZNEIMITTEL

Medikament	Anzahl	Packungseinheit	Gesamtpreis DM
Cholera-Impfstoff	2	1 ml	ca. 38,–
Immunglobulin	1	5 ml	ca. 50,–
Polio Lebend-Impfstoff	1	1 1 OP	ca. 8,–
Tetanus-Impfstoff	3	1 1 OP	ca. 13,–
oraler Typhus-Impfstoff	1	3 Kapseln	ca. 32,–
Chloroquin	2	20 Tabletten	ca. 18,–
Mefloquin	1	1 Packung	ca. 43,–

NOTRUF, LUFTRETTUNG UND AMBULANZFLUGWESEN

In der Länderübersicht wird für die jeweiligen Länder immer auf die örtlichen Notruf- und Rettungswachten hingewiesen.
Ebenso werden überwiegend die Notrufstationen des ADAC und AvD mit den jeweiligen Vorwahlrufnummern nach Deutschland aufgeführt, um im Ernstfall nicht erst die entsprechende Vorwahlrufnummer suchen oder erfragen zu müssen.
Tag und Nacht sind, unter Beachtung der Vorwahl nach Deutschland erreichbar der ADAC Notruf München (89) 22 22 22 und der AvD-Notruf Frankfurt (69) 66 06 300. Die Notrufstationen sorgen auch für Hilfen der Deutschen Rettungsflugwacht/Deutschen Zentrale für Luftrettung in Stuttgart (711) 70 10 70, des DRK-Flugdienstes in Bonn (228) 23 00 23 oder der Schweizerischen Rettungsflugwacht REGA in Zürich (01) 383 11 11.

LUFTRETTUNG UND AMBULANZFLUGWESEN

Grundsätzlich wird im Luftrettungs- und Ambulanzflugwesen unterschieden zwischen Primär- und Sekundäreinsätzen. Während Primäreinsätze in der Luftrettung gemäß den Rettungsdienstgesetzen der Bundesländer strikt geregelt sind, kommt es im Bereich des Ambulanzflugwesens insbesondere bei der Repatriierung, der sogenannten Auslandsrückholung, immer wieder zu Irritationen.
In diesem Sektor nutzen seit Jahren dubiose Vereine und Scheinfirmen die Rechtsunsicherheit und mangelnde Information der Bürger aus, indem sie sich mit den Leistungen der etablierten, konstant und engagiert arbeitenden Organisationen schmücken, schicken sie Drückerkolonnen in die Lande, einzig mit der Absicht, Beiträge zu kassieren ohne entsprechende Leistungen zu erbringen. Sie schaden damit einem Luftrettungssystem, das international als Vorbild gilt.

ÖFFENTLICH-RECHTLICHE LUFTRETTUNG

Die Rettungshubschrauber (RTH) sind in der Bundesrepublik Deutschland in das System der Notfallrettung eingebunden. In der Regel erfolgt die Alarmierung über die zentralen Rettungsleitstellen. In der Bundesrepublik existieren derzeit 36 RTH-Zentren. Sie werden betrieben vom Bundesinnenministerium (Katastrophenschutz), der Bundeswehr (Search and Rescue SAR), dem Allgemeinen Deutschen Automobilclub ADAC sowie von der Deutschen Rettungsflugwacht DRF. Weiterhin sind folgende Organisationen in die Notfallhilfe eingebunden:
Das Deutsche Rote Kreuz DRK, die Johanniter Unfallhilfe JUH, der Malteser Hilfsdienst MHD, der Arbeitersamariterbund ASB sowie die Feuerwehren. Alle genannten, mit der Notfallrettung betrauten Organisationen sind an die jeweiligen Rettungsdienstgesetze der Länder gebunden.
Ziel ist die schnellstmöglich notärztliche Erstversorgung: und zwar vor Ort die Vitalfunktionen zu erhalten, Folgeschäden vorzubeugen und schließlich Transportfähigkeit herzustellen. Ob Notfallpatienten dann per Hub-

schrauber, Notarztwagen (NAW) oder Rettungstransportwagen (RTW) transportiert werden, richtet sich nach der medizinischen Notwendigkeit und liegt im Ermessen des Notarztes vor Ort. Anspruch auf Notfallrettung per Rettungshubschrauber haben in der Bundesrepublik alle Bürger, unabhängig von eventuellen Mitgliedschaften. Kostenträger der Luftrettungszentren sind im wesentlichen die Organisationen, welche die Zentren sowie das Gerät vorhalten. Ein Teil der Kosten wird den Organisationen zwar in Form von Benutzerentgelten erstattet. Dennoch sind die jeweiligen Defizite von den Organisationen selbst zu tragen.

DRK-FLUGDIENST

Einsatzradius: weltweit
Erreichbarkeit: Tag und Nacht
Notrufnummer: (0228) 23 00 23
Telefax: (0228) 23 00 27
Telex: 8869524 rkz d

Der wesentliche Aufgabenbereich des DRK-Fugdienstes liegt in der Rückführung erkrankter oder verletzter Patienten mit speziell ausgerüsteten Ambulanzflugzeugen, die auf Grund ihrer Ausstattung als „fliegende Intensivstationen" bezeichnet werden können. Unter anderem befinden sich an Bord medizinisch-technische Einrichtungen zum EKG-Monitoring, zur Pulsoxymetrie (nicht-invasive Messung der Sauerstoffsättigung) und zur Kontrolle der Kreislaufparameter, ferner ein Langzeitbeatmungsgerät zur kontrollierten und assistierenden Beatmung, ein Defibrillator zur Behandlung bei Kreislaufstillständen, bedingt durch Herzkammerflimmern, desweiteren Perfusoren und Infusomaten zur Infundierung präzise dosierter Medikamente. Darüber hinaus beinhaltet die Ausstattung einen Vakuum-Transport-Immobilisator zur Lagerung und Ruhigstellung komplizierter Frakturen sowie selbstverständlich alle notwendigen Notfallmedikamente zur Akuttherapie an Bord. Dem DRK-Flugdienst stehen unterschiedliche Fluggeräte für verschiedene Einsatzbedingungen zur Verfügung.

Das bei Ambulanzflügen eingesetzte medizinische Personal besteht jeweils aus einem erfahrenen und in die Flugmedizin eingewiesenen Notarzt, begleitet von einem Rettungsassistenten. Bei besonderen Krankheitsbildern wird das Team erweitert um einen entsprechenden Facharzt (z.B. Pädiater bei Transporten von Kleinkindern, ggf. mit Inkubator).

Sind kürzere Entfernungen aus dem benachbarten Ausland zu überbrücken, so erfolgen je nach medizinischer Indikation desweiteren Transporte mit Rettungshubschraubern, Notarztwagen, Rettungswagen oder Krankentransportwagen. Bei nicht vital bedrohten Patienten mit leichteren Krankheitsbildern bieten sich teilweise Verlegungen auf Linienflügen mit eingebauter Spezialtrage in Begleitung mindestens eines Arztes an.

Der DRK-Flugdienst führt sowohl Einsätze im Auftrag von Versicherungsunternehmen, Firmen und Privatpersonen durch als auch Verlegungen von Mitgliedern des DRK, die über einen Teil der DRK-Kreisverbände auf Grund ihrer Mitgliedschaft Versicherungsschutz für medizinisch notwendige Rückholungen besitzen. Anspruchsberechtigt in diesen Fällen sind jeweils auch die Ehepartner des Mitglieds sowie dessen Kinder, solange Anspruch auf die Gewährung von Kindergeld besteht. Versichert sind Auslandsaufenthalte, die eine Dauer von sechs Monaten nicht überschreiten.

AMBULANZ-FLUGWESEN

Das Ambulanzflugwesen dient medizinisch bereits vorversorgten Patienten. Innerhalb der Bundesrepublik sind dies zum Beispiel Verlegungsflüge in Spezialkliniken oder der Transport von Transplantaten, Blutkonserven, Medikamenten und medizinischem Gerät. Für Sekundäreinsätze innerhalb der Bundesrepublik erstatten die Krankenkassen in der Regel die Kosten.

Die Deutsche Rettungsflugwacht hält innerhalb der Bundesrepublik 7 Hubschrauber speziell für Aufgaben im Sekundärbereich sowie vier Ambulanzflugzeuge, davon zwei speziell zur Versorgung West-Berlins, vor. Die Luftflotte der Deutschen Rettungsflugwacht wird im Bedarfsfall in die Aufgaben des Katastrophenschutzes mit eingebunden.

Bei Auslandsrückholungen findet gemäß einer Entscheidung des Bundessozialgerichtes von 1978 keine Kostenübernahme durch die Krankenkassen statt. Da in diesem Bereich keine gesetzlichen Regelungen bestehen, ist man hier auf die Information durch Medien und Organisationen angewiesen.

Die Risiken von Krankenrücktransportkosten lassen sich nur über eine Auslandsreise-Krankenversicherung abdecken (siehe auch Krankenversicherungsschutz im Ausland). Die Deutsche Rettungsflugwacht ist die einzige Organisation in der Bundesrepublik, die insgesamt vier, ausschließlich zu diesem Zweck eingesetzte und wie fliegende Intensivstationen ausgerüstete Ambulanzflugzeuge, betreibt.

Die Einsätze der Deutschen Rettungsflugwacht werden über die Deutsche Zentrale für Luftrettung am Stuttgarter Flughafen koordiniert. Die genannten Luftrettungsorganisationen und die vier Hilfsorganisationen (DRF, MHD, JUH, ASB) führen über 97 Prozent aller Auslandsrückholungen durch.

Die Aufgabe der DRF beschränkt sich nicht nur auf den öffentlich-rechtlichen Luftrettungsdienst in der Bundesrepublik und die weltweite Auslandsrückholung. Die DRF organisiert und führt ebenso Verlegungsflüge von Klinik zu Klinik per Hubschrauber oder Ambulanzflugzeug durch. Eiltransporte von Spenderorganen, Blutkonserven, Seren und OP-Teams gehören gleichfalls zum DRF-Aufgabengebiet. Um die internationalen Hilfsflüge, das Fliegen von Klinik zu Klinik und die Rückholflüge aus den Urlaubsländern zu organisieren, ist die „Deutsche Zentrale für Luftrettung" geschaffen worden. Die rund um die Uhr einsatzbereite Alarmzentrale am Stuttgarter Flughafen setzt im Bedarfsfall die gesamte Transportkette für Luft- und Bodenfahrzeuge in Bewegung. Diese Leitstelle der DRF hat Anschluß an das internationale Flugsicherungsnetz (AFTN) sowie an das Telexnetz der Luftverkehrsgesellschaften (SITA). Sie verfügt über UKW- und Kurzwellen-Bodenfunkstellen und steht bei Einsätzen mit den örtlichen Rettungsleitstellen im Bundesgebiet in Verbindung.

Die Deutsche Zentrale für Luftrettung ist wie folgt erreichbar:
(Vorwahl nach Deutschland bitte beachten)

Telefon (711) 70 10 70
– allgemeiner Alarmruf –
oder
Telefon (0130) 90 90
– Alarmruf im Inland zum Ortstarif –

Telex 7 255 447 drf d
Telefax (711) 70 07-222

Anschrift:
Deutsche Rettungsflugwacht e.V.
7024 Filderstadt
Echterdinger Str. 89

SCHWEIZERISCHE RETTUNGS-FLUGWACHT

Die Schweizerische Rettungsflugwacht REGA befördert erkrankte oder verunglückte Touristen aus dem Ausland. In den meisten Fällen wird ein Krankenrücktransport mit einem REGA-eigenen Jet ausgeführt, der als fliegende Intensivstation bezeichnet werden kann. Betreut wird der Patient von einem Arzt und einer Krankenschwester.

Die Einsatzzentrale der REGA - mit der Notrufnummer 1-383 11 11 - befindet sich in Zürich, (REGA Schweizerische Rettungsflugwacht, Mainaustraße 21, CH-8008 Zürich). Von dort aus koordinieren die Einsatzleiter die Einsätze in der Schweiz sowie im Ausland rund um die Uhr.

Rund 80 Prozent der Krankenrücktransporte führt die REGA mit eigenen Flugzeugen durch.

Die Ambulanzjets der REGA kann man als fliegende Intensivstationen bezeichnen. Sie sind ausgerüstet mit EKG-Monitoren, automatischem Blutdruck-Messgerät, Beatmungsgerät, Sauerstoffanreicherungs- und Sauerstoffmessgerät. Natürlich wird auch das medizinische Team entsprechend aus- und weitergebildet. Die nötige Behandlung wird also bereits während des Fluges eingeleitet oder fortgeführt. Die Tendenz in den letzten Jahren zeigte, daß immer mehr Patienten an Bord eine Intensivbetreuung benötigen.

Bei einem Notruf klärt der diensthabende REGA-Arzt zuerst ab, ob ein Krankenrücktransport des Patienten überhaupt notwendig ist. Er nimmt also mit dem behandelnden Arzt im Ausland Kontakt auf, um sich über die genaue medizinische Diagnose sowie den aktuellen Zustand des Patienten zu informieren.

Bei medizinischen Problemen im Ausland hilft die REGA auch in beratender Hinsicht. Der REGA-Arzt macht bei Medikamentenproblemen ein Ersatzpräparat ausfindig, organisiert die Einweisung ins nächste, gute Krankenhaus und nicht selten beruhigt er auch die Angehörigen zu Hause. Die REGA ist eine selbständige, humanitäre und gemeinnützige Stiftung. Sie lebt zum einen Teil vom Ertrag ihrer Einsätze, zum größeren Teil jedoch ist sie von den Beiträgen ihrer Mitglieder abhängig. Eine REGA-Mitgliedschaft kostet pro Jahr 20 Schweizer Franken, dafür profitiert das Mitglied von folgenden Vergünstigungen:

In der Schweiz:
Rettungen bei Unfällen oder akuten Erkrankungen per Helikopter. Auch diese Flüge werden von einem Arzt und einer Krankenschwester begleitet; sie leiten die lebensrettenden Sofortmaßnahmen schon an der Unfallstelle ein. Verlegungen von einem Krankenhaus ins andere, Suchflüge und Präventiveinsätze sowie Blut-, Organ- und Medikamententransporte.

Im Ausland:
Medizinisch begründete Krankenrücktransporte in die Heimat mit Ambulanzflugzeugen aus allen Ländern Europas, dem nördlichen Teil Afrikas (ohne Äquatorländer) sowie den Ländern der arabischen Halbinsel und Vorderasiens inkl. Iran; mit Linienflugzeugen aus allen Ländern der Welt.

Zur REGA-Mitgliedschaft berechtigt sind Schweizer, Auslandschweizer sowie in der Schweiz lebende Ausländer. Gegen Rechnung werden aber auch Ausländer transportiert. Als Korporativmitglied des Schweizerischen Roten Kreuzes hilft die REGA überall da, wo durch den Einsatz ihrer Mittel Leben oder Gesundheit von Mitmenschen erhalten, geschützt oder geschont werden kann.

MEDIZINISCHE BEGRIFFE DEUTSCH/FREMDSPRACHEN

Die Auswahl medizinischer Begriffe in deutsch und den Landes- oder Verständigungssprachen wird Ihnen eine Hilfe sein, wenn Sie sich mit Ihrem Anliegen beim Arzt oder Apotheker, der nicht deutsch spricht, verständlich machen wollen. Berücksichtigt wurden folgende Übersetzungen:

Arabisch*)	28
Chinesisch*)	31
Dänisch	34
Englisch	37
Finnisch	40
Französisch	43
Griechisch*)	46
Hebräisch*)	49
Italienisch	52
Japanisch*)	55
Koreanisch*)	58
Niederländisch	61
Norwegisch	64
Portugiesisch	67
Schwedisch	70
Serbokroatisch	73
Spanisch	76
Türkisch	79

*) Für die Aussprache
  Arabisch
  Chinesisch
  Griechisch
  Hebräisch
  Japanisch
  Koreanisch
  wurde die Umschrift gewählt.

MEDIZINISCHE BEGRIFFE

DEUTSCH/ ARABISCH
(Umschrift)

Aussprache-Hinweise

(aa / ii / uu) – langer Vokal, wird immer betont; sonst Vokale immer kurz aussprechen
(w) – wie in engl. „water"
(') – Stimmabsatz: keine Verbindung der Buchstaben bei der Aussprache
(j) – wie engl. „George"
(y) – wie dt. „j" in „Juni"
(z) – stimmhaftes „s", wie in „so"
(s) – stimmloses „s", wie dt. „ß" („scharfes s")
(th) – wie in engl. „thick"
(g) – Rachen-„r", wie im Dt. üblich
(r) – gerolltes „r", wie z. B. im Ital.

Ratschläge
Nassaa'ich

Das nächste Krankenhaus ist in
Akrab mustaschfa fii

Der nächste Arzt ist in
Akrab tabiib fii

Die Telefonnummer des Krankenwagens
Rakm al-haatif li sayaarat al-is'aaf

Sie müssen zum Arzt
Yajib an tazhaba ilat-tabiib

Einnahme des Präparates
Tanaawul ad-dawaa'

Im Mund zergehen lassen/ zerkauen/unzerkaut schlucken
Da 'a yazuub fil-fam / imdag / ibtalaa bi-la madg

Auf Zucker nehmen
Tanaawul ma'a sukr

In Wasser auflösen und trinken
Yuhallu fil-maa', thumma yuschrab

Kein Wasser trinken
Adam schiraab al maa'

Mehrmals täglich dick/ dünn auftragen
Ud'hun iddat marraat fil'yaum tabaka samikka / rakiika

Bettruhe
Mulaazamat al-firaasch

Badeverbot
Mamnuual istichmaam

Verbot von Alkohol/Kaffee
Mamnuua tanaawul al-chamr / al-kachwa

Vermeiden Sie Sonneneinstrahlung
Tajannub aschi'yat asch-schams

Hinweise für den Arzt
Ta'aliimaat lit-tabiib

Schlaganfall
Sakta kalbiyya

Herzinfarkt
Galta kalbiyya

Asthma
Rabuuw

Heuschnupfen
Humma ad-dariis / tahassus rabii'ii

Lungen- oder Rippenfellentzündung
Iltihaab ri'awi / iltihaab gaschaa'ar-ri'a

Hoher/Niedriger Blutdruck
Irtifaa dagt ad-damm / inchifaaz dagt ad-damm

Magengeschwüre
Kurach fil-ma'ida

Diabetes (Zuckerkrankheit)
Marad al-baul as-sukari / daa' as-sukar

Gelbsucht/Lebererkrankung
Yarakaan / marad al-kibd

Gallensteine
Hasawaat maraariyya/ safrawiyya - hasawaat fil-maraara

Nierensteine
Hasawaat fil-kulya

Thrombose, Venenentzündung, Embolien
Tachathur / galta, iltihaab al-wariid, insidadaat

Fragen des Arztes
As'ilat at-tabiib

Sind Sie erkältet
Hal anta muraschach

Schmerzen Ihre Glieder
Hal tasch'uru bi-alaam fil-aussaal / fil-mafaasil

Haben Sie Fieber
Hal irtafaat darajat haraaratak

Schlafen Sie schlecht
Hal tanaamu nauman seyyi'an / qaliqan

Leiden Sie an Kopfschmerzen
Hal tu'aani min as-sudaa'

Haben Sie bei Kopfschmerzen Brechreiz oder müssen Sie sich erbrechen
Fi haal as-sudaa', hal tasch'uru bil-meyl ilal-qey' au hal taqii'

Haben Sie Augenschmerzen
Hal tuuji'uka uyuunak

Haben Sie Ohrenschmerzen
Hal tuuji'uka uznak / azaanak

Husten Sie Blut
Hal tanfuthu damman

Leiden Sie an Atemnot
Hal yusiibuka diik nafs

Haben Sie Unbehagen, Druckgefühl oder Schmerzen in der Brust
Hal tasch'uru bi-dagt alas-sadr au bi-alaam fiihi

Haben Sie Schmerzen hinter dem Brustbein
Hal tasch'uru bi alaam wara' azm al-qass

Verstärken sich die Schmerzen bei Anstrengungen
Hal taschuddul alaam eynd al-jahd au at-taab

Haben Sie Herzschmerzen
Hal tasch'uru bi aujaa' fil kalb

Haben Sie Beschwerden/ Unwohlsein vor, während oder nach dem Essen
Hal eyndak tawa'ukaat au gathayaan kabla, chilaala au baadal akl

Haben Sie Beschwerden nach dem Genuß fetter Speisen
Hal eyndak tawa'ukaat baada tanaawul wajabaat samiina

Haben Sie Sodbrennen
Hal eyndak hark fil ma'ida

Haben Sie Brechreiz oder Erbrechen
Hal eyndak gathayaan au kayy

Haben Sie Schmerzen in der Magengegend
Hal tasch'uru bi alaam fi mintakat al ma'ida

Haben Sie Schmerzen im rechten Oberbauch
Hal tasch'uru bi alaam bin-naahiya al-yumna min aala al-batn

Haben Sie Schmerzen im Unterbauch
Hal tasch'uru bi alaam fii asfal al-batn

Haben Sie Beschwerden beim Stuhlgang (Verstopfung, Durchfall)
Hal eyndak inzi'ajaat athnaa at-tabarruz (imsaak, ishaal)

Haben Sie Schmerzen in der Nierengegend
Hal tasch'uru bi alaam fii mintakat al-kulya

Haben Sie Beschwerden beim Wasserlassen
Hal eyndak inzi'aajaat athnaa' al-baul

Haben Sie Absonderungen aus dem Glied
Hal eyndak mufrazaat min al-kaziib

Sind Unregelmäßigkeiten bei der Regelblutung aufgetreten
Hal kaanat laki idtiraabaat fid-daura asch-schachriyya (eynd at-tamth / al-heyd)

Allergien
Anwaa' at-tahassus

Gegen Eiweiß, Milch, Fisch u.ä.
Hassaassiyyat bayaad al-beyd, al-haliib, as-samak ...

Gegen Arzneimittel
Hassaassiyyat al-adawiyya

Gegen Staub von Betten, Blüten u.ä.
Hassaassiyyat at-turaab min lihaaf mahschi bir-riisch, gubaar at-tal'a

Gegen Röntgenkontrastmittel
Hassaassiyya li-awaamil tanaakudiyya eyndal-fachs bil-aschi'ya as-siiniya

Schmerzen
Alaam

Kopfschmerzen
Suddaa'

(starke) Zahnschmerzen
Alaam asnaan (schadiida)

Magenschmerzen
Alaam al-ma'ida

Gallenschmerzen
Alaam al-maraara

Bauchschmerzen
Alaam fil-batn

Verdauung
Al-hadm

Durchfall
Ishaal

Verstopfung
Imsaak

Blähungen
Gazaat fil-batn

Völlegefühl
Tuchma

Zur besseren Verdauung
Min ajl hadm afdal

Sodbrennen
Harq fil-ma'ida

Magendrücken
Dagt alal-ma'ida

Erkältung
Isaabaat al-bard

Grippaler Infekt
Influenza

Husten
Kuhha

Halsschmerzen
Alaam az-zaur / al-chalk

Schnupfen
Zukaam

Ohrenschmerzen
Aujaa bil uzn (bil azaan)

Verletzungen
Juruuch

Ein Fläschchen Tinktur
Zujaaja sibga / dahuun

Eine Heilsalbe gegen Schürf-, Platz- und Schnittwunden
Marham li ilaaj (schifaa) al-chuduusch, as-suduu' wal juruuch

Ein Einreibemittel gegen Verstauchungen/Prellungen/Zerrungen/blaue Flecken
Daluuk diddal-jazaa, as-sadamaat, at-talawwiyaat wal-kadmaat

Eine Salbe gegen Insektenstiche
Dahuun didda laza'aat al-hascharaat

Salbe/Puder gegen Sonnenbrand
Dahuun / buudra didda ichtiraak al-jild

Ein Leukoplastpflaster
Schariit laasik

Eine Packung Wundpflaster
Ulbat aschrita laasika

Eine Rolle Verbandsstoff
Dimaad / ribaat

Eine Packung Verbandswatte
Ulbat kutn

Eine Elastikbinde
Ribaat mattaati

MEDIZINISCHE BEGRIFFE

DEUTSCH/ CHINESISCH
(Umschrift)

Ratschläge
Zhishi bingrén

Das nächste Krankenhaus ist in
Zui jin de yiyuàn zài

Der nächste Arzt ist in
Zui jin de yisheng zài

Die Telefonnummer des Krankenwagens
jiùhù-che de diànhuà hàoma shi

Sie müssen zum Arzt
Ni yiding dei qù kàn yisheng

Einnahme des Präparates
Chi zhège yào

vor / nach / zum Essen
Fànqián / fànhòu / fànshi

Bei Bedarf / bei Beschwerden / Schmerzen
Zài you tòngku de shihou yòng

Im Mund zergehen lassen/ zerkauen/unzerkaut schlucken
Hán zài zui li ràng ta huàdiào / jiáosui / zhenggè tunxià

Auf Zucker nehmen
Yòng báitáng sòng fú

In Wasser auflösen und trinken
Róng zài shui li hexià

Kein Wasser trinken
Bù yào he shui

Mehrmals täglich dick/ dünn auftragen
Mei tian hòuhou / báobao de chá ji ci

Bettruhe
Wò-chuáng xiuxi

Badeverbot
Bù keyi xizao

Verbot von Alkohol/Kaffee
Ji jiu / ji kafei

Vermeiden von Sonneneinstrahlung
Bimian shài tàiyáng

Vermeiden von fetten / blähenden / gebratenen Speisen
Ji yóuni / zhàngqi / jianzhá de shipin

Hinweise für den Arzt
Bàogào yisheng

Schlaganfall
Zhòngfeng

Herzinfarkt
Xinji gengsè

Asthma
Xiaochuan

Heuschnupfen
Kucao-rè (huafen-rè)

Lungen- oder Rippenfellentzündung
Fèiyán huòzhe lèimóyán

Hoher/niedriger Blutdruck
Gao / di xieya

Magengeschwüre
Wèi-kuiyáng

Diabetes (Zuckerkrankheit)
Tángniào-bing

Gelbsucht/Lebererkrankung
Huángdan-bing / ganyán

Gallensteine
Dan-jiéshi

Nierensteine
Shèn-jiéshi

Thrombose, Venenentzündung, Embolien
Xieshuan, jingmàiyán, shuansè

Fragen des Arztes
Yisheng wèn bing

Sind Sie erkältet
Ni ganmào le ma

Schmerzen Ihre Glieder
Ni sizhi suantòng ma

Haben Sie Fieber
Ni fashao le ma

Schlafen Sie schlecht
Ni shui de hao bù hao

Haben Sie Schwindel- oder Ohnmachtsanfälle
Ni you méi you hunxuàn huòzhe yunjué

Leiden Sie an Kopfschmerzen
Ni tóutòng ma

Haben Sie bei Kopfschmerzen Brechreiz oder müssen Sie sich erbrechen
Ni tóutòng de shihou hui bù hui exin, yào tù

Haben Sie Augenschmerzen
Ni yanjing tòng bù tòng

Haben Sie Ohrenschmerzen
Ni erduo tòng bù tòng

Husten Sie Blut
Ni késòu chu xie ma

Leiden Sie an Atemnot
Ni huxi you kùnnan ma

Haben Sie Unbehagen, Druckgefühl oder Schmerzen in der Brust
Ni xiongbù juéde bù shufu, yapò huòzhe téngtòng ma

Haben Sie Schmerzen hinter dem Brustbein
Ni xionggu xiàmian tòng bù tòng

Verstärken sich die Schmerzen bei Anstrengungen
Ni láolèi de shihou téngtòng hui bù hui jiaqiáng

Haben Sie Herzschmerzen
Ni xinzàng tòng bù tòng

Haben Sie Beschwerden/Unwohlsein vor, während oder nach dem Essen
Ni chifàn de shihou, fànqián huòzhe fànhòu, you shénme bù shufu ma

Haben Sie Beschwerden nach dem Genuß fetter Speisen
Ni chile yóuni de dongxi yihòu hui bù hui bù shufu

Haben Sie Sodbrennen
Ni you wèi-zhuórè ma

Haben Sie Brechreiz oder Erbrechen
Ni juéde exin fanwèi ma

Haben Sie Schmerzen in der Magengegend
Ni wèibù tòng bù tòng

Haben Sie Schmerzen im rechten Oberbauch
Ni fùbù yòushàngbian tòng bù tòng

Haben Sie Schmerzen im Unterbauch
Ni fùbù xiàbian tòng ma

Haben Sie Beschwerden beim Stuhlgang (Verstopfung, Durchfall)
Ni dàbiàn you méi you kùnnan (biànbi, xièdù)

Haben Sie Blut im Stuhl, hellrot, dunkel
Ni dàbiàn dài xie ma (xianhóng, shen'àn)

Haben Sie Schmerzen in der Nierengegend
Ni shènzàng yidài tòng bù tòng

Haben Sie Beschwerden beim Wasserlassen
Ni xiaobiàn you méi you kùnnan

Haben Sie Absonderungen aus dem Glied
Ni de nánxing-shengzhiqi you méi you tèbié de paixièwù

Sind Unregelmäßigkeiten bei der Regelblutung aufgetreten
Ni yuèjing zhèngcháng ma

Allergien
Guòmin fanying

Gegen Eiweiß, Milch, Fisch u.ä.
Dui dànbáizhi, nailèi, yúlèi deng guòmin

Gegen Arzneimittel
Dui yàopin guòmin

Gegen Staub von Betten, Blüten u.ä.
Dui chuángshàng de huichén hé huafen deng guòmin

Gegen Röntgenkontrastmittel
Dui tòushi zàoying yòng de róngji guòmin

Schmerzen
Téngtòng

Kopfschmerzen
Tóutòng

(starke) Zahnschmerzen
(qiánglie de) Yátòng

Magenschmerzen
Wèitòng

Gallenschmerzen
Dantòng

Bauchschmerzen
Dùzitòng

Verdauung
Xiaohuà

Durchfall
Xièdù

Verstopfung
Biànbi

Blähungen
Qizhàng

Völlegefühl
Bao-zhàng de ganjué

Zur besseren Verdauung
Bangzhù xiaohuà

Sodbrennen
Wèi-zhuórè

Magendrücken
Wéibù yatòng

Erkältung
Ganmào

Grippaler Infekt
Liúxing-xing ganmào

Husten
Késòu

Halsschmerzen
Hóulóng-tòng

Schnupfen
Bizi shangfeng

Ohrenschmerzen
Erduo-tòng

Verletzungen
Chuangshang

Ein Fläschchen Tinktur
Yi xiao ping yàoshui

Eine Heilsalbe gegen Schürf-, Platz- und Schnittwunden
Yi zhong zhiliáo cashang, liè-shang hé geshang de yàogao

Ein Einreibemittel gegen Verstauchungen/Prellungen/Zerrungen/blaue Flecken
Yi zhong zhiliáo niushang / zhuàngshang / shangjin / yuxie de wàiyòng-yào

Eine Salbe gegen Insektenstiche
Yi zhong zhiliáo kunchóng zheci de yàogao

Salbe/Puder gegen Sonnenbrand
Zhiliáo tàiyáng shàishang de yàogao / yàofen

Ein Leukoplastpflaster
Xiàngpigao

Eine Packung Wundpflaster
Yi bao tie shangkou de xiàngpigao

Eine Rolle Verbandsstoff
Yi juan shabù

Eine Packung Verbandswatte
Yi bao yào-miánhua

Eine Elastikbinde
Yi tiáo songjin-bengdài

MEDIZINISCHE BEGRIFFE

DEUTSCH/ DÄNISCH

Ratschläge
Rad

Das nächste Krankenhaus ist in
Det naermeste sygehus er i

Der nächste Arzt ist in
Den naermeste laege er i

Die Telefonnummer des Krankenwagens
Telefonnumert pa sygebilen

Sie müssen zum Arzt
De ma til laege

Einnahme des Präparates
Indtagelse af medikamentet

Vor/nach/zum Essen
For, efter og til spisning

Bei Bedarf bei Beschwerden/ Schmerzen
Efter behov, ved besvaer/ smerter

Im Mund zergehen lassen/ zerkauen/unzerkaut schlucken
Lad det smelte i munden tygge eller synke de helt

Auf Zucker nehmen
Kom det pa sukker

In Wasser auflösen und trinken
Oplos det i vand og drik det

Kein Wasser trinken
Drik ingen vand

Mehrmals täglich dick/dünn auftragen
Smore flere gange om dagen/tyk eller tynd pa

Bettruhe
Sengero/divan

Badeverbot
Badeforbud

Verbot von Alkohol/Kaffee
Kaffe og spritus forbudt

Vermeiden von Sonneneinstrahlung
Undga sollys

Vermeiden von fetten/ blähenden/gebratenen Speisen
Undga fedt/oppustedt/stegt mad

Hinweise für den Arzt
Oplysninger til laegen

Schlaganfall
Slagtilfaelde

Herzinfarkt
Hjertestop/infarkt

Asthma
Astma

Heuschnupfen
Hofeber

Lungen- oder Rippenfellentzündung
Lunge eller lungehindebetaendelse

Hoher/niedriger Blutdruck
Hojt eller laut blodtryk

Magengeschwüre
Mavesar

Diabetes (Zuckerkrankheit)
Sukkersyge

Gelbsucht/Lebererkrankung
Gulsot/leversygdom

Gallensteine
Galdesten

Nierensteine
Nyrsten

Thrombose, Venenentzündung, Embolien
Blodprop, arebetaendelse, areforkalkning

Fragen des Arztes
Laegens sporgsmal

Sind Sie erkältet
Er de forkolet

Schmerzen Ihre Glieder
Smerter i ldene

Haben Sie Fieber
Har de feber

Schlafen Sie schlecht
Sover de darligt

Haben Sie Schwindel- oder Ohnmachtsanfälle
Har de svimmel eller besvimmelsesanfall

Leiden Sie an Kopfschmerzen
Lider de af hovedpine

Haben Sie bei Kopfschmerzen Brechreiz oder müssen Sie sich erbrechen
Har de hovedpine eller kvalme eller ma de kaste op

Haben Sie Augenschmerzen
Har de smerter i ojne

Haben Sie Ohrenschmerzen
Har de smerter i orene

Husten Sie Blut
Hoster de blod

Leiden Sie an Atemnot
Lider de af andebesvaer

Haben Sie Unbehagen, Druckgefühl oder Schmerzen in der Brust
Har de det ubehagligt, trykfornemmelse eller smerter i brystet

Haben Sie Schmerzen hinter dem Brustbein
Har de smerter bag brystbenet

Verstärken sich die Schmerzen bei Anstrengungen
Forstaerkes smerterne ved anstrengelse

Haben Sie Herzschmerzen
Har de hjertesmerter

Haben Sie Beschwerden/Unwohlsein vor, während oder nach dem Essen
Har de besvaer/ubehagligt for eller efter spisning

Haben Sie Beschwerden nach dem Genuß fetter Speisen
Har de besvaer for eller efter fede mad

Haben Sie Sodbrennen
Har de halsbrand

Haben Sie Brechreiz oder Erbrechen
Har de kvalme eller kaster de op

Haben Sie Schmerzen in der Magengegend
Har de smerter omkring mavenregionen

Haben Sie Schmerzen im rechten Oberbauch
Har de smerter i overste hojre mavedel

Haben Sie Schmerzen im Unterbauch
Har de smerter i underliv

Haben Sie Beschwerden beim Stuhlgang (Verstopfung, Durchfall)
Har de smerter i affuring (forstoppelse, tyndmave)

Haben Sie Blut im Stuhl, hellrot, dunkel
Har de blod i affuring, lys eller mork

Haben Sie Schmerzen in der Nierengegend
Har de smerter omkring nyrene

Haben Sie Beschwerden beim Wasserlassen
Har de problemer nar de skal af med vandet

Haben Sie Absonderungen aus dem Glied
Har de udflod fra lemmet

Sind Unregelmäßigkeiten bei der Regelblutung aufgetreten
Er der urelmaesighed i menstruation

Allergien
Allergia

Gegen Eiweiß, Milch, Fisch u.ä.
Mod aeggehvide, maelk, fisk m.m.

Gegen Arzneimittel
Mod laegemiddel

Gegen Staub von Betten, Blüten u.ä.
Mod hustov og poller

Gegen Röntgenkontrastmittel
Mod kontraststoffer

Schmerzen
Smerter

Kopfschmerzen
Hovedpine

(starke) Zahnschmerzen
(staerk) Tandpine

Magenschmerzen
Mavepine (ang. fordojelse)

Gallenschmerzen
Galdesmerter

Bauchschmerzen
Mavepine

Verdauung
Fordoyelse

Durchfall
Tynd mave

Verstopfung
Forstoppelse

Blähungen
Luft i maven

Völlegefühl
Oppustet

Zur besseren Verdauung
For bedre fordojelse

Sodbrennen
Halsbrand

Magendrücken
Trykken i maven

Erkältung
Influenza/forkolelse

Grippaler Infekt
Influenza

Husten
Hoste

Halsschmerzen
Halsmerter

Schnupfen
Forkolse

Ohrenschmerzen
Orpine

Verletzungen
Saret

Ein Fläschchen Tinktur
En flaske tinktur

Eine Heilsalbe gegen Schürf-, Platz- und Schnittwunden
En laegende salve mod hudafskrabning, kodsar, snitsar

Ein Einreibemittel gegen Verstauchungen/Prellungen/Zerrungen/blaue Flecken
Dybtvirkende salve mod forstuvning, slag, forstraekning, bla marker

Eine Salbe gegen Insektenstiche
En salve mod insektstik

Salbe/Puder gegen Sonnenbrand
Salve/pudder mod solbrand

Ein Leukoplastpflaster
En haefteplaster

Eine Packung Wundpflaster
En pakke sarplaster

Eine Rolle Verbandsstoff
En rulle forbinding

Eine Packung Verbandswatte
En pakke forbindingsvat

Eine Elastikbinde
En elaestikbind

MEDIZINISCHE BEGRIFFE

DEUTSCH/ENGLISCH

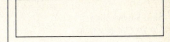

Ratschläge
General Informations

Das nächste Krankenhaus ist in:
The nearest hospital is in:

Der nächste Arzt ist in:
The nearest doctor is in:

Die Telefonnummer
des Krankenwagens:
The emergency number is:

Sie müssen zum Arzt
You need to go to the doctor

Einnahme des Präparates
Take this medication

Vor/nach/zum Essen
Before/after/during meals

Bei Bedarf bei Beschwerden/
Schmerzen
In case of distress/pain

Im Mund zergehen lassen/
zerkauen/unzerkaut schlucken
*Let it dissolve slowly in your
mouth/chew before swallowing/
swallow whole*

Auf Zucker nehmen
Take with a spoonful of sugar

In Wasser auflösen und trinken
Dissolve in water before drinking

Kein Wasser trinken
Do not drink any water

Mehrmals täglich dick/dünn
auftragen
*Apply generously several times
daily*

Bettruhe
Bed rest

Badeverbot
No swimming allowed

Verbot von Alkohol/Kaffee
No alcohol, caffeine

Vermeiden von Sonnen-
einstrahlung
Avoid direct sunlight

Vermeiden von fetten/
blähenden/gebratenen Speisen
*Avoid fried/greasy/hard to
digest foods*

Hinweise für den Arzt
Information for the Physican

Schlaganfall
A stroke

Herzinfarkt
Cardiac infarction

Asthma
Asthma

Heuschnupfen
Hay fever

Lungen- oder Rippenfell-
entzündung
Pneumonia or pleurisy

Hoher/niedriger Blutdruck
High/low blood pressure

Magengeschwüre
Stomach ulcers

Diabetes (Zuckerkrankheit)
Diabetes

Gelbsucht/Lebererkrankung
Jaundice/hepatitis

Gallensteine
Gall-stones

Nierensteine
Kidney-stones

Thrombose, Venenentzündung,
Embolien
Thrombosis, phlebitis, embolisms

Fragen des Arztes
Physican's questions

Sind Sie erkältet
Do you have a cold

Schmerzen Ihre Glieder
Do your extremities hurt

Haben Sie Fieber
Do you have a temperature

Schlafen Sie schlecht
Do you have trouble sleeping

Haben Sie Schwindel- oder Ohnmachtsanfälle
Do you have dizzy or fainting spells

Leiden Sie an Kopfschmerzen
Do you suffer from headaches

Haben Sie bei Kopfschmerzen Brechreiz oder müssen Sie sich erbrechen
Do you vomit or feel nauseated during a headache

Haben Sie Augenschmerzen
Do your eyes ache

Haben Sie Ohrenschmerzen
Do your ears ache

Husten Sie Blut
Do you cough up blood

Leiden Sie an Atemnot
Are you short of breath

Haben Sie Unbehagen, Druckgefühl oder Schmerzen in der Brust
Do you feel discomfort, pressure or pain in your chest

Haben Sie Schmerzen hinter dem Brustbein
Does it hurt beneath your breastbone

Verstärken sich die Schmerzen bei Anstrengungen
Does the pain increase during exertion

Haben Sie Herzschmerzen
Do you feel coronary pain

Haben Sie Beschwerden/Unwohlsein vor, während oder nach dem Essen
Do you have any complaints or feel sick before, during or after meals

Haben Sie Beschwerden nach dem Genuß fetter Speisen
Do you have any trouble digesting greasy foods

Haben Sie Sodbrennen
Do you have heartburn

Haben Sie Brechreiz oder Erbrechen
Do you have nausea or vomiting

Haben Sie Schmerzen in der Magengegend
Do you feel any pain around your belly

Haben Sie Schmerzen im rechten Oberbauch
Do you have any pain in your upper right abdomen

Haben Sie Schmerzen im Unterbauch
Do you feel any pain in your lower abdomen

Haben Sie Beschwerden beim Stuhlgang (Verstopfung, Durchfall)
Do you feel discomfort during bowel movements (constipation, diarrhoea)

Haben Sie Blut im Stuhl, hellrot, dunkel
Do you have blood in the stool, bright red, dark

Haben Sie Schmerzen in der Nierengegend
Do you feel pain near your kidneys

Haben Sie Beschwerden beim Wasserlassen
Do you feel discomfort when urinating

Haben Sie Absonderungen aus dem Glied
Do you have any discharge from your penis

Sind Unregelmäßigkeiten bei der Regelblutung aufgetreten
Are there any irregularities in your menstrual period

Allergien
Allergies

Gegen Milcheiweiß, Milch, Fisch u.ä.
Allergic to protein, milk, fish, etc.

Gegen Arzneimittel
Allergic to medicine

Gegen Staub von Betten, Blüten u.ä.
Allergic to lint, pollen, etc.

Gegen Röntgenkontrastmittel
Allergic to X-ray contrasting agents

Schmerzen
Pain

Kopfschmerzen
Headache

(starke) Zahnschmerzen
(severe) toothache

Magenschmerzen
Bellyache

Gallenschmerzen
Biliary colic

Bauchschmerzen
Stomach/abdominal pain

Verdauung
Digestion

Durchfall
Diarrhoea

Verstopfung
Constipation

Blähungen
Gas, wind

Völlegefühl
Sensation of fullness

Zur besseren Verdauung
For better digestion

Sodbrennen
Heartburn

Magendrücken
Abdominal pressure

Erkältung
A cold

Grippaler Infekt
Influenza

Husten
A cough

Halsschmerzen
A sore throat

Schnupfen
The sniffles

Ohrenschmerzen
An earache

Verletzungen
Injuries

Ein Fläschchen Tinktur
A little vial of tincture

Eine Heilsalbe gegen Schürf-, Platz- und Schnittwunden
A medicated ointment for abrasions, lacerations, and cuts

Ein Einreibemittel gegen Verstauchungen/Prellungen/Zerrungen/blaue Flecke
A cream/an ointment for sprains, contusions, strains, and bruises

Eine Salbe gegen Insektenstiche
An ointment for insect bites

Salbe/Puder gegen Sonnenbrand
An ointment/powder for sunburn

Ein Leukoplastpflaster
A plaster

Eine Packung Wundpflaster
A box of bandages

Eine Rolle Verbandsstoff
A roll of gauze

Eine Packung Verbandwatte
A bag of cotton wool

Eine Elastikbinde
An elastic bandage

MEDIZINISCHE BEGRIFFE

DEUTSCH/ FINNISCH

Ratschläge
Neovot

Das nächste Krankenhaus ist in
Lähin sairaala on

Der nächste Arzt ist in
Lähin lääkäri on

Die Telefonnummer des Krankenwagens
Sairasautonuhelinnumero on

Sie müssen zum Arzt
Teidän täytyy mennä lääkärille

Einnahme des Präparates
Lääkintä ohjeet

Vor/nach/zum Essen
Ennen/jälkeen ruokailun

Bei Bedarf bei Beschwerden/Schmerzen
Käyttö oireiden / särkyjen aikana

Im Mund zergehen lassen/zerkauen/unzerkaut schlucken
Antaa sulaa suussa/pureskella/nielaista kokonaisena

Auf Zucker nehmen
Ottaa sokerin kanssa

In Wasser auflösen und trinken
Sulattaa vedessä ja juoda

Kein Wasser trinken
Ei saa juoda vettä

Mehrmals täglich dick/dünn auftragen
Useita kertoja päivässä vahvasti/ohuesti voidella

Bettruhe
Vuodelepo

Badeverbot
Kylpykielto

Verbot von Alkohol/Kaffee
Ei alkoholia/kahvia

Vermeiden von Sonneneinstrahlung
Välttää auringonpaistetta

Vermeiden von fetten/blähenden/gebratenen Speisen
Välttää rasvaisia/ilmavaivoja aiheuttavia/paistettuja ruokia

Hinweise für den Arzt
Ohjeita lääkärille

Schlaganfall
Aivotulppa

Herzinfarkt
Sydäntulppa

Asthma
Astma

Heuschnupfen
Heinänuha

Lungen- oder Rippenfellentzündung
Keuhkotulehdus

Hoher/niedriger Blutdruck
Korkea/matala verenpaine

Magengeschwüre
Vatsahaava

Diabetes (Zuckerkrankheit)
Sokeritauti

Gelbsucht/Lebererkrankung
Keltatauti/maksavaiva

Gallensteine
Sappikivet

Nierensteine
Munuaiskivet

Thrombose, Venenentzündung, Embolien
Veritulppa/laskimotulehdus/veritulppa

Fragen des Arztes
Lääkärin kysynykset

Sind Sie erkältet
Oletteko kylmettynyt

Schmerzen Ihre Glieder
Särkeekö niveliä

Haben Sie Fieber
Onko kuumetta

Schlafen Sie schlecht
Nukutteko huonosti

Haben Sie Schwindel- oder Ohnmachtsanfälle
Onko huimaus tai tajuttomuuskohtauksia

Leiden Sie an Kopfschmerzen
Onko teillä päänsärkyä

Haben Sie bei Kopfschmerzen Brechreiz oder müssen Sie sich erbrechen
Onko teillä pahoinvointikohtauksia

Haben Sie Augenschmerzen
Onko silmäsärkyä

Haben Sie Ohrenschmerzen
Onko korvasärkyä

Husten Sie Blut
Yskittekö verta

Leiden Sie an Atemnot
Onko hengitysvaikeuksia

Haben Sie Unbehagen, Druckgefühl oder Schmerzen in der Brust
Onko rinnassa puristusta tai särkyä

Haben Sie Schmerzen hinter dem Brustbein
Onko särkyä rintakehässä

Verstärken sich die Schmerzen bei Anstrengungen
Voimistuvatko säryt rasiruksessa

Haben Sie Herzschmerzen
Onko sydänvaivoja

Haben Sie Beschwerden/Unwohlsein vor, während oder nach dem Essen
Onko srkyä tai pahoinvointia, ennen ruokaillessa tai ruokailun jälkeen

Haben Sie Beschwerden nach dem Genuß fetter Speisen
Onko oireita raskaan, rasvaisen ruokailun jälkeen

Haben Sie Sodbrennen
Onko närästystä

Haben Sie Brechreiz oder Erbrechen
Onko oksennus tai pavointi kohtauksia

Haben Sie Schmerzen in der Magengegend
Onko särkyä vatsanseudulla

Haben Sie Schmerzen im rechten Oberbauch
Onko särkyä oikealla puolella ylävatsaa

Haben Sie Schmerzen im Unterbauch
Onko särkyä alavatsassa

Haben Sie Beschwerden beim Stuhlgang (Verstopfung, Durchfall)
Onko särkyä ulostaessa (ummetusta, ripulia)

Haben Sie Blut im Stuhl, hellrot, dunkel
Onko ulostuksessa verta, vaaleata, vai tummanpunaista

Haben Sie Schmerzen in der Nierengegend
Onko särkyä munuaisten alueella

Haben Sie Beschwerden beim Wasserlassen
Onko särkyä vettälaskiessa

Haben Sie Absonderungen aus dem Glied
Onko sukupuolielimissä eritteitä

Sind Unregelmäßigkeiten bei der Regelblutung aufgetreten
Onko kuukautisisanne säännölliset

Allergien
Allergiat

Gegen Eiweiß, Milch, Fisch u.ä.
Allerginen munanvalkuainen, maito, kalaym.

Gegen Arzneimittel
Lääkeaineille

Gegen Staub von Betten, Blüten u.ä.
Pölyallerginen, vuodevaatteet, kukat jne.

Gegen Röntgenkontrastmittel
Allerginen röntgenaineille

Schmerzen
Särky

Kopfschmerzen
Päänsärky

(starke) Zahnschmerzen
(voimakas) hammassärky

Magenschmerzen
Vatsanpoltto

Gallenschmerzen
Sappipoltto

Bauchschmerzen
Vatsanpoltto

Verdauung
Ruoansolaios

Durchfall
Ripuli

Verstopfung
Ummetus

Blähungen
Ilmavaivoja

Völlegefühl
Turvotusta

Zur besseren Verdauung
Parempaan vatsantoimintaan

Sodbrennen
Närästystä

Magendrücken
Mahapuruja

Erkältung
Flunssa

Grippaler Infekt
Tarttuva flunssa

Husten
Yskää

Halsschmerzen
Kurkkusärkyä

Schnupfen
Nuhaa

Ohrenschmerzen
Korvasärkyä

Verletzungen
Loukkaantuminen

Ein Fläschchen Tinktur
Pieni pullo puhdistusainetta

Eine Heilsalbe gegen Schürf-, Platz- und Schnittwunden
Voide tulehdus, avo ja leikkaushaavoihin

Ein Einreibemittel gegen Verstauchungen/Prellungen/ Zerrungen/blaue Flecken
Levitettävä voide turvotus/ venäytys/mustelmiin

Eine Salbe gegen Insektenstiche
Voide hyönteispuremiin

Salbe/Puder gegen Sonnenbrand
Voide/talkki auringonpolttamiin

Ein Leukoplastpflaster
Liimalaastari

Eine Packung Wundpflaster
Pakkaus haavalaastaria

Eine Rolle Verbandsstoff
Pakkaus sideainetta

Eine Packung Verbandswatte
Pakkaus sidepumpulia

Eine Elastikbinde
Elastinen side

MEDIZINISCHE BEGRIFFE

DEUTSCH/ FRANZÖSISCH

Ratschläge
Conseils

Das nächste Krankenhaus ist in:
L' hôpital le plus proche se trouve à

Der nächste Arzt ist in:
Le médicin le plus proche se trouve à

Die Telefonnummer des Krankenwagens:
Le numéro de téléphone du service des ambulances

Sie müssen zum Arzt
Vous devez consulter un médecin

Einnahme des Präparates
Prendre le médicament

Vor/nach/zum Essen
Avant/après/pendant le repas

Bei Bedarf, bei Beschwerden/Schmerzen
En cas de gênes/douleurs

Im Mund zergehen lassen/zerkauen/unzerkaut schlucken
Laisser fondre dans la bouche/croquer/avaler sans croquer

Auf Zucker nehmen
Prendre sur du sucre

In Wasser auflösen und trinken
Dissoudre dans de l'eau et boire

Kein Wasser trinken
Ne pas boire d'eau

Mehrmals täglich dick/dünn auftragen
Appliquer une couche légère/épaisse plusieurs fois par jour

Bettruhe
Gardez le lit

Badeverbot
Interdiction de vous baigner

Verbot von Alkohol/Kaffee
Pas d'alcool/café

Vermeiden Sie Sonneneinstrahlung
Evitez de vous exposer au soleil

Vermeiden von fetten/blähenden/gebratenen Speisen
Evitez les aliments gras, flatueux ou frits

Hinweise für den Arzt
Avis au médecin

Schlaganfall
Apoplexie

Herzinfarkt
Infarctus du myocarde

Asthma
Asthme

Heuschnupfen
Rhume des foins

Lungen- oder Rippenfellentzündung
Pneumonie ou pleurésie

Hoher/Niedriger Blutdruck
Hypertension/hypotension

Magengeschwüre
Ulcères à l'estomac

Diabetes (Zuckerkrankheit)
Diabète

Gelbsucht/Lebererkrankung
Jaunisse ou maladies du foie

Gallensteine
Calculs biliaires

Nierensteine
Calculs rénaux

Thrombose, Venenentzündung, Embolien
Thrombose phlébite ou embolie

Fragen des Arztes
Questions posées par le médecin

Sind Sie erkältet
Etes-vous enrhumé

Schmerzen Ihre Glieder
Aves-vous des douleurs dans les membres

Haben Sie Fieber
Avez-vous de la fièvre

Schlafen Sie schlecht
Dormez-vous mal

Haben Sie Schwindel- oder Ohnmachtsanfälle
Avez-vous des évanouissements ou vertiges

Leiden Sie an Kopfschmerzen
Souffrez-vous de maux de tête

Haben Sie Augenschmerzen
Souffrez-vous des yeux

Haben Sie Ohrenschmerzen
Souffrez-vous des oreilles

Husten Sie Blut
Crachez-vous du sang

Haben Sie Unbehagen, Druckgefühl oder Schmerzen in der Brust
Souffrez-vous de malaises, oppressions ou douleurs dans la poitrine

Haben Sie Schmerzen hinter dem Brustbein
Ressentez-vous des douleurs derrière le sternum

Verstärken sich die Schmerzen bei Anstrengungen
Les douleurs augmentent-elles en cas d'effort

Haben Sie Herzschmerzen
Sentez-vous des douleurs cardiaques

Haben Sie Beschwerden/Unwohlsein vor, während oder nach dem Essen
Vous sentez-vous mal ou éprouvez-vous de la gêne avant, pendant ou après le repas

Haben Sie Beschwerden nach dem Genuß fetter Speisen
Eprouvez-vous de l'embarras après l'ingestion de mets gras

Haben Sie Sodbrennen
Avez-vous souvent des aigreurs stomacales

Haben Sie Brechreiz oder Erbrechen
Avez-vous assez souvent des nausées ou vomissements

Haben Sie Schmerzen in der Magengegend
Avez-vous assez souvent des douleurs dans la région stomacale

Haben Sie Schmerzen im rechten Oberbauch
Avez-vous des douleurs dans la partie droite du ventre

Haben Sie Schmerzen im Unterbauch
Avez-vous des douleurs dans la région du bas-ventre

Haben Sie Beschwerden beim Stuhlgang (Verstopfung, Durchfall)
Avez-vous des difficultés d'excrétion (constipation, diarrhée)

Haben Sie Blut im Stuhl, hellrot, dunkel
Avez-vous du sang dans les selles, rouge clair, foncé

Haben Sie Schmerzen in der Nierengegend
Avez-vous des douleurs dans la région rénale

Haben Sie Beschwerden beim Wasserlassen
Avez-vous des difficultés avec l'evacuation d'urine

Haben Sie Absonderungen aus dem Glied
Avez-vous des sécretions au pénis

Sind Unregelmäßigkeiten bei der Regelblutung aufgetreten
Avez-vous des irrégularités concernant les règles

Allergien
Allergies

Gegen Eiweiß, Milch, Fisch u.ä.
Contre albumine, lait, poisson et autres

Gegen Arzneimittel
Contre médicaments

Gegen Staub von Betten, Blüten u.ä.
Contre poussière des lits, pollen et autres

Gegen Röntgenkontrastmittel
Contre contrastes employés pour la radiologie

Schmerzen
Douleurs

Kopfschmerzen
Maux de tête

(starke) Zahnschmerzen
Maux de dents (violents)

Magenschmerzen
Maux d'estomac

Gallenschmerzen
Douleurs de bile

Bauchschmerzen
Maux de ventre

Verdauung
Digestion

Durchfall
Diarhée

Verstopfung
Constipation

Blähungen
Flatulence

Völlegefühl
Sensation de ballonnement

Zur besseren Verdauung
Pour une meilleure digestion

Sodbrennen
Aigreurs d'estomac

Magendrücken
Contraction d'estomac

Erkältung
Refroidissement

Grippaler Infekt
Infection grippale

Husten
Toux

Halsschmerzen
Maux de gorge

Schnupfen
Rhume

Ohrenschmerzen
Otalgie

Verletzungen
Blessures

Ein Fläschchen Tinktur
Flacon de teinture

Eine Heilsalbe gegen Schürf-, Platz- und Schnittwunden
Pommade contre égratignure, plaie a coupure

Ein Einreibemittel gegen Verstauchungen/Prellungen/Zerrungen/blaue Flecken
Liniment pour foulure/contusion/déchirure musculaire/ecchymoses

Eine Salbe gegen Insektenstiche
Pommade contre les piqûres d'insectes

Salbe/Puder gegen Sonnenbrand
Pommade/poudre contre les coups de soleil

Ein Leukoplastpflaster
Rouleau de sparadrap normal

Eine Packung Wundpflaster
Pochette de pansements adhésifs

Eine Rolle Verbandsstoff
Bande de gaze

Eine Packung Verbandswatte
Paquet de coton hydrophile

Eine Elastikbinde
Bande élastique

MEDIZINISCHE BEGRIFFE

DEUTSCH/ GRIECHISCH
(Umschrift)

Ratschläge
Symbuläs

Das nächste Krankenhaus ist in
To epomeno nosokomio ine

Der nächste Arzt ist in
O epomenos jatpos ine

Die Telefonnummer des Krankenwagens
To telefono tou nosokomiakoy

Sie müssen zum Arzt
Prepi na pate sto saijpo

Einnahme des Präparates
Na parete to farmako

Vor / nach / zum Essen
Pro / meta / me to fajito

Bei Bedarf bei Beschwerden / Schmerzen
Se periptosi anagis / ponos

Im Mund zergehen lassen / zerkauen / unzerkaut schlucken
Sto stoma na liosi / masso / amasho katapino

Auf Zucker nehmen
Me zahari na to parete

In Wasser auflösen und trinken
Sto nero na liossi kaina to piite

Kein Wasser trinken
Mi pinete nero

Mehrmals täglich dick / dünn auftragen
Poles fores imeresios pahi / lepto na to valete

Bettruhe
Anapavsi sto krevati

Badeverbot
Ohi banio

Verbot von Alkohol / Kaffee
Apajorevete to alkohol / kaffe

Vermeiden von Sonneneinstrahlung
Apofevjete ton ilio

Vermeiden von fetten / blähenden / gebratenen Speisen
Apofevjete ta pahia / afta poy fernoyn puskoma / ta tijanita fajita

Hinweise für den Arzt
Plirofories tou Jatro

Schlaganfall
Apoplixia

Herzinfarkt
Karthiaki prosvoli

Asthma
Asthma

Heuschnupfen
Alerjiko sinahi

Lungen- oder Rippenfellentzündung
Pnevmonia / plevritis

Hoher / niedriger Blutdruck
Mejali / mikri piessi

Magengeschwüre
Kiloponos

Diabetes (Zuckerkrankheit)
Diabetes

Gelbsucht / Lebererkrankung
Xpisi / hipatitis

Gallensteine
Petres tis xolis

Nierensteine
Petres ton nefron

Thrombose, Venenentzündung, Embolien
Flevitis, kirsos

Fragen des Arztes
Erotesis tou Jatro

Sind Sie erkältet
Iste kriomenos

Schmerzen Ihre Glieder
Ponoun ta meni toy somatos

Haben Sie Fieber
Ehete pireto

Schlafen Sie schlecht
Kimossaste ashima

Haben Sie Schwindel- oder Ohnmachtsanfälle
Ehete zalathes

Leiden Sie an Kopfschmerzen
Ehete ponokefalo

Haben Sie bei Kopfschmerzen Brechreiz oder müssen Sie sich erbrechen
Se periptosi ponokefaloy, sas erhete emetos

Haben Sie Augenschmerzen
Ehete ponomato

Haben Sie Ohrenschmerzen
Ehete pono sta aftia

Husten Sie Blut
Vihete ema

Leiden Sie an Atemnot
Ehete diskolies stin anapnoi

Haben Sie Unbehagen, Druckgefühl oder Schmerzen in der Brust
Ehete piesma, ponous mesa sto stithos

Haben Sie Schmerzen hinter dem Brustbein
Ehete ponous sto stithos

Verstärken sich die Schmerzen bei Anstrengungen
Dinamonoun i poni o tan kopiazete

Haben Sie Herzschmerzen
Ehete ponous stin kardia

Haben Sie Beschwerden/ Unwohlsein vor, während oder nach dem Essen
Ehete diskolies prin/meta/to fajito

Haben Sie Beschwerden nach dem Genuß fetter Speisen
Ehete diskolies meta apo lipara fajita

Haben Sie Sodbrennen
Ehete ksinila

Haben Sie Brechreiz oder Erbrechen
Estanosaste/kanete emeto

Haben Sie Schmerzen in der Magengegend
Ehete ponous sto stomahi

Haben Sie Schmerzen im rechten Oberbauch
Ehete ponous sto dexio meros tis kilias

Haben Sie Schmerzen im Unterbauch
Ehete ponous sto kato meros tis kilias

Haben Sie Beschwerden beim Stuhlgang (Verstopfung, Durchfall)
Ehete diskolies stin tovaleta (diskiliotita, efkiliotita)

Haben Sie Blut im Stuhl, hellrot, dunkel
Ehete ema, anikto, skovro kokino

Haben Sie Schmerzen in der Nierengegend
Ehete ponous sta nefra

Haben Sie Beschwerden beim Wasserlassen
Ehete diskolies sta ura

Haben Sie Absonderungen aus dem Glied
Ekkrini to peos ashima igra

Sind Unregelmäßigkeiten bei der Regelblutung aufgetreten
Ehete akanonisti periodo

Allergien gegen
Allergie enantion

Eiweiß, Milch, Fisch u.ä.
Lefkomatos, galatos, psapioy

Arzneimittel
Farmakon

Staub von Betten, Blüten u.ä.
Tis skonis kpevatioy, anthon

Röntgenkontrastmittel
Aktinologikon farmakon

Schmerzen
Ponos

Kopfschmerzen
Ponokefalos

(starke) Zahnschmerzen
Thinatos ponodjontos

Magenschmerzen
Ponos stomahou

Gallenschmerzen
Ponos holis

Bauchschmerzen
Kiloponos

Verdauung
Honebse

Durchfall
Diaria

Verstopfung
Diskiliotita

Blähungen
Emfisima

Völlegefühl
Parafajomenos

Zur besseren Verdauung
Jia kaliteri pepsi

Sodbrennen
Ksinila

Magendrücken
Dispepsia

Erkältung
Kreolojema

Grippaler Infekt
Jos gpipis

Husten
Vihas

Halsschmerzen
Lemoponos

Schnupfen
Sinahi

Ohrenschmerzen
Ponos aftion

Verletzungen
Traumatesmos

Ein Fläschchen Tinktur
Ena boykali vama

Eine Heilsalbe gegen Schürf-, Platz- und Schnittwunden
Mia alifi jia plijes

Ein Einreibemittel gegen Verstauchungen/Prellungen/Zerrungen/blaue Flecken
Mia alifi jia strabouligma, katajma, ktipimata

Eine Salbe gegen Insektenstiche
Mia alifi jia entona

Salbe/Puder gegen Sonnenbrand
Alifi/puder sia hlio

Ein Leukoplastpflaster
Ena lefkoplast

Eine Packung Wundpflaster
Ena paketo epidesmo jia plijes

Eine Rolle Verbandsstoff
Ena epidesmo

Eine Packung Verbandswatte
Ena paketo babaki

Eine Elastikbinde
Ena elastiko epidesmo

MEDIZINISCHE BEGRIFFE

DEUTSCH/ HEBRÄISCH
(Umschrift)

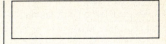

Ratschläge
Ezot

Das nächste Krankenhaus ist in
Beit haholim hakaróv hu be

Der nächste Arzt ist in
Haroté hakaróv hu be

Die Telefonnummer des Krankenwagens
Mispar hatelephon schel haambulanc

Sie müssen zum Arzt
Alécha (aláich) lagéschet lerofé

Einnahme des Präparates
Netilát (lekichát) hatrufá

Vor/nach/zum Essen
Lifnéi/acharéi/im haóchel

Bei Bedarf bei Beschwerden/Schmerzen
Lefi hazórech behet'ém latlunót/hakeevim

Im Mund zergehen lassen/zerkauen/unzerkaut schlucken
Lehamiss bapé/lil'óss/livlóa bli lil'óss

Auf Zucker nehmen
Lakáchat im sukár

In Wasser auflösen und trinken
Lehamiss bemáim t velischtót

Kein Wasser trinken
Lo lischtót máim

Mehrmals täglich dick/dünn auftragen
Káma peamim beióm limróach avé/dak

Bettruhe
Lischkáv bamitá

Badeverbot
Assúr laasót ambátia

Verbot von Alkohol/Kaffee
Assúr lischtót alcohól/kaffé

Vermeiden von Sonneneinstrahlung
Lehimaná mikarnéi schémesch

Vermeiden von fetten/blähenden/gebratenen Speisen
Lehimaná mimesonot schmenim/metuganim/hajozrim gásim

Hinweise für den Arzt
Horaót larofé

Schlaganfall
Schétef dam bamóach

Herzinfarkt
Hetkéf lev

Asthma
Astma (Kazeret)

Lungen- oder Rippenfellentzündung
Daléket reót o bronchit

Hoher/niedriger Blutdruck
Láchaz dam gavóa/namúch

Magengeschwüre
Ulkus bekeva

Diabetes (Zuckerkrankheit)
Sakéret

Gelbsucht/Lebererkrankung
Zahévet/Machlát Kavéd

Gallensteine
Avnéi mará

Nierensteine
Avnéi klaiot

Thrombose, Venenentzündung, Embolien
Trombosa, Daléket Vridim, emboli

Fragen des Arztes
Scheelót Harofé

Sind Sie erkältet
Haim ata mezunan (Haim at mezunénet)

Schmerzen Ihre Glieder
Haim avarécha koavim

Haben Sie Fieber
Haim jésch lecha (lach) chom

Schlafen Sie schlecht
Haim schnatchá raá

Haben Sie Schwindel- oder Ohnmachtsanfälle
Haim jésh lechá (lach) s'charchorot o mikréi ilafon

Leiden Sie an Kopfschmerzen
Haim atá (at) sovél-et mikeevei rosch

Haben Sie bei Kopfschmerzen Brechreiz oder müssen Sie sich erbrechen
Bizman keevei rosch haim jesh lecha (lach) bechilá o hakaot

Haben Sie Augenschmerzen
Haim jesch lecha (lach) keevei einajm

Haben Sie Ohrenschmerzen
Haim jesch lecha (lach) keevéi oznájim

Husten Sie Blut
Haim jesh dimúm bizmán schiúl

Leiden Sie an Atemnot
Haim atá (at) sovél mikschaei neschima

Haben Sie Unbehagen, Druckgefühl oder Schmerzen in der Brust
Haim jesch lecha (lach) michuschim, lachaz o keevim bachazé

Haben Sie Schmerzen hinter dem Brustbein
Haim jesch lechá (lach) keevim meachoréi ézem hachaze

Verstärken sich die Schmerzen bei Anstrengungen
Haim hakeevim mitazmim bismán maamáz

Haben Sie Herzschmerzen
Haim jesch lechá (lach) keevim balév

Haben Sie Beschwerden/Unwohlsein vor, während oder nach dem Essen
Haim jesch lecha (lach) bechilót/michuschim lifnéi, bisman o acharéi haochel

Haben Sie Beschwerden nach dem Genuß fetter Speisen
Haim jesch lecha (lach) michuschim acharei mason schamen

Haben Sie Sodbrennen
Haim jesch lechá (lach) zarévet

Haben Sie Brechreiz oder Erbrechen
Haim jesch lechá (lach) bechilot o hakaot

Haben Sie Schmerzen in der Magengegend
Haim jesch lecha (lach) keevim beezor hakeiva

Haben Sie Schmerzen im rechten Oberbauch
Haim jesch lechá (lach) keevim bachélek haelión jemini schel habéten

Haben Sie Schmerzen im Unterbauch
Haim jesch lecha (lach) keevim bachélek hatachtón schel habéten

Haben Sie Beschwerden beim Stuhlgang (Verstopfung, Durchfall)
Haim ata (at) sovel-et meazirut, schilschulim

Haben Sie Blut im Stuhl, hellrot, dunkel
Haim jesch dam bazoa, adombahir, kehe

Haben Sie Schmerzen in der Nierengegend
Haim jesch lecha (lach) keevim beesor haklajót

Haben Sie Beschwerden beim Wasserlassen
Haim jesch lecha (lach) k michuschim bisman netinat scheten

Haben Sie Absonderungen aus dem Glied
Haim jesch lecha hafraschót me evér hamin

Sind Unregelmäßigkeiten bei der Regelblutung aufgetreten
Haim jesch isdarim bamachsór

Allergien
Alergiot

Gegen Milcheiweiß, Milch, Fisch u.ä.
Lechelbon, chalav, dag

Gegen Arzneimittel
Letrufot

Gegen Staub von Betten, Blüten u.ä.
Leavak mitot, avkot prachim

Gegen Röntgenkontrastmittel
Letrufá schenotním lifnéi zilúm réntgen

Schmerzen
Keevim

Kopfschmerzen
Keevéi rosch

(starke) Zahnschmerzen
Keev schináim (chasák)

Magenschmerzen
Keevim bakeivá

Gallenschmerzen
Keevim bamará

Bauchschmerzen
Keevéi betén

Verdauung
Ikúl

Durchfall
Schilschúl

Verstopfung
Azirút

Blähungen
Jezirát gásim bameájim

Zur besseren Verdauung
Leikúl tov joter

Sodbrennen
Zarévet

Magendrücken
Lachazim bakeiva

Erkältung
Hiztanenut

Grippaler Infekt
Schapáat Sihumit

Husten
Schiúl

Halsschmerzen
Keév garón

Schnupfen
Naselet

Ohrenschmerzen
Keevéi oznáim

Verletzungen
Pziot

Ein Fläschchen Tinktur
Bakbukón chomer chitúi

Eine Heilsalbe gegen Schürf-, Platz- und Schnittwunden
Mischchá néged schifschúf, pzaim schehitpozezú, vechatachim

Ein Einreibemittel gegen Verstauchungen/Prellungen/Zerrungen/blaue Flecke
Mischchá néged néka/maká/ktamin kchulim

Eine Salbe gegen Insektenstiche
Mischá néged akizót charakim

Salbe/Puder gegen Sonnenbrand
Mischcha/avka néged makát schemesch

Ein Leukoplastpflaster
Eged medabek

Eine Packung Wundpflaster
Pflaster

Eine Rolle Verbandsstoff
Tychboschet

Eine Packung Verbandwatte
Chavilát Zémergéfen

eine Elastikbinde
Tachbóschet elástit

MEDIZINISCHE BEGRIFFE

DEUTSCH/ITALIENISCH

Ratschläge
Consigli

Das nächste Unfallkrankenhaus ist in:
L'ospedale più vicino con pronto soccorso si trova a:

Der nächste Arzt ist in:
Il medico più vicino si trova a:

Die Telefonnummer des Krankenwagens ist:
Il numero di telefono dell'ambulanza è:

Sie müssen zum Arzt
Deve consultare il medico

Einnahme des Präparates
Prendere il medicamento

Vor/nach/zum Essen
Prima dei/dopo i/durante i pasti/volte al giorno

Nach Bedarf bei Schmerzen/Beschwerden
Nel caso che ci siano dolori, disturbi

Im Mund zergehen lassen/zerkauen/unzerkaut schlucken
Lasciar sciogliersi in bocca/masticare/inghiottire senza masticare

Auf Zucker nehmen
Prendere con uno zuccherino

Kein Wasser trinken, auch keine Eiswürfel nehmen
Non bevete acqua, non prendete nemmeno cubetti di ghiaccio

Einmal/mehrmals täglich dünn/dick auftragen
Applicare uno strato spesso/sottile una volta/più volte al giorno

Bettruhe
Restare a letto

Badeverbot
Divieto di fare il bagno durante

Verbot von Alkohol/Kaffee
Niente alcool/caffè

Vermeiden von direkter Sonneneinstrahlung
Eviti di esporsi al sole

Vermeiden von fetten/blähenden/gebratenen Speisen
Eviti i cibi grassi/fritti/che provocano flatulenza

Hinweise für den Arzt
Informazioni per il medico

Schlaganfall
Colpo apoplettico

Herzinfarkt
Infarto cardiaco

Asthma
Asma

Heuschnupfen
Raffreddore da fieno

Lungen- oder Rippenfellentzündung
Pneumonia o pleurite

Hoher/niedriger Blutdruck
Ipertensione/ipotensione

Magen- oder Zwölffingerdarmgeschwüre
Ulcere gastriche o duodenali

Diabetes (Zuckerkrankheit)
Diabete

Gelbsucht oder Lebererkrankungen
Itterizia o malattie del fegato

Gallensteine
Calcoli biliari

Nierensteine
Calcoli renali

Thrombose, Venenentzündung oder Embolien
Trombosi, flebite o embolie

Fragen des Arztes
Domande del medico

Sind Sie erkältet
E' raffreddato (a)

Schmerzen Ihre Glieder
Le estremità le fanno male

Haben Sie Fieber
Ha febbre

Schlafen Sie schlecht oder schlafen Sie schlecht ein
Dorme male / si addormenta difficilmente

Haben Sie Schwindelanfälle / Ohnmachtsanfälle
Ha dei vertigini / degli svenimenti

Leiden Sie an Kopfschmerzen
Soffre di mal di testa

Haben Sie Augenschmerzen
Gli occhi le fanno male

Haben Sie Schmerzen in einem oder beiden Ohren
Ha dolori in un orecchio o in ambedue le orecchie

Husten Sie Blut
Sputa sangue

Leiden Sie an Unbehagen, Druckgefühl oder Schmerzen in der Brust
Soffre di malessere, di oppressione o di dolori al petto

Empfinden Sie Schmerzen hinter dem Brustbein
Sente dolori dietro lo sterno

Verstärken sich die Beschwerden bei Anstrengungen
Quei dolori aumentano con la fatica

Leiden Sie unter Herzbeschwerden oder -schmerzen
Soffre di disturbi o dolori cardiaci

Haben Sie Beschwerden oder Unwohlsein vor, während oder nach dem Essen
Sente disturbi o malessere prima del pasto / durante il pasto / dopo il pasto

Haben Sie Beschwerden nach dem Genuß fetter Speisen
Sente disturbi dopo il consumo di cibi grassi

Haben Sie oft Sodbrennen
Ha spesso il bruciore di stomaco

Haben Sie häufig Brechreiz oder Erbrechen
Ha spesso il conato di vomito o il vomito

Haben Sie Schmerzen in der Magengrube
Ha dolori alla fossetta epigastrica

Haben Sie Schmerzen im rechten Oberbauch
Ha dolori all' alto ventre destro

Haben Sie Schmerzen im Bereich des Unterbauches
Ha dolori al basso ventre

Haben Sie Beschwerden beim Stuhlgang (Verstopfung, Durchfall)
Ha delle difficoltà per la defecazione (costipazione, diarrea)

Haben Sie Blut im Stuhl, hellrot, dunkel
Ha del sangue nelle feci, di un rosso chiaro / scuro

Haben Sie Schmerzen in der Nierengegend
Ha dolori nella regione renale

Haben Sie Beschwerden oder Veränderungen im Zusammenhang mit dem Wasserlassen
Ha delle difficoltà o delle alterazioni rispetto all'evacuazione d' orina

Haben Sie Absonderungen aus dem Glied
Ha delle secrezioni del pene

Sind Beschwerden, Unregelmäßigkeiten oder Veränderungen im Zusammenhang mit der Regelblutung aufgetreten
Ha dei disturbi, delle irregularità o delle alterazioni in rapporto alla mestruazione

Allergien gegen:
Allergie contro:

Eiweiße, Eier, Milch, Fisch u. a. Nahrungsmittel
Le proteine, le uova, il latte, il pesce e altri alimenti

Arzneimittel
Medicamenti

Staub von Betten, von Blüten, Hausstaub
Polvere di letti, di pollini, polvere domestica

Röntgen-Kontrastmittel
Sostanze di contrasto utilizzate in radiologia

Schmerzen
Dolori

Kopfschmerzen
Il mal di testa

(starke) Zahnschmerzen
Mal (forte) di denti

Magenschmerzen
Il mal di stomaco

Gallenschmerzen
Il mal di bile

Bauchschmerzen
Il mal del basso ventre

Verdauung
Digestione

Durchfall
La diarrea

Verstopfung
La costipazione

Blähungen
La flatulenza

Völlegefühl
La sensazione di pesantezza allo stomaco

Zur besseren Verdauung
Per una migliore digestione

Sodbrennen
Pirosi/bruciore di stomaco

Magendrücken
La pesantezza di stomaco

Erkältung
Raffreddore

Einen grippalen Infekt
Un infetto influenzale

Husten
La tosse

Halsschmerzen
Il mal di gola

Schnupfen
Il raffreddore

Ohrenschmerzen
Il dolore agli orecchi/l'otalgia

Verletzungen
Ferite

Ein Fläschchen Sepso-Tinktur
Una boccetta di tintura antisettica

Eine Heilsalbe gegen Schürf-, Schnitt- und Platzwunden
Una pomata contro scalfittura/ferita da taglio/piaga

Eine Salbe für Brandwunden
Un unguento contro l'ustione

Ein Einreibemittel gegen Verstauchung / Prellung / Zerrung / blaue Flecken
Un linimento contro la slogatura/la contusione/lo strappo/i lividi

Eine Salbe gegen Insektenstiche
Una pomata contro le punture di insetti

Eine Salbe/Lösung/Puder gegen Sonnenbrand
Un unguento/una soluzione/una polvere contro l'ustione solare

Eine Rolle Leukoplast Leukosilk (wasserfest)
Un rotolo di cerotto adesivo (resistente all'acqua)

Eine Packung Wundpflasterabschnitte
Un pacchetto di cerotti assortiti

Eine Rolle Verbandstoff
Un rotolo di gazza

Eine Packung Verbandswatte
Un pacco di cotone idrofilo

Eine Elastik-Binde
Una benda elastica

MEDIZINISCHE BEGRIFFE

DEUTSCH/ JAPANISCH
(Umschrift)

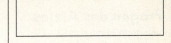

Ratschläge
Jogen

Das nächste Krankenhaus ist in
Kono chikaku no byōin wa

Der nächste Arzt ist in
Kono chikaku no isha wa

Die Telefonnummer des Krankenwagens
Kyūkyūsha no denwa bango

Sie müssen zum Arzt
Anata wa isha ni ikanakereba narimasen

Einnahme des Präparates
Kusuri o nomu

Vor/nach/zum Essen
Shokuzen/shokuchū/shokugo

Bei Bedarf bei Beschwerden/Schmerzen
Hitsuyō na toki/itamu toki

Im Mund zergehen lassen/zerkauen/unzerkaut schlucken
Kuchi no naka de tokashite/kamikudaite/kamikudakanaide nomikomu

Auf Zucker nehmen
Kaku zato no ue ni otoshite, nomikomu

In Wasser auflösen und trinken
Mizu ni toite, nomu

Kein Wasser trinken
Mizu o nomanai

Mehrmals täglich dick/dünn auftragen
Ichi-nichi ni sūkai atsuku/usuku nuru

Bettruhe
Ansei ni nete iru

Badeverbot
Nyūyoku kinshi

Verbot von Alkohol/Kaffee
Kinshu/kohi no kinshi

Vermeiden von Sonneneinstrahlung
Chokusha nikko o sakeru

Vermeiden von fetten/blähenden/gebratenen Speisen
Aburakoi shokuji/i ni motareru mono/itame mono o sakeru

Hinweise für den Arzt
Isha e no shiji-shikō

Schlaganfall
Sotchū

Herzinfarkt
Shinkin-kōsoku

Asthma
Zensoku

Heuschnupfen
Kafunshō

Lungen- oder Rippenfellentzündung
Haien/rokumakuen

Hoher/niedriger Blutdruck
Kōketsuatsu/teketsuatsu

Magengeschwüre
I-kaiyō

Diabetes (Zuckerkrankheit)
Tōnyō-byō

Gelbsucht/Lebererkrankung
Ōdan/kanzō-byō

Gallensteine
Tanseki

Nierensteine
Jinseki

Thrombose, Venenentzündung, Embolien

Kessensho / seimyakuen / jōmyakuen

Fragen des Arztes
Isha no shitsumon-shikō

Sind Sie erkältet
Kaze o hikimashita ka

Schmerzen Ihre Glieder
Teashi ga itamimasu ka

Haben Sie Fieber
Netsu ga arimasu ka

Schlafen Sie schlecht
Yoku nemuremasen desu ka

Haben Sie Schwindel- oder Ohnmachtsanfälle
Memai ga shimasu ka / kizetsu o suru koto ga arimasu ka

Leiden Sie an Kopfschmerzen
Atama ga itamimasu ka

Haben Sie bei Kopfschmerzen Brechreiz oder müssen Sie sich erbrechen
Sutsu ga suru toki ni hakike o moyō shimasu ka / hakimashita ka

Haben Sie Augenschmerzen
Me ga itamimasu ka

Haben Sie Ohrenschmerzen
Mimi ga itamimasu ka

Husten Sie Blut
Seki ni chi ga massatte imasu ka

Leiden Sie an Atemnot
Kokyū-shōgai arimasu ka

Haben Sie Unbehagen, Druckgefühl oder Schmerzen in der Brust
Mune no fukaikan / appakukan aruiwa itami ga arimasu ka

Haben Sie Schmerzen hinter dem Brustbein
Kyōkotsu no urugawa ni itami ga arimasu ka

Verstärken sich die Schmerzen bei Anstrengungen
Tsukarete kuru to itami ga mashimasu ka

Haben Sie Herzschmerzen
Shinzō ga itamimasu ka

Haben Sie Beschwerden / Unwohlsein vor, während oder nach dem Essen
Shokuzen / shokujichū / shokugo ni kibun ga waruku naru koto ga arimasu ka

Haben Sie Beschwerden nach dem Genuß fetter Speisen
Aburakoi shokuji no ato kibun ga waruku naru koto ga arimasu ka

Haben Sie Sodbrennen
Muneyake shimasu ka

Haben Sie Brechreiz oder Erbrechen
Hakike ka ōto shimasu ka

Haben Sie Schmerzen in der Magengegend
I no mawari ga itamimasu ka

Haben Sie Schmerzen im rechten Oberbauch
Migi ue no o-naka ga itamimasu ka

Haben Sie Schmerzen im Unterbauch
Shitabara ga itamimasu ka

Haben Sie Beschwerden beim Stuhlgang (Verstopfung, Durchfall)
Tsūben ni mondai ga arimasu ka (benpi, geri)

Haben Sie Blut im Stuhl, hellrot, dunkel
Ben ni chi ga massatte imasu ka akarui akairo / akakuroiro

Haben Sie Schmerzen in der Nierengegend
Jinzō no atari ni itami ga arimasu ka

Haben Sie Beschwerden beim Wasserlassen
Hainyō no toki ni itami ga arimasu ka

Haben Sie Absonderungen aus dem Glied
Inkei kara bunpibutsu ga arimasu ka

Sind Unregelmäßigkeiten bei der Regelblutung aufgetreten
Seiri shukketsu ga fukisoku desu ka

Allergien
Aregugi

Gegen Milcheiweiß, Milch, Fisch u.ä.
Tampaku / miruku / sakana ni taisuru (arerugi)

Gegen Arzneimittel
Kusuri ni tai suru (arerugi)

Gegen Staub von Betten, Blüten u.ä.
Betto no hokori / kafun ni tai suru (arerugi)

Gegen Röntgenkontrastmittel
Rentogen yo zōenzai ni taisuru (arerugi)

Schmerzen
Itami

Kopfschmerzen
Atama-zutsū

(starke) Zahnschmerzen
Haita / ha ga tsuyoku itai desu

Magenschmerzen
Itsū, haraita

Gallenschmerzen
Tanjū no itami

Bauchschmerzen
Fukutsū

Verdauung
Shōka

Durchfall
Geri

Verstopfung
Benpi

Blähungen
Chōnai-gazu

Völlegefühl
I no appakukan

Zur besseren Verdauung
Shōka no kusuri

Sodbrennen
Muneyake

Magendrücken
Haraita

Erkältung
Kaze

Grippaler Infekt
Ryūkōsei-kanbō, ryūkan, infuruenza

Husten
Seki

Halsschmerzen
Nodo no itami

Schnupfen
Hanakaze

Ohrenschmerzen
Mimi-ita

Verletzungen
Kega

Ein Fläschchen Tinktur
Yōdochinki

Eine Heilsalbe gegen Schürf-, Platz- und Schnittwunden
Surikizu / sakekizu / kirikizu no nurigusuri

Ein Einreibemittel gegen Verstauchungen / Prellungen / Zerrungen / blaue Flecke
Nenza / sasshō / kujiki / aoi aza no nurigusuri

Eine Salbe gegen Insektenstiche
Mushi-sasare no kusuri

Salbe / Puder gegen Sonnenbrand
Hiyake no hōtai

Ein Leukoplastpflaster
Bansōkō

Eine Packung Wundpflaster
Ōkyū-teate-yōhin

Eine Rolle Verbandsstoff
Gaze-hōtai

Eine Packung Verbandwatte
Wara / dasshimen

Eine Elastikbinde
Gomu-hōtai

MEDIZINISCHE BEGRIFFE

DEUTSCH/ KOREANISCH
(Umschrift)

Ratschläge
Tchungo

Das nächste Krankenhaus ist in
Gaggaum Byungwon un

Der nächste Arzt ist in
Gaggaum yisa nun

Die Telefonnummer des Krankenwagens
Byungwon oi junwha Bunho nun

Sie müssen zum Arzt
Dangsinun yisa ege gaya-hamnida

Einnahme des Präparates
Yak ut du sibsiyo

vor / nach / zum Essen
Siksa jun / Siksahu / Siksahago hamkke

Bei Bedarf / bei Beschwerden / Schmerzen
Apungot-e-ddaraso

Im Mund zergehen lassen / zerkauen / unzerkaut schlucken
Ib-an-e so Nokyio samkinda / Kkemul-o-so samkinda / kkemulji mal go sam kinda

Auf Zucker nehmen
Sultang-e-dugo bokyong

In Wasser auflösen und trinken
Mul-e-Taso nokumyun Masibsiyo

Kein Wasser trinken
Mul ul An Masioya ham nida

Mehrmals täglich dick / dünn auftragen
Harue yorobondutopke / yalbke-barumnia

Bettruhe
Tschimde e nuoso Anyong

Badeverbot
Mokyok kiymshi

Verbot von Alkohol / Kaffee
Sul / kofi kiym shi

Vermeiden von Sonneneinstrahlung
Hetbyot ul pihasibsiyo

Vermeiden von fetten / blähenden / gebratenen Speisen
Girumkki manun umsik / Gastchanun umsik / Tuigyin umsik ul pihasibsiyo

Hinweise für den Arzt
Yisa-yi-jisi

Schlaganfall
Jungpung

Herzinfarkt
Simjhang Gunkyungsaek

Asthma
Asma

Heuschnupfen
Geon tcho yul

Lungen- oder Rippenfellentzündung
Pye-Nukmakyum

Hoher / niedriger Blutdruck
Kohyulab / Johyulab

Magengeschwüre
Uiyjongyang

Diabetes (Zuckerkrankheit)
Dangnyo Byung

Gelbsucht / Lebererkrankung
Whangdal / Gan yeom

Gallensteine
Damsuk

Nierensteine
Sin jhang suk

Thrombose, Venenentzündung, Embolien
Jungmek hun, Jungmek yeom, Emboli

Fragen des Arztes
Yisa-yi Murum

Sind Sie erkältet
Dangsinun Gamgi e Gol yut sumnika

Schmerzen Ihre Glieder
Onmomi apumnika

Haben Sie Fieber
Dangsin un yul i itsubnika

Schlafen Sie schlecht
Dangsin un Jam ul Jalmot jabnika

Haben Sie Schwindel- oder Ohnmachtsanfälle
Dangsin un Ojiroun Hyungijung e ssul-o-jimnika

Leiden Sie an Kopfschmerzen
Dangsin un Mori ga apumnika

Haben Sie bei Kopfschmerzen Brechreiz oder müssen Sie sich erbrechen
Moriga apultte Gutojung i Naiogo hamnika - ddo nun Guto rul haeya hamnika

Haben Sie Augenschmerzen
Dang sin un Nun-i-apumnika

Haben Sie Ohrenschmerzen
Dangsinun Kyi ga apumnika

Husten Sie Blut
Gytchim hal ddae pi ga naomnika

Leiden Sie an Atemnot
Dang sin un sum suigy-ga bulpyun hamnika

Haben Sie Unbehagen, Druckgefühl oder Schmerzen in der Brust
Dang sinun Buran hago jyitnulrunun Nukkym

Haben Sie Schmerzen hinter dem Brustbein
Dang sin un Abgasum mitega apumnika

Verstärken sich die Schmerzen bei Anstrengungen
Dang sinun Himdunun il ul hal tte Apum-i-dohamnika

Haben Sie Herzschmerzen
Dang sin nun Simjhang- i- apumnika

Haben Sie Beschwerden/Unwohlsein vor, während oder nach dem Essen
Dangsin un siksa-jun / siksahaltte / Siksahu / e bulpyun hamnika

Haben Sie Beschwerden nach dem Genuß fetter Speisen
Dangsin un chulgobke Girumkki Manun Umsik ul siksa han hue bulpyun hamnika

Haben Sie Sodbrennen
Dangsin nun Sok-i-ssurimnika

Haben Sie Brechreiz oder Erbrechen
Dangsin un Gutojung-i-itsubnika ttonun Guto rul hamnika

Haben Sie Schmerzen in der Magengegend
Dangsin un Uyi bugun e Apum ul nukkymnika

Haben Sie Schmerzen im rechten Oberbauch
Dangsin un Oruntchok uit Bega apumnika

Haben Sie Schmerzen im Unterbauch
Dangsinun Aret Bega apumnika

Haben Sie Beschwerden beim Stuhlgang (Verstopfung, Durchfall)
Dangsin un Debyun bolte apumnika (Byunbi / Sulsa)

Haben Sie Blut im Stuhl, hellrot, dunkel
Dangsinun Debyun e piga boimnika sebbalgansek, jitungumbulgunsek

Haben Sie Schmerzen in der Nierengegend
Dangsin un Sinyhang bugun e apum ul nukkymnika

Haben Sie Beschwerden beim Wasserlassen
Dangsin un Sobyun boltte apumnika

Haben Sie Absonderungen aus dem Glied
Dangsin un Sagyi e isanghan got sul nukkymnika

Sind Unregelmäßigkeiten bei der Regelblutung aufgetreten
Dangsin un bulgiutchik han Mens rul habnika

Allergien
Dudurogi

Gegen Eiweiß, Milch, Fisch u.ä.
Hinjagyil / uyu / Saengsun e so onun - Dudurogi

Gegen Arzneimittel
Yakmul e so onun Dudurogi

Gegen Staub von Betten, Blüten u.ä.
Tchirnde-yi-Mongyi / Ggot garu e so onun Dudurogi

Gegen Röntgenkontrastmittel
Bangsasun Tusa yakmul e so onun Dudurogi

Schmerzen
Apum

Kopfschmerzen
Mori ga apum (Dutong)

(starke) Zahnschmerzen
J-ga apum (Tchitong)

Magenschmerzen
Uyi ga apum (Uyitong)

Gallenschmerzen
Damnangi apum (Damnang tong)

Bauchschmerzen
Be ga apum (Boktong)

Verdauung
Sohwa

Durchfall
Sulsa

Verstopfung
Byunbi

Blähungen
Gas ga tchanun nukkym

Völlegefühl
Be ga burun nukkym

Zur besseren Verdauung
Sohwajunga (Sohwatchoksin)

Sodbrennen
Uyi ga ssuirimnida (Sokgi ssuirimnida)

Magendrücken
Uyi rul nuronunkam (Uyi abjung)

Erkältung
Gamgi

Grippaler Infekt
Mom sal gamgi(Enfluenja)

Husten
Gitchim

Halsschmerzen
Mok i apum

Schnupfen
Kogamgi

Ohrenschmerzen
Gyi ga apum

Verletzungen
Busang

Ein Fläschchen Tinktur
Jodochingi han Byung

Eine Heilsalbe gegen Schürf-, Platz- und Schnittwunden
Garabutchin sangtcho / Haeoshin Sangtchojhari / kkunoshin sangtcho / e barunun yeongo

Ein Einreibemittel gegen Verstauchungen/Prellungen/Zerrungen/blaue Flecken
Busang Talgu / Tchungdol Bujong / Gunyuk hyul abtong / Busangulhyul (purun Myong i dungot) e barunun yakmul

Eine Salbe gegen Insektenstiche
Gisengtchung e mulinde barunun yeongo

Salbe/Puder gegen Sonnenbrand
Ilkwang yeom e barunun yeongo / Bun

Ein Leukoplastpflaster
Bantchango hana

Eine Packung Wundpflaster
Tesabantchango han Sangza

Eine Rolle Verbandsstoff
Gaze-Myun han Tong

Eine Packung Verbandswatte
Yaksom han sangza

Eine Elastikbinde
Abbak Bungde hana (Gomu Bungde hana)

MEDIZINISCHE BEGRIFFE

DEUTSCH/ NIEDERLÄNDISCH

Ratschläge
Raadgevingen

Das nächste Krankenhaus ist in
Het dichtstbijzijnde ziekenhuis is in

Der nächste Arzt ist in
De dichtstbijzijnde dokter is in

Die Telefonnummer des Krankenwagens
Het telefoonnummer van de ziekenwagen

Sie müssen zum Arzt
U moet naar de dokter

Einnahme des Präparates
U moet het preparaat innemen

Vor/nach/zum Essen
Vóór/na/tijdens het eten

Bei Bedarf bei Beschwerden/ Schmerzen
Indien nodig bij klachten/pijn

Im Mund zergehen lassen/ zerkauen/unzerkaut schlucken
In uw mond laten smelten/ kauwen/ ongekauwd doorslikken

Auf Zucker nehmen
Op suiker innemen

In Wasser auflösen und trinken
In water oplossen en drinken

Kein Wasser trinken
Geen water drinken

Mehrmals täglich dick/dünn auftragen
Meermalen dagelijks dik/dun opsmeren

Bettruhe
Bedrust

Badeverbot
Verboden te baden

Verbot von Alkohol/Kaffee
Alkohol/koffie verboden

Vermeiden von Sonneneinstrahlung
Zonnestralen vermijden

Vermeiden von fetten/ blähenden/gebratenen Speisen
Vette/opgeblazen gevoel veroorzakende/gebraden spijzen vermijden

Hinweise für den Arzt
Aanwijzingen voor de geneesheer

Schlaganfall
Beroerte

Herzinfarkt
Hartinfarkt

Asthma
Asthma

Heuschnupfen
Hooikoorts

Lungen- oder Rippenfellentzündung
Longontsteking of pleuritis

Hoher/niedriger Blutdruck
Hoge/lage bloeddruk

Magengeschwüre
Maagzweren

Diabetes (Zuckerkrankheit)
Diabetes (siukerziekte)

Gelbsucht/Lebererkrankung
Geelzucht/leveraandoening

Gallensteine
Galstenen

Nierensteine
Nierstenen

Thrombose, Venenentzündung, Embolien
Thrombose, aderontsteking, emboliën

Fragen des Arztes
Vragen van de dokter

Sind Sie erkältet
Bent u verkouden

Schmerzen Ihre Glieder
Heeft u pijn in uw ledematen

Haben Sie Fieber
Heeft u koorts

Schlafen Sie schlecht
Slaapt u slecht

Haben Sie Schwindel- oder Ohnmachtsanfälle
Heeft u aanvallen van duizeligheid of bewusteloosheid

Leiden Sie an Kopfschmerzen
Lijdt u aan hoofdpijn

Haben Sie bei Kopfschmerzen Brechreiz oder müssen Sie sich erbrechen
Heeft u bij hoofdpijn braakneiging of moet u braken

Haben Sie Augenschmerzen
Heeft u oogpijn

Haben Sie Ohrenschmerzen
Heeft u oorpijn

Husten Sie Blut
Geeft u bij het hoesten bloed op

Leiden Sie an Atemnot
Bent u kortademig

Haben Sie Unbehagen, Druckgefühl oder Schmerzen in der Brust
Heeft u een onbehaaglijk gevoel, een drukkend gevoel of pijn in uw borst

Haben Sie Schmerzen hinter dem Brustbein
Heeft u pijn achter uw borstbeen

Verstärken sich die Schmerzen bei Anstrengungen
Worden de pijnen bij inspanning heviger

Haben Sie Herzschmerzen
Heeft u pijn in uw hart

Haben Sie Beschwerden/Unwohlsein vor, während oder nach dem Essen
Heeft u klachten/voelt u zich onwel vóór, tijdens of na het eten

Haben Sie Beschwerden nach dem Genuß fetter Speisen
Heeft u klachten na het nuttigen van vette spijzen

Haben Sie Sodbrennen
Heeft u last van brandend maagzuur

Haben Sie Brechreiz oder Erbrechen
Heeft u braakneiging of moet u braken

Haben Sie Schmerzen in der Magengegend
Heeft u pijn in de maagstreek

Haben Sie Schmerzen im rechten Oberbauch
Heeft u pijn rechts boven in uw buik

Haben Sie Schmerzen im Unterbauch
Heft u pijn in uw onderbuik

Haben Sie Beschwerden beim Stuhlgang (Verstopfung, Durchfall)
Heeft u klachten bij de stoelgang (verstopping, diarree)

Haben Sie Blut im Stuhl, hellrot, dunkel
Heeft u bloed in uw stoelgang, lichtrood, donker

Haben Sie Schmerzen in der Nierengegend
Heeft u pijn in de nierstreek

Haben Sie Beschwerden beim Wasserlassen
Heeft u klachten bij het urineren

Haben Sie Absonderungen aus dem Glied
Heeft u afscheidingen uit uw penis

Sind Unregelmäßigkeiten bei der Regelblutung aufgetreten
Zijn er bij de menstruatie onregelmatigheden opgetreden

Allergien
Allergieën

Gegen Milcheiweiß, Milch, Fisch u.ä.
Tegen eiwit, melk, vis e.d.

Gegen Arzneimittel
Tegen medikamenten

Gegen Staub von Betten, Blüten u.ä.
Tegen stof van bedden, stuifmeel e.d.

Gegen Röntgenkontrastmittel
Tegen röntgenkontrastmiddel

Schmerzen
Pijnen

Kopfschmerzen
Hoofdpijn

(starke) Zahnschmerzen
(hevige) kiespijn

Magenschmerzen
Maagpijn

Gallenschmerzen
Pijn in de galblaas

Bauchschmerzen
Buikpijn

Verdauung
Spijsvertering

Durchfall
Diarree

Verstopfung
Verstopping

Blähungen
Darmgassen

Völlegefühl
Vol gevoel

Zur besseren Verdauung
Voor betere spijsvertering

Sodbrennen
Maagzuur

Magendrücken
Druk op de maag

Erkältung
Verkoudheid

Grippaler Infekt
Griep

Husten
Hoest

Halsschmerzen
Keelpijn

Schnupfen
Neusverkoudheid

Ohrenschmerzen
Oorpijn

Verletzungen
Verwondingen

Ein Fläschchen Tinktur
Een flesje tinktuur

Eine Heilsalbe gegen Schürf-, Platz- und Schnittwunden
Een zalf tegen schaaf-, kneus- en snijwonden

Ein Einreibemittel gegen Verstauchungen/Prellungen/Zerrungen/blaue Flecke
Een smeersel tegen verstuiking/kneuzing/verrekking/blauwe plekken

Eine Salbe gegen Insektenstiche
Zalf tegen insektenbeten en -steken

Salbe/Puder gegen Sonnenbrand
Zalf/poeder tegen zonnebrand

Ein Leukoplastpflaster
Een leukoplastpleister

Eine Packung Wundpflaster
Een pakje wondpleister

Eine Rolle Verbandsstoff
Een rolletje verbandstof

Eine Packung Verbandwatte
Een pak verbandwatten

Eine Elastikbinde
Een elastisch verband

MEDIZINISCHE BEGRIFFE

DEUTSCH/ NORWEGISCH

Ratschläge
Radslag

Das nächste Krankenhaus ist in
Det naermeste sykehus er i

Der nächste Arzt ist in
Den naermeste lege er i

Die Telefonnummer des Krankenwagens
Sykebilens telefonnummer

Sie müssen zum Arzt
De må til lege

Einnahme des Präparates
Inntak av preparatet

Vor/nach/zum Essen
For/etter/til maltidet

Bei Bedarf, bei Beschwerden/Schmerzen
Ved behov ved besvaer/smerter

Im Mund zergehen lassen/zerkauen/unzerkaut schlucken
Opploses langsomt i munnen/tygges/svelges hele

Auf Zucker nehmen
Taes pa sukker

In Wasser auflösen und trinken
Losesopp i vann og drikkes

Kein Wasser trinken
Drikk ikke vann

Mehrmals täglich dick/dünn auftragen
Smores tykkt/tynnt på flere ganger om dagen

Bettruhe
Sengero

Badeverbot
Badeforbud

Verbot von Alkohol/Kaffee
Forbud mot alkohol/kaffe

Vermeiden von Sonneneinstrahlung
Unnga direkte solstraler

Vermeiden von fetten/blähenden/gebratenen Speisen
Unnga fete/gassdannende/stekte matvarer

Hinweise für den Arzt
Henvisning for legen

Schlaganfall
Slaganfall

Herzinfarkt
Hjerteinfarkt

Asthma
Astma

Heuschnupfen
Hoysnue

Lungen- oder Rippenfellentzündung
Lunghinnebetennelse eller lungesekkbetennelse

Hoher/niedriger Blutdruck
Hoyt/lavt blodtrykk

Magengeschwüre
Magesar

Diabetes (Zuckerkrankheit)
Diabetes (sukkersyke)

Gelbsucht/Lebererkrankung
Gulsott (leversykdom)

Gallensteine
Gallesteiner

Nierensteine
Nyresteiner

Thrombose, Venenentzündung, Embolien
Trombose, venebetennelse, emboli

Fragen des Arztes
Legens sporsmal

Sind Sie erkältet
Er De forkjolet

Schmerzen Ihre Glieder
Har De smerter i leddene (lemene)

Haben Sie Fieber
Har De feber

Schlafen Sie schlecht
Sover De darlig

Haben Sie Schwindel- oder Ohnmachtsanfälle
Har De svimmelhets- eller besvimelsesanfall

Leiden Sie an Kopfschmerzen
Lider De av hodepine

Haben Sie bei Kopfschmerzen Brechreiz oder müssen Sie sich erbrechen
Har De ved hodepine brekningsfornemmelser eller ma De breke Dem

Haben Sie Augenschmerzen
Har De oyesmerter

Haben Sie Ohrenschmerzen
Har De oresmerter

Husten Sie Blut
Hoster De blod

Leiden Sie an Atemnot
Lider De av luftnod

Haben Sie Unbehagen, Druckgefühl oder Schmerzen in der Brust
Har De ubehagelighet, trykkfolelse eller smerter i brystet

Haben Sie Schmerzen hinter dem Brustbein
Har De smerter bak brystbenet

Verstärken sich die Schmerzen bei Anstrengungen
Blir smertene sterkere ved anstrengelse

Haben Sie Herzschmerzen
Har De hjertesmerter

Haben Sie Beschwerden/Unwohlsein vor, während oder nach dem Essen
Har De besvaer/uvell for, ved eller etter maltidet

Haben Sie Beschwerden nach dem Genuß fetter Speisen
Har De besvaer etter nytelse av fet mat

Haben Sie Sodbrennen
Har De halsbrann

Haben Sie Brechreiz oder Erbrechen
Har De brekningsfornemmelser eller brekninger?

Haben Sie Schmerzen in der Magengegend
Har De smerter i maveregionen

Haben Sie Schmerzen im rechten Oberbauch
Har De smerter i hoyre ovre del av maven

Haben Sie Schmerzen im Unterbauch
Har De smerter i underste del av maven

Haben Sie Beschwerden beim Stuhlgang (Verstopfung, Durchfall)
Har De besvaer ved avforing (vorstoppelse, diaré)

Haben Sie Blut im Stuhl, hellrot, dunkel
Har De blod i avforingen, lysrod, morkt

Haben Sie Schmerzen in der Nierengegend
Har De smerter i nyreomrade

Haben Sie Beschwerden beim Wasserlassen
Har De besvaer ved vannlating

Haben Sie Absonderungen aus dem Glied
Har De avsondring fra penisen

Sind Unregelmäßigkeiten bei der Regelblutung aufgetreten
Har De uregelmesigheter med menstruasjonen

Allergien
Allergier

Gegen Eiweiß, Milch, Fisch u.ä.
Mot eggehvitte, melk, fisk u.s.w.

Gegen Arzneimittel
Mot medikamenter

Gegen Staub von Betten, Blüten u.ä.
Mot stov fra sengetoy, blomster

Gegen Röntgenkontrastmittel
Mot rontgenkontrastmidler

Schmerzen
Smerter

Kopfschmerzen
Hodepine

(starke) Zahnschmerzen
(sterk) tannwerk

Magenschmerzen
Magesmerter

Gallenschmerzen
Gallesmerter

Bauchschmerzen
Buksmerter

Verdauung
Vordoyelse

Durchfall
Diaré (mavesyke)

Verstopfung
Vorstoppelse

Blähungen
Gassdannelse

Völlegefühl
Fullhetsfolelse i maven

Zur besseren Verdauung
Til bedre fordojelse

Sodbrennen
Halsbrann

Magendrücken
Mavetrykk

Erkältung
Forkjolelse

Grippaler Infekt
Influensa

Husten
Hoste

Halsschmerzen
Halssmerter

Schnupfen
Snue

Ohrenschmerzen
Oresmerter

Verletzungen
Skader

Ein Fläschchen Tinktur
En liten flaske tinktur

Eine Heilsalbe gegen Schürf-, Platz- und Schnittwunden
En laegende salve mot skrubb-, apne- og kuttsar

Ein Einreibmittel gegen Verstauchungen/Prellungen/Zerrungen/blaue Flecken
En middel til a smore pa mot vorstuinger/kveste/ser/forstrekkelser/bla flekker

Eine Salbe gegen Insektenstiche
En salve mot insektstikk

Salbe/Puder gegen Sonnenbrand
Salve/puder mot solbrann

Ein Leukoplastpflaster
En Leukoplast-Plaster

Eine Packung Wundpflaster
En pakke sarplaster

Eine Rolle Verbandsstoff
En rull gasbind

Eine Packung Verbandswatte
En pakke vorbindingsvatt

Eine Elastikbinde
En elastikbind

MEDIZINISCHE BEGRIFFE

DEUTSCH/ PORTUGIESISCH

Ratschläge
Conselhos

Das nächste Krankenhaus ist in
O próximo hospital está em

Der nächste Arzt ist in
O próximo médico encontra-se em

Die Telefonnummer des Krankenwagens:
O número da ambulância:

Sie müssen zum Arzt
Tem que consultar um médico

Einnahme des Präparates
Como tomar o medicamento

Vor/nach/zum Essen
Antes/depois/durante a refeição

Bei Bedarf, bei Beschwerden/ Schmerzen
Quando for necessário, em caso de dores/queixas

Im Mund zergehen lassen/ zerkauen/unzerkaut schlucken
Deixar dissolver na boca/ mastigar/avalar sem mastigar

Auf Zucker nehmen
Tomar com açucar

In Wasser auflösen und trinken
Dissolver na água e beber

Kein Wasser trinken
Nao beber água

Mehrmals täglich dick/dünn auftragen
Aplicar de maneira grossa/fina várias vezes por dia

Bettruhe
Tem que guardar a cama

Badeverbot
Interdição de tomar banhos

Verbot von Alkohol/Kaffee
Interdição de tomar alcool/café

Vermeiden von Sonneneinstrahlung
Evitar o sol

Vermeiden von fetten/ blähenden/gebratenen Speisen
Evitar comidas gordas/ flatulentes/fritas

Hinweise für den Arzt
Avisos para o médico

Schlaganfall
Apoplexia

Herzinfarkt
Enfarte do miocárdio

Asthma
Asma

Heuschnupfen
Febre dos fenos

Lungen- oder Rippenfellentzündung
Pneumonia/pleurisia

Hoher/niedriger Blutdruck
Tensao arterial baixa/elevada

Magengeschwüre
U lceras gástricas

Diabetes (Zuckerkrankheit)
Diabete

Gelbsucht/Lebererkrankung
Icterícia/doenças do fígado

Gallensteine
Cálculos biliares

Nierensteine
Cálculos renais

Thrombose, Venenentzündung, Embolien
Trombose, flebite, embolias

67

Fragen des Arztes
Perguntas do médico

Sind Sie erkältet
Está constipado

Schmerzen Ihre Glieder
Tem dores nos membros

Haben Sie Fieber
Está com febre

Schlafen Sie schlecht
Dorme mal

Haben Sie Schwindel- oder Ohnmachtsanfälle
Tem vertigens od desmaios

Leiden Sie an Kopfschmerzen
Sofre de dores de cabeça

Haben Sie bei Kopfschmerzen Brechreiz oder müssen Sie sich erbrechen
Ao ter dores de cabeça, tem enjoos ou tem que vomitar

Haben Sie Augenschmerzen
Tem dores nos olhos

Haben Sie Ohrenschmerzen
Tem dores nas orelhas

Husten Sie Blut
Escarra sangue

Leiden Sie an Atemnot
Tem dispneias

Haben Sie Unbehagen, Druckgefühl oder Schmerzen in der Brust
Tem mal-disposiçao, um sentimento de pressao ou dores no peito

Haben Sie Schmerzen hinter dem Brustbein
Tem dores trás do esterno

Verstärken sich die Schmerzen bei Anstrengungen
As dores, agravam-se ao esforçar-se

Haben Sie Herzschmerzen
Tem dores do coraçao

Haben Sie Beschwerden/Unwohlsein vor, während oder nach dem Essen
Sente-se mal disposto antes, durante ou depois da refeiçao

Haben Sie Beschwerden nach dem Genuß fetter Speisen
Está mal disposto depois de ter comido coisas grossas

Haben Sie Sodbrennen
Tem azias do estômago

Haben Sie Brechreiz oder Erbrechen
Tem enjoos ou vomitos

Haben Sie Schmerzen in der Magengegend
Tem dores na regiao do estômago

Haben Sie Schmerzen im rechten Oberbauch
Tem dores na parte superior direita da barriga

Haben Sie Schmerzen im Unterbauch
Tem dors na parte inferior da barriga

Haben Sie Beschwerden beim Stuhlgang (Verstopfung, Durchfall)
Tem queixas na defacaçao (obstruçao/diarreia)

Haben Sie Blut im Stuhl, hellrot, dunkel
Tem sangre na defecaçao (vermelhoclaro, oscuro)

Haben Sie Schmerzen in der Nierengegend
Tem dores na regiao dos rins

Haben Sie Beschwerden beim Wasserlassen
Tem dores ao urinar

Haben Sie Absonderungen aus dem Glied
Tem secreçoes no pénis

Sind Unregelmäßigkeiten bei der Regelblutung aufgetreten
Tem anormalidades quanto à menstruaçao

Allergien
Alergias

Gegen Eiweiß, Milch, Fisch u.ä.
Contra albuminas, leite, peixe etc.

Gegen Arzneimittel
Contra medicamentos

Gegen Staub von Betten, Blüten u.ä.
Contra a pó de camas, de flores etc.

Gegen Röntgenkontrastmittel
Contra médicamentos de contraste ao fazer radiologias

Schmerzen
Dores

Kopfschmerzen
Dores de cabeça

(starke) Zahnschmerzen
Dores de dentes (fortes)

Magenschmerzen
Dores no estômago

Gallenschmerzen
Dores do bilis

Bauchschmerzen
Dores na barriga

Verdauung
Digestao

Durchfall
Diarreia

Verstopfung
Prisao de ventre

Blähungen
Flatos

Völlegefühl
Sentimento de estar cheio

Zur besseren Verdauung
Mara melhor digestao

Sodbrennen
Acia do estômago

Magendrücken
Tem o estômago apertado

Erkältung
Constipaçao

Grippaler Infekt
Infecçao de gripe

Husten
Tosse

Halsschmerzen
Dores de garganta

Schnupfen
Defluxo

Ohrenschmerzen
Dores nas orelhas

Verletzungen
Feridas

Ein Fläschchen Tinktur
Um frasquinho de tintura

Eine Heilsalbe gegen Schürf-, Platz- und Schnittwunden
Um unguento contra feridos de escoriaçao, feridas estaladas, feridas de incisao

Ein Einreibemittel gegen Verstauchungen/Prellungen/Zerrungen/blaue Flecken
Um unguento contra luxaçoes/contusoes/distensoes/manchas negras

Eine Salbe gegen Insektenstiche
Uma pomada contre mordeduras de insectos

Salbe/Puder gegen Sonnenbrand
Pomada/talco contra queimadura solar

Ein Leukoplastpflaster
Um adesivo

Eine Packung Wundpflaster
Um pacote de penso rápido

Eine Rolle Verbandsstoff
Uma bobina de penso

Eine Packung Verbandswatte
Um pacote de algodao para pensos

Eine Elastikbinde
Um penso elástico

MEDIZINISCHE BEGRIFFE

DEUTSCH/ SCHWEDISCH

Ratschläge
Goda råd

Das nächste Krankenhaus ist in
Närmaste sjukhus/lasarett ligger i

Der nächste Arzt ist in
Närmaste läkarmottagning finns i

Die Telefonnummer des Krankenwagens
Ambulans tel 90 000

Sie müssen zum Arzt
Ni måste uppsöka läkare

Einnahme des Präparates
Medicinering

Vor/nach/zum Essen
Före/efter/till maten

Bei Bedarf bei Beschwerden/ Schmerzen
Vid behov vid värk/smärtor

Im Mund zergehen lassen/ zerkauen/unzerkaut schlucken
Skall smälta i munnen/tuggas/ sväljas hela

Auf Zucker nehmen
Intages på en sockerbit

In Wasser auflösen und trinken
Upplöses i vatten och drickes

Kein Wasser trinken
Drick inget vatten

Mehrmals täglich dick/dünn auftragen
Insmörjes tjockt/tunnt flera gånger dagligen

Bettruhe
Sängläge

Badeverbot
Förbud att bada

Verbot von Alkohol/Kaffee
Förbud att förtära sprit/kaffe

Vermeiden von Sonneneinstrahlung
Undvik direkt solljus

Vermeiden von fetten/ blähenden/gebratenen Speisen
Undvik feta/gasbildande/stekta maträtter

Hinweise für den Arzt
Upplysningar för läkaren

Schlaganfall
Slaganfall

Herzinfarkt
Hjärtinfarkt

Asthma
Astma

Heuschnupfen
Hösnuva

Lungen- oder Rippenfellentzündung
Lung- eller lungsäcksinflammation

Hoher/niedriger Blutdruck
Högt/lågt blodtryck

Magengeschwüre
Magsår

Diabetes (Zuckerkrankheit)
Diabetes (sockersjukdom)

Gelbsucht/Lebererkrankung
Gulsot/leversjukdom

Gallensteine
Gallstenar

Nierensteine
Njurstenar

Thrombose, Venenentzündung, Embolien
Trombos, flebit, emboli

Fragen des Arztes
Läkarens frågor

Sind Sie erkältet
Är Ni förkyld

Schmerzen Ihre Glieder
Har Ni ont/värk i lederna

Haben Sie Fieber
Har Ni feber

Schlafen Sie schlecht
Sover Ni dårligt

Haben Sie Schwindel- oder Ohnmachtsanfälle
Har Ni yrsel eller svimningsanfall

Leiden Sie an Kopfschmerzen
Lider Ni av huvudvärk

Haben Sie bei Kopfschmerzen Brechreiz oder müssen Sie sich erbrechen
Har Ni kväljningar i samband med huvudvärk eller måste Ni kasta upp

Haben Sie Augenschmerzen
Har Ni ont i ögonen

Haben Sie Ohrenschmerzen
Har Ni ont i öronen

Husten Sie Blut
Hostar Ni blod

Leiden Sie an Atemnot
Lider Ni av andningsnöd

Haben Sie Unbehagen, Druckgefühl oder Schmerzen in der Brust
Känner Ni obehag, en tryckkänsla eller smärtor i bröstet

Haben Sie Schmerzen hinter dem Brustbein
Har Ni ont bakom bröstbenet

Verstärken sich die Schmerzen bei Anstrengungen
Förstärks smärtan vid ansträngning

Haben Sie Herzschmerzen
Har Ni hjärtbesvär

Haben Sie Beschwerden/Unwohlsein vor, während oder nach dem Essen
Har Ni ont/mår Ni dåligt före, under eller efter maten

Haben Sie Beschwerden nach dem Genuß fetter Speisen
Har Ni dåligt efter feta maträtter

Haben Sie Sodbrennen
Har Ni halsbränna

Haben Sie Brechreiz oder Erbrechen
Har Ni kväljningar eller kräkningar

Haben Sie Schmerzen in der Magengegend
Har Ni ont i magen resp. underlivet

Haben Sie Schmerzen im rechten Oberbauch
Har Ni ont i högra övre delen av buken

Haben Sie Schmerzen im Unterbauch
Har Ni ont i underlivet (Nedre buken)

Haben Sie Beschwerden beim Stuhlgang (Verstopfung, Durchfall)
Har Ni besvär med avföringen (förstoppning, diarré)

Haben Sie Blut im Stuhl, hellrot, dunkel
Har Ni blod i avföringen, ljusröd, mörk

Haben Sie Schmerzen in der Nierengegend
Har Ni ont i njurområdet

Haben Sie Beschwerden beim Wasserlassen
Gör det ont vid urinering

Haben Sie Absonderungen aus dem Glied
Har Ni flytningar ur manslemmen

Sind Unregelmäßigkeiten bei der Regelblutung aufgetreten
Har menstruationen blivit oregelbunden

Allergien
Allergier

Gegen Eiweiß, Milch, Fisch u.ä.
Mot äggviteämnen, mjölk, fisk o.dyl.

Gegen Arzneimittel
Mot läkemedel

Gegen Staub von Betten, Blüten u.ä.
Mot sängdamm, pollen o.dyl.

Gegen Röntgenkontrastmittel
Mot röntgenkontrastmedel

Schmerzen
Smärtor

Kopfschmerzen
Huvudvärk

(starke) Zahnschmerzen
(stark) Tandvärk

Magenschmerzen
Magknip

Gallenschmerzen
Ont i gallan

Bauchschmerzen/Unterleibsschmerzen
Ont i magen/underlivet

Verdauung
Matsmältningen

Durchfall
Diarré

Verstopfung
Förstoppning

Blähungen
Gasbildningar

Völlegefühl
Känsla vara proppmätt resp övermättad

Zur besseren Verdauung
För bättre matsmältning

Sodbrennen
Halsbränna

Magendrücken
Tryck i magen

Erkältung
Förkylningar

Grippaler Infekt
Influensa

Husten
Hosta

Halsschmerzen
Ont i halsen

Schnupfen
Snuva

Ohrenschmerzen
Ont i öronen

Verletzungen
Skador

Ein Fläschchen Tinktur
En liten flaska tinktur

Eine Heilsalbe gegen Schürf-, Platz- und Schnittwunden
En läkande salva mot skrubb-, sprick- och skärsår

Ein Einreibemittel gegen Verstauchungen/Prellungen/Zerrungen/blaue Flecken
Et meddel mot stukningar/hematom/sträckningar/blåmärken

Eine Salbe gegen Insektenstiche
En salva mot insektsbett

Salbe/Puder gegen Sonnenbrand
Salva/puder mot solbränna

Ein Leukoplastpflaster
Ett plåster

Eine Packung Wundpflaster
Ett paket sårplåster

Eine Rolle Verbandsstoff
En rulle förbandsbinda

Eine Packung Verbandswatte
Ett paket förbandsvadd

Eine Elastikbinde
En elastisk binda

MEDIZINISCHE BEGRIFFE

DEUTSCH/ SERBO-KROATISCH

Ratschläge
Saveti

Das nächste Krankenhaus ist in
Sledeca bolnica je u

Der nächste Arzt ist in
Sledeci lekar je u

Die Telefonnummer des Krankenwagens
Pozivni broj za bolnicka kola

Sie müssen zum Arzt
Vi morate kod lekara

Einnahme des Präparates
Upotreba lekova

Vor/nach/zum Essen
Pre/posla/za jelom

Bei Bedarf bei Beschwerden/Schmerzen
Prema potrebi/bolova

Im Mund zergehen lassen/zerkauen/unzerkaut schlucken
U ustima istopiti (sisati) źvakati nesažvaceno progutati

Auf Zucker nehmen
Sa secerom uzeti

In Wasser auflösen und trinken
U vodi rastopiti i piti

Kein Wasser trinken
Piti bez vode (nepiti vodu)

Mehrmals täglich dick/dünn auftragen
Vise puta na dan deblje/tanje namazati

Bettruhe
Mirovanje u krevetu

Badeverbot
Zabrana kupanja

Verbot von Alkohol/Kaffee
Zabrana alkohola/kafe

Vermeiden von Sonneneinstrahlung
Izbegavati sunce

Vermeiden von fetten/blähenden/gebratenen Speisen
Izbegavi masna/koja nadimaju/przena jela

Hinweise für den Arzt
Podaci za doktora

Schlaganfall
Paraliza

Herzinfarkt
Infrakt srca

Asthma
Asma

Heuschnupfen
Elergija

Lungen- oder Rippenfellentzündung
Zapalenje pluca-plučne maramice

Hoher/niedriger Blutdruck
Visoki/niski pritisak

Magengeschwüre
Cir na zeludcu

Diabetes (Zuckerkrankheit)
Secerna bolest

Gelbsucht/Lebererkrankung
Zutica/obolemje jetre

Gallensteine
Kamen u zuci

Nierensteine
Kamen u bubregu

Thrombose, Venenentzündung, Embolien
Tromboza, zapalenje vena

Fragen des Arztes
Pitanja lekara

Sind Sie erkältet
Dali ste prehmeeni

Schmerzen Ihre Glieder
Dali vas bole kosti (zglobovi)

Haben Sie Fieber
Imateli temperaturu

Schlafen Sie schlecht
Spavateli lose

Haben Sie Schwindel- oder Ohnmachtsanfälle
Dali vam se vrti ili proa u nesvest

Leiden Sie an Kopfschmerzen
Patiteli od glavobolje

Haben Sie bei Kopfschmerzen Brechreiz oder müssen Sie sich erbrechen
Dali vam je muka kod glavobolje, ili morate da povracate

Haben Sie Augenschmerzen
Bole livas oci

Haben Sie Ohrenschmerzen
Boleli vas usi

Husten Sie Blut
Iskasljavateli krv

Leiden Sie an Atemnot
Dali vas gusi

Haben Sie Unbehagen, Druckgefühl oder Schmerzen in der Brust
Dali osecate neprijatnost, pritisak ili bolove ugrudima

Haben Sie Schmerzen hinter dem Brustbein
Dali imate bolove u grudnom kosu

Verstärken sich die Schmerzen bei Anstrengungen
Dali imate vece bolove kad ste premoreni

Haben Sie Herzschmerzen
Dali vas boli srce

Haben Sie Beschwerden/Unwohlsein vor, während oder nach dem Essen
Dali imate problema/neosecate se pre, za ili posle jela

Haben Sie Beschwerden nach dem Genuß fetter Speisen
Dali imate problema posle upotrebe masnih jela

Haben Sie Sodbrennen
Imateli kiselinu

Haben Sie Brechreiz oder Erbrechen
Dali vam je muka ili povracate

Haben Sie Schmerzen in der Magengegend
Dali imate bolove u predelu zelvoca

Haben Sie Schmerzen im rechten Oberbauch
Dali imate bolove u desnom delu stomaka

Haben Sie Schmerzen im Unterbauch
Dali imate bolove u donjem delu stomaka

Haben Sie Beschwerden beim Stuhlgang (Verstopfung, Durchfall)
Dali imate problema sa stolicom zatvor/proliv

Haben Sie Blut im Stuhl, hellrot, dunkel
Dali imate krvi u stolici, svetlo crvena, tamna

Haben Sie Schmerzen in der Nierengegend
Dali imate bolove u delu bubrega

Haben Sie Beschwerden beim Wasserlassen
Dali imate problema ja mokrenjem

Haben Sie Absonderungen aus dem Glied
Dali imate promena na polnom organu

Sind Unregelmäßigkeiten bei
der Regelblutung aufgetreten
*Dali vam se neredovno
pojavljuje krvarenje*

Allergien
Elergije

gegen Milcheiweiß, Milch, Fisch
u.ä.
*Protiv belancevina, mleka,
ribe...*

Gegen Arzneimittel
Protiv lekova

Gegen Staub von Betten, Blüten
u. ä.
Protiv prasine sa kreveta, cveta

Gegen Röntgenkontrastmittel
*Protiv sredstva koja se piju za
rengen*

Schmerzen
Bolovi

Kopfschmerzen
Glavobolja

(starke) Zahnschmerzen
Jaka zubobolja (bol zuba)

Magenschmerzen
Bol zeludca

Gallenschmerzen
Bol zuci

Bauchschmerzen
Bol stomaka

Verdauung
Varenje

Durchfall
Proliv

Verstopfung
Zatvor

Blähungen
Gasovi

Völlegefühl
Naduvenost

Zur besseren Verdauung
Za bolje varenje

Sodbrennen
Kiselina

Magendrücken
Pritisak u zelbocu

Erkältung
Prehlada

Grippaler Infekt
Grip

Husten
Kasalj

Halsschmerzen
Bolovi u grlu

Schnupfen
Kijavica

Ohrenschmerzen
Bolovi u usima

Verletzungen
Povrede

Ein Fläschchen Tinktur
Jedna flasica tecnosti

Eine Heilsalbe gegen Schürf-,
Platz- und Schnittwunden
Jedna krema protiv

Ein Einreibemittel gegen
Verstauchungen/Prellungen/
Zerrungen/blaue Flecke
*Krema za mazanje proti,
ubanuti, lomiti i plavih fleka*

Eine Salbe gegen Insektenstiche
Krema protiv ujeda insekta

Salbe/Puder gegen Sonnen-
brand
*Krema/puder protiv suncanih
opekotina*

Ein Leukoplastpflaster
Flaster u rolni

Eine Packung Wundpflaster
Pakovanje flastera za rane

Eine Rolle Verbandsstoff
Zavoj

Eine Packung Verbandwatte
Gaza za previjanje

Eine Elastikbinde
Elasticna zavoj

MEDIZINISCHE BEGRIFFE

DEUTSCH/ SPANISCH

Ratschläge
Consejos

Das nächste Krankenhaus ist in:
El hospital más próximo está en:

Der nächste Arzt ist in:
El médico más cercano está en:

Die Telefonnummer des Krankenwagens:
El número de teléfono de la ambulancia:

Sie müssen zum Arzt
Ud. tiene que ir al médico

Einnahme des Präparates
Toma del medicamento

Vor/nach/zum Essen
Antes de/después de/con la comida

Bei Bedarf bei Beschwerden/ Schmerzen
Si fuera necesario, en caso de molestias/dolores

Im Mund zergehen lassen/ zerkauen/unzerkaut schlucken
Dejar que se disuelva en la boca/ masticar/tragar sin masticar

Auf Zucker nehmen
Tomar con azúcar

In Wasser auflösen und trinken
Disolver en agua y tomar

Kein Wasser trinken
No beber agua

Mehrmals täglich dick/dünn auftragen
Aplicar varias veces por día una capa densa/fina

Bettruhe
Guardar cama

Badeverbot
Prohibición de bañarse

Verbot von Alkohol/Kaffee
Prohibición de alcohol/café

Vermeiden von Sonneneinstrahlung
Evitar exponerse a los rayos solares

Vermeiden von fetten/blähenden/gebratenen Speisen
Prescindir de comidas grasas/ fritas y que produzcan flatulencias

Hinweise für den Arzt
Indicaciones para el médico

Schlaganfall
Ataque de apoplejía

Herzinfarkt
Infarto de corazón

Asthma
Asma

Heuschnupfen
Fiebre del heno

Lungen- oder Rippenfellentzündung
Pulmonía o pleuresía

Hoher/niedriger Blutdruck
Alta/baja presión arterial

Magengeschwüre
Úlceras gástricas

Diabetes (Zuckerkrankheit)
Diabetes

Gelbsucht/Lebererkrankung
Ictericia/afección hepática

Gallensteine
Cálculos biliares

Nierensteine
Cálculos renales

Thrombose, Venenentzündung, Embolien
Trombosis, flebitis, embolías

Fragen des Arztes
Preguntas del médico

Sind Sie erkältet
Está Ud. resfriado

Schmerzen Ihre Glieder
Le duelen los miembros

Haben Sie Fieber
Tiene Ud. fiebre

Schlafen Sie schlecht
Duerme Ud. mal

Haben Sie Schwindel- oder Ohnmachtsanfälle
Tiene Ud. mareos o desmayos

Leiden Sie an Kopfschmerzen
Sufre Ud. de dolores de cabeza

Haben Sie bei Kopfschmerzen Brechreiz oder müssen Sie sich erbrechen
Con los dolores de cabeza siente Ud. náuseas o vómita

Haben Sie Augenschmerzen
Le duelen los ojos

Haben Sie Ohrenschmerzen
Le duelen los oídos

Husten Sie Blut
Esputa Ud. sangre

Leiden Sie an Atemnot
Sufre Ud. de disnea

Haben Sie Unbehagen, Druckgefühl oder Schmerzen in der Brust
Siente Ud. malestar, opresión o dolores en el pecho

Haben Sie Schmerzen hinter dem Brustbein
Tiene Ud. dolores en la parte posterior del esternón

Verstärken sich die Schmerzen bei Anstrengungen
Se intensifican los dolores al hacer esfuerzos

Haben Sie Herzschmerzen
Tiene Ud. dolores de corazón

Haben Sie Beschwerden/ Unwohlsein vor, während oder nach dem Essen
Siente Ud. molestias/malestar antes, durante o después de las comidas

Haben Sie Beschwerden nach dem Genuß fetter Speisen
Sufre Ud. de molestias después de la degustación de comidas grasas

Haben Sie Sodbrennen
Tiene Ud. ardor de estómago

Haben Sie Brechreiz oder Erbrechen
Tiene Ud. náuseas o vómitos

Haben Sie Schmerzen in der Magengegend
Tiene Ud. dolores en la región estomacal

Haben Sie Schmerzen im rechten Oberbauch
Tiene Ud. dolores en la parte superior derecha del abdomen

Haben Sie Schmerzen im Unterbauch
Tiene Ud. dolores en la parte inferior del abdomen

Haben Sie Beschwerden beim Stuhlgang (Verstopfung, Durchfall)
Tiene Ud. molestias al defecar (estreñimiento, diarrea)

Haben Sie Blut im Stuhl, hellrot, dunkel
Tiene Ud. sangre en los excrementos, rojo claro, oscuro

Haben Sie Schmerzen in der Nierengegend
Tiene Ud. dolores en la región renal

Haben Sie Beschwerden beim Wasserlassen
Tiene Ud. molestias al orinar

Haben Sie Absonderungen aus dem Glied
Tiene Ud. secreciones en el pene

Sind Unregelmäßigkeiten bei der Regelblutung aufgetreten
Han aparecido irregularidades en su período menstrual

Allergien
Alergias

Gegen Eiweiß, Milch, Fisch u. ä.
A las proteínas, leche, pescado y similares

Gegen Arzneimittel
A medicamentos

Gegen Staub von Betten, Blüten u. ä.
Al polvo, polen y similares

Gegen Röntgenkontrastmittel
A sustancias contrastantes usadas en radiología

Schmerzen
Dolores

Kopfschmerzen
Dolor de cabeza

(starke) Zahnschmerzen
(fuerte) dolor de muelas

Magenschmerzen
Dolor de estómago

Gallenschmerzen
Dolor de vesícula

Bauchschmerzen
Dolor de vientre

Verdauung
Digestión

Durchfall
Diarrea

Verstopfung
Estreñimiento

Blähungen
Flatos

Völlegefühl
Pesadez estomacal

Zur besseren Verdauung
Para mejorar la digestión

Sodbrennen
Ardor de estómago

Magendrücken
Indigestión

Erkältung
Resfrío

Grippaler Infekt
Infección gripal

Husten
Tos

Halsschmerzen
Dolor de garganta

Schnupfen
Catarro

Ohrenschmerzen
Dolor de oídos

Verletzungen
Heridas

Ein Fläschchen Tinktur
Un frasquito de tintura

Eine Heilsalbe gegen Schürf-, Platz- und Schnittwunden
Un ungüento para excoriaciones, heridas abiertas y cortantes

Ein Einreibemittel gegen Verstauchungen/Prellungen/Zerrungen/blaue Flecken
Un linimento para luxaciones/contusiones/distensiones/moretones

Eine Salbe gegen Insektenstiche
Un ungüento para picaduras de insectos

Salbe/Puder gegen Sonnenbrand
Crema/talco para quemadura de sol

Ein Leukoplastpflaster
Un parche de gasa autoadhesiva

Eine Packung Wundpflaster
Una caja de emplasto

Eine Rolle Verbandsstoff
Un rollo de material para apósitos

Eine Packung Verbandswatte
Un paquete de algodón hidrófilo

Eine Elastikbinde
Una venda elástica

MEDIZINISCHE BEGRIFFE

DEUTSCH/ TÜRKISCH

Hinweise zur Aussprache:

c = dsch (<u>D</u>schungel)
ç = tsch (<u>tsch</u>üss)
ğ = h (ge<u>h</u>en)
h = ch (ma<u>ch</u>en)
ı = e (mach<u>e</u>n)
j = j (<u>J</u>ury)
s = s (Krei<u>s</u>)
ş = sch (<u>Sch</u>ule)
v = w (<u>W</u>ort)
y = j (<u>j</u>awohl)
z = s (ge<u>s</u>ehen)

Ratschläge
Tavsiyeler

Das nächste Krankenhaus ist in:
En yakın ilk hastahane:

Der nächste Arzt ist in:
En yakın ilk doktor:

Die Telefonnummer des Krankenwagens ist:
Cankurtaran arabası telefonu:

Sie müssen zum Arzt:
Doktora gitmeniz gerekli

Einnahme des Präparates
Ilacın alınması

Vor/nach/zum Essen
Yemekten önce/sonra/yemek arası

Bei Bedarf bei Beschwerden/ Schmerzen
Ihtiyaç halinde şikayette/sancıda

Im Mund zergehen lassen/ zerkauen/unzerkaut schlucken
Ağızda eritin/çigneyin/ çignemeden yutun

Auf Zucker nehmen
Şeker üzerinde alınız

In Wasser auflösen und trinken
Suda eritin ve içiniz

Kein Wasser trinken
Su içmeyiniz

Mehrmals täglich dick/dünn auftragen
Günde birkaç sefer kalın/ince sürünüz

Bettruhe
Yatak istirahati

Badeverbot
Yüzmek yasak

Verbot von Alkohol/Kaffee
Alkol/kahve yasak

Vermeiden von Sonneneinstrahlung
Güneş ışınlarından kaçının

Vermeiden von fetten/ blähenden/gebratenen Speisen
Yağlı/sisiren/kızartma yemeklerden kaçının

Hinweise für den Arzt
Doktor için bilgiler

Schlaganfall
Inme

Herzinfarkt
Kalp krizi

Asthma
Nefes darlığı

Heuschnupfen
Bahar nezlesi

Lungen- oder Rippenfellentzündung
Akciger veya kaburga zarı iltihabı

Hoher/niedriger Blutdruck
Yüksek/düşük tansiyon

79

Magengeschwüre
Mide yarası

Diabetes (Zuckerkrankheit)
Diabetik (şeker hastalığı)

Gelbsucht/Lebererkrankung
Sarılık / karaciger hastalıgı

Gallensteine
Safra kesesi taşı

Nierensteine
Böbrek taşı

Thrombose, Venenentzündung, Embolien
Tromboz, verit iltihabı, tıkaç

Fragen des Arztes
Doktorun soruları

Sind Sie erkältet
Üşüttünüz mü

Schmerzen Ihre Glieder
Uzuvlarınız agrıyor mu

Haben Sie Fieber
Ateşiniz var mı

Schlafen Sie schlecht
Uykunuz kötü mü

Haben Sie Schwindel- oder Ohnmachtsanfälle
Baş dönmesi veya bayılma krizi geçiriyormusunuz

Leiden Sie an Kopfschmerzen
Baş agrıları çekiyormusunuz

Haben Sie bei Kopfschmerzen Brechreiz oder müssen Sie sich erbrechen
Baş agrılarında bulantı varmı veya kusmanız gerekiyor mu

Haben Sie Augenschmerzen
Gözleriniz agrıyor mu

Haben Sie Ohrenschmerzen
Kulak agrınız var mı

Husten Sie Blut
Öksürünce kan çıkıyor mu

Leiden Sie an Atemnot
Nefes darlığı çekiyormusunuz

Haben Sie Unbehagen, Druckgefühl oder Schmerzen in der Brust
Gögsünüzde sıkıntı, basınç veya sancı var mı

Haben Sie Schmerzen hinter dem Brustbein
Gögüs kemiginizin arkasında sancı var mı

Verstärken sich die Schmerzen bei Anstrengungen
Sancılar kendinizi zorladığınızda artıyor mu

Haben Sie Herzschmerzen
Kalbiniz agrıyor mu

Haben Sie Beschwerden/Unwohlsein vor, während oder nach dem Essen
Yemeklerden önce, yemek esnasında veya sonra şikayetiniz/rahatsızlık var mı

Haben Sie Beschwerden nach dem Genuß fetter Speisen
Yaglı yemeklerden sonra şikayetiniz oluyor mu

Haben Sie Sodbrennen
Mide yanması var mı

Haben Sie Brechreiz oder Erbrechen
Bulantınız var mı veya kusma oluyor mu

Haben Sie Schmerzen in der Magengegend
Mide tarafında sancılarınız var mı

Haben Sie Schmerzen im rechten Oberbauch
Karnınızın sag üst tarafında sancınız var mı

Haben Sie Schmerzen im Unterbauch
Karnınızın altında sancınız var mı

Haben Sie Beschwerden beim Stuhlgang (Verstopfung, Durchfall)
Büyük tuvalette şikayetiniz var mı (kabızlık, ishal)

Haben Sie Blut im Stuhl, hellrot, dunkel
Büyük tuvaletinizde kan var mı, açık kırmızı, koyo renkli

Haben Sie Schmerzen in der Nierengegend
Böbrekler tarafında sancınız var mı

Haben Sie Beschwerden beim Wasserlassen
Küçük tuvalette şikayetiniz var mı

Haben Sie Absonderungen aus dem Glied
Cinsel uzvunuzdan herhangi bir tuhaf şey çıkıyor mu

Sind Unregelmäßigkeiten bei der Regelblutung aufgetreten
Aylık kanamalarda düzensizlik oldu mu

Allergien
Alerjiler

Gegen Eiweiß, Milch, Fisch u. ä.
Albümin, süt, balık ve benzerlerine karşı

Gegen Arzneimittel
Ilaçlara karşı

Gegen Staub von Betten, Blüten u. ä.
Yatak, çiçek ve benzerlerinin tozlarina karşı

Gegen Röntgenkontrastmittel
Rontgen kontrast ilaçlarına karşı

Schmerzen
Ağrılar

Kopfschmerzen
Baş ağrıları

(starke) Zahnschmerzen
(kuvvetli) diş ağrıları

Magenschmerzen
Mide ağrıları

Gallenschmerzen
Safra kesesi ağrıları

Bauchschmerzen
Karın ağrıları

Verdauung
Hazım

Durchfall
Ishal

Verstopfung
Kabızlık

Blähungen
Şişkinlik

Völlegefühl
Ifrat hissi

Zur besseren Verdauung
Daha iyi hazmetmek için

Sodbrennen
Mide yanması

Magendrücken
Midede basınç

Erkältung
Üşütme

Grippaler Infekt
Grip enfekti

Husten
Öksürme

Halsschmerzen
Boğaz sancıları

Schnupfen
Nezle

Ohrenschmerzen
Kulak ağrıları

Verletzungen
Yaralanmalar

Ein Fläschchen Tinktur
Bir şişecik hülasa

Eine Heilsalbe gegen Schürf-, Platz- und Schnittwunden
Sıyrık- patlama ve kesik yaralarına karşı iyileştirici bir merhem

Ein Einreibemittel gegen Verstauchungen/Prellungen/Zerrungen/blaue Flecken
Burkulma/çarpma/veter gerilmesi/morarmaya karşı sürülecek bir ilaç

eine Salbe gegen Insektenstiche
böcek sokmasına karşı bir merhem

Salbe/Puder gegen Sonnenbrand
güneş yanmasına karşı merhem/pudra

ein Leukoplastpflaster
bir lökoplast yakı

eine Packung Wundpflaster
bir paket yara plasteri

eine Rolle Verbandstoff
bir rolo sargı bezi

eine Packung Verbandswatte
bir paket sargı pamugu

eine Elastikbinde
bir elastik bağ

LÄNDERÜBERSICHT

VOR DER REISE
NOTRUF UND RETTUNGSWACHTEN
DEUTSCHSPRECHENDE ÄRZTE
KONSULARISCHE HILFEN

Ägypten	84
Antigua & Barbuda	86
Argentinien	87
Australien	90
Barbados	95
Belgien	96
Bermudas	99
Brasilien	100
Chile	106
China	108
China	110
Dänemark	112
Dominikanische Republik	115
Ecuador	117
Elfenbeinküste	119
El Salvador	121
Finnland	123
Frankreich	126
Griechenland	131
Großbritannien	138
Guadeloupe/Martinique	140
Guatemala	142
Haiti	144
Hongkong	146
Indien	148
Indonesien	150
Irland	152
Island	154
Israel	156
Italien	157
Jamaika	162
Japan	163
Jugoslawien	166
Kamerun	168
Kanada	170
Kenia	174
Madagaskar	176
Malaysia	178
Malediven	179
Malta	180
Marokko	181
Mauritius	184
Mexiko	185
Namibia	188
Nepal	190
Neuseeland	192
Nicaragua	194
Niederlande	196
Norwegen	199
Philippinen	203
Portugal	205
Schweden	208
Seychellen	213
Simbabwe	215
Singapur	217
Spanien	219
Sri Lanka	225
Südafrika	227
Südkorea	230
Taiwan	232
Tansania	234
Thailand	236
Togo	239
Trinidad & Tobago	241
Türkei	243
Tunesien	247
Ungarn	250
Uruguay	252
USA	254
Venezuela	267
Zypern	269

Bei Magenbeschwerden, Sodbrennen

almag von ct

Suspension und Tabletten

almag von ct Suspension
OP 20/50 Beutel
DM 11,45/24,95

almag von ct Tabletten
OP 20 N 1/50 N 2/100 N 3 Tabletten
DM 5,--/10,90/18,75

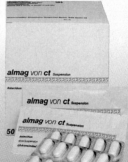

Ein Berliner Unternehmen!

**ct-Arzneimittel
Chemische Tempelhof GmbH**
Oberlandstr. 65, 1000 Berlin 42

almag von **ct** Tabletten / **almag** von **ct** Suspension
Wirksame Bestandteile: almag von ct Tabletten: 1 Tabl. enthält 200 mg Aluminiumhydroxid-Gel (47–60% Al_2O_3), 200 mg Magnesium-trisilikat (mit mind. 29% MgO und mind. 65% SiO_2). almag von ct Suspension: 1 Beutel mit 10 ml Suspension (≙11,2 g) enthält 0,35 g Aluminiumhydroxid-Gel (47–60% Al_2O_3), 0,35 g Magnesiumhydroxid, 0,04 g Dimeticon (Viskosität 250 cst), 0,1 Vol-% Ethanol, 1,75 g Sorbit (≙ 0,15 BE). **Anwendungsgebiete:** Hypersekretion von Magensäure, Hyperazidität, Sodbrennen, akute und chronische Gastritis, Magen- und Zwölffingerdarmgeschwüre. almag von ct Suspension zusätzlich: nervöse Magenbeschwerden, Prophylaxe der Neubildung oder Größenzunahme von Nierenphosphatsteinen, Phosphatbindung im Darm bei Niereninsuffizienz. **Gegenanzeigen:** Eine hochdosierte Daueranwendung sollte bei starker Nierenfunktionseinschränkung unterbleiben. **Nebenwirkungen:** Selten Beeinträchtigungen der Magen-Darm-Passage. Bei starker Nierenfunktionseinschränkung und Gabe hoher Dosen über einen längeren Zeitraum kann es zu unerwünscht hoher Konzentration von Aluminium oder Magnesium im Organismus kommen. **Wechselwirkungen:** Verringerung der Bioverfügbarkeit von Tetracyclinen, Eisen, Anticholinergika, Chlorpromazin, Diazepam, Chlordiazepoxid, Dexamethason, Gallensäure, Herzglycosiden, Isoniazid, Ethambutol, Propranolol, Ketokonazol, Clorazepat, Carbenoxolon, Natriumfluorid, Cimetidin (fraglich). Steigerung der Bioverfügbarkeit von Levodopa, Sulfonamiden, Naproxen, Nalidixinsäure, Morphin, Ephedrin, Chinin.
Stand 1/91

ÄGYPTEN [arabisch]

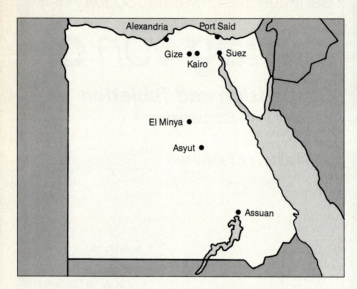

VOR DER REISE

Schutzimpfungen werden im internationalen Reiseverkehr nach den WHO-Bestimmungen von Ägypten verlangt; und zwar Malariaschutz ist in der Zeit Juni bis Oktober erforderlich in der Region El Faiyum, dem ländlichen Nildelta, den Oasen und Teilen Oberägyptens. Es ist daher ggf. auf jeden Fall eine Woche vor der Reise mit der Malariaprophylaxe zu beginnen. Die Konsultation des Hausarztes vor der Reise ist erforderlich.

Impfungen gegen Gelbfieber sind zwingend für Reisende, die sich innerhalb der letzten 6 Tage vor ihrer Ankunft in Ägypten in Infektionsgebieten in Afrika oder Südamerika aufgehalten haben. Von Frühjahr bis Herbst ist in Ägypten mit heißen, schwülen bis sehr schwülen Klimawerten zu rechnen. Klimaangepaßtes Verhalten ist also nicht außer acht zu lassen.

Diarrhoe (Reisedurchfall) ist bei Reisen in heiße Länder ein besonderes Risiko in den ersten Tagen, solange die Gewöhnung des Reisenden an die veränderten Klima- und Lebensumstände noch nicht erfolgt ist. Strenge Eßdisziplin und strikte Hygiene sind die beste Vorsichtsmaßnahme.

Bei Aufenthalten in Ägypten gewähren die gesetzlichen Krankenkassen keine „Leistungsaushilfen". Vor der Reise ist es daher empfehlenswert, eine Auslandsreise-Krankenversicherung abzuschließen.

NOTRUF UND RETTUNGSWACHT

In Ägypten gibt es landesweit die einheitliche Notrufnummer 122, für Krankentransporte 123.

Die Deutsche Rettungsflugwacht/Deutsche Zentrale für

Luftrettung ist rund um die Uhr unter der Rufnummer 0049-711-70 10 70 in Stuttgart-Flughafen; die Schweizerische Rettungsflugwacht REGA unter der Rufnummer 0041-1-383 11 11 in Zürich erreichbar.

DEUTSCH-SPRECHENDE ÄRZTE IN ÄGYPTEN

Alexandria
Dr. med. Mohamed El Abd (Psychiatrie), 18, Alexandre le Grand St., Azarita
Tel.: (03) 483 326 91

Dr. med. Nour El Din El Kholy (Innere Medizin/Chirurgie), 9, Abdel Hamid Badawy St., Azarita, Tel.: (03) 482 683 64

Kairo
Dr. med. Abdelaziz Attia (HNO), 139 A, A. Sh. El Tahrir, Dokki, Tel.: (02) 349 351 33

Dr. med. Abdelrahman Dusoki (Innere Medizin), 8, Sh. Murad, Giza, Tel.: (02) 729 96 00

Dr. med. S. Hamza (Gynäkologie), 53, Sh. Al Zahraa, Mohandessin, Tel.: (02) 349 586 85

Dr. med. M. El Kadi (Chirurgie), El Fath Hospital, Tel.: (02) 350 589 51

Dr. med. Wafik Mahrous (Zahnmedizin), 9. St. Maadi-Ärztehaus, Tel.: (02) 350 232 33

Dr. med. A. Regab (HNO), 11, Sh. Talaat Hart, Tel.: (02) 392 077 47

Dr. med. A. Hassan El Samra (Augenheilkunde), 19, Sh. Wezara el Zerai, Dokki, Tel.: (02) 719 81 66

Dr. med. M. Vicicevic-Salama (Allgemeinmedizin), As Salaam Hospital, Tel.: (02) 363 84 52

Dr. med. S. Wahib (Zahnmedizin), 106, 26. July St., Tel.: (02) 341 499 01

Dr. med. Mona Zikry (Kinderheilkunde), 41, Sh. Sheriffein, Tel.: (02) 392 41 95

KONSULARISCHE HILFEN

Arzt-, Medikamenten- und Krankenhauskosten können unter bestimmten strengen Bedingungen nach Unfällen und akuten Erkrankungen im Notfall als finanzielle Überbrückungshilfe von den Konsulaten verauslagt werden.
Informationshilfen können ggf. auch vom örtlichen Lufthansa-Büro in Kairo 02-393 03 66 gegeben werden.

Bundesrepublik Deutschland

Botschaft
Kairo, 8 B, Sharia Hassan Sabri, Zamalek, Tel.: (02) 341 00 15

Generalkonsulat
Alexandria, 5 Mina Street, Roushdy, Tel.: (03) 84 54 75

Österreich

Botschaft
Kairo, El Nile Street, Giza
Tel.: (02) 73 76 40

Honorarkonsulat
Alexandria, Tel.: (03) 80 88 88

Schweiz

Botschaft
Kairo, 10 Abdel Khalek, Saroit, Tel.: (02) 75 81 33

ANTIGUA & BARBUDA [englisch]

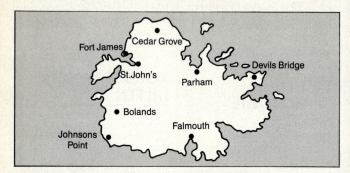

VOR DER REISE

Schutzimpfungen werden im internationalen Reiseverkehr nach den WHO-Bestimmungen von Antigua und Barbuda verlangt; und zwar
Impfungen gegen Gelbfieber sind zwingend für Reisende, die sich innerhalb der letzten 12 Monate vor ihrer Ankunft auf Antigua und Barbuda in Infektionsgebieten in Afrika oder Südamerika aufgehalten haben.
Malariaschutz ist nicht vorgeschrieben.
Bei Aufenthalten auf Antigua & Barbuda gewähren die gesetzlichen Krankenkassen keine „Leistungsaushilfen". Alle in Anspruch genommenen Leistungen sind sofort zu bezahlen. Vor der Reise ist es daher empfehlenswert, eine Auslandsreise-Krankenversicherung abzuschließen.

NOTRUF UND RETTUNGSWACHT

Auf Antigua gelten folgende Notrufnummern: Notarzt 999, Ambulanz 462 02 51, Küstenwache 462 30 62, Polizei 462 01 25 und Feuerwehr 462 00 44. Die Vorwahl nach Deutschland lautet 01149.

DEUTSCHSPRECHENDE ÄRZTE AUF ANTIGUA

St. John's
Dr. med. Nicholas L. Fuller (Allgemeinmedizin), Long Street, Tel.: 46 20 93 12

Dr. med. Rodney Williams (Allgemeinmedizin), Long Street, Tel.: 46 22 15 64

KONSULARISCHE HILFEN

Materielle Hilfe wird in der Regel gewährt, wenn die Notlage auf andere Weise nicht behoben werden kann.

Bundesrepublik Deutschland

Honorarkonsulat
St. John's, Ocean View, Hodges Bay, Tel.: 462 31 74

Österreich/Schweiz

haben keine diplomatische Vertretung auf Antigua & Barbuda.

ARGENTINIEN [spanisch]

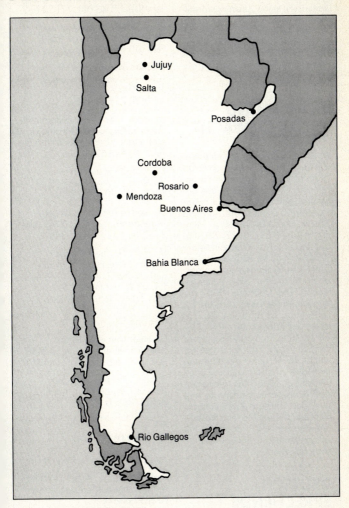

VOR DER REISE

Schutzimpfungen werden im internationalen Reiseverkehr nach den WHO-Bestimmungen von Argentinien nicht verlangt. Malariaschutz ist jedoch erforderlich in den Monaten Oktober bis Mai in ländlichen Gebieten unter 1200 m in den Departements Iruya, Orán, San Martin, Santa Victoria (Salta Provinz) Ledesma, San Pedro und Santa Barbara (Jujuy Provinz). Es ist in diesen Fällen eine Woche vor der Reise mit der Malariaprophylaxe zu beginnen.

Bei Aufenthalten in Argentinien gewähren die gesetzlichen Krankenkassen keine „Leistungsaushilfen". Es wird daher empfohlen, vor der Reise eine Auslandsreise-Krankenversicherung abzuschließen, um auch Risiken möglicher Krankenrücktransportkosten abzudecken.

NOTRUF UND RETTUNGSWACHT

In Argentinien gibt es keine landesweit einheitlichen Notruf-Nummern, sie sind regional unterschiedlich und dem Telefonbuch zu entnehmen. Darüberhinaus sind in Deutschland Tag und Nacht der ADAC-Notruf München (0049-89-22 22 22) und der AvD-Notruf Frankfurt/Main (0049-69-66 06 300) erreichbar. Die Notrufstationen sorgen ggf. auch für Hilfen der Rettungswacht. Die Deutsche Rettungsflugwacht/Deutsche Zentrale für Luftrettung ist rund um die Uhr unter der Rufnummer 0049-711-70 10 70 in Stuttgart-Flughafen; die Schweizerische Rettungsflugwacht REGA unter der Rufnummer 0041 - 1 - 383 11 11 in Zürich erreichbar. Beachten Sie aber, daß Krankenrücktransporte von der gesetzlichen Krankenkasse nicht bezahlt werden; eine Kostenregulierung ist durch eine Auslandsreise-Krankenversicherung abzudecken.

DEUTSCH-SPRECHENDE ÄRZTE IN ARGENTINIEN

Buenos Aires

Dr. med. Frederico Santiago Augspach (HNO), Suipacha 1049 p.b. "B",
Tel.: (01) 312 15 901

Prof. Dr. med. Gerhard Cahn (Innere Medizin) Dorrego 2230,
Tel.: (01) 771 43 001, 771 92 652

Frau Dr. med. Lydia Cortecci (Psychiatrie), Dorrego 2230,
Tel.: (01) 771 43 000

Dr. med. Manfredo A. Fischer (Chirurgie und Proktologie), Juncal 2449 piso 4 "D",
Tel.: (01) 826 49 191

Dr. med. Juan Hitzig (Allgemeinmedizin, Geriatrie, Gerontologie), Blanco Encalada 2851 p.b.,
Tel.: (01) 543 59 199

Dr. med. Sebastian Irisari (Röntgenologie), Paraná 976 piso 1, Tel.: (01) 42 68 427

Dr. med. Eduardo E. Jürgens (Augenarzt), Santa Fé 2245 piso 3 "B", Tel.: (01) 824 35 346

Dr. med. Heriberto Kroyer (Innere Medizin und Onkologie), Juncal 2449 piso 4 "A", Tel.: (01) 83 81 164 (Mi und Fr), Fray J. Sarmiento 1507 piso 2 "E", Florida, Tel.: (01) 791 50 875 (Mo und Fr)

Dr. med. Demetrio Siskos (Herzkrankheiten), Juncal 2449 piso 2 "A", Tel.: (01) 83 71 563

Dr. med. Carlos Diego Verschoor (Orthopädie), Anchorena 1786 p.b. "A".,
Tel.: (01) 821 45 351 (Mo und Fr),
Av. Santa Fé 1060 piso 7 "C", 1640 Acassuso,
Tel.: (01) 798 01 692 (Di und Do)

Prof. Dr. med. E. Roberto Vollenweider (Innere Medizin), Santa Fé 1339 piso 3,
Tel.: (01) 41 42 928

Frau Dr. med. Cristina Vollenweider de Landi (Innere Medizin und Rheumatologie), Beruti 2895, p.b. "A",
Tel.: (01) 821 52 226

Dr. med. Rodolfo Hans Welz (Psychiatrie), Agüero 1873 p.b. "B", Tel.: (01) 84 39 504

Córdoba

Dr. med. Carlos A. Hernandez (Allgemeinmedizin), Avenida Fader 4442, Cerro de las Rosas, Tel.: (051) 81 15 523

Dr. med. Antonio A. Mottura (Allgemeinmedizin), Ambrosio Olmos 805, Tel.: (051) 60 70 712

Dr. med. dent. Walter Osterode (Zahnmedizin), Caseros 651, 6º Piso "D", Tel.: (051) 36 85 70

Salta

Dr. med. Victor Arias (Allgemeinmedizin und Chirurgie), Balcarce 420, Tel.: (087) 220 51 62

Dr. med. Eugenia Bardeci (Augenärztin), Calle Espana 279, Tel.: (087) 222 13 84

S. S. Jujuy

Dr. med. Teodoro Kemski (Allgemeinmedizin), Sanatorio y Clinica Lavalle, Otero 337, Tel.: (0882) 26 53 22, 26 42 42

KONSULARISCHE HILFEN

Arzt-, Medikamenten- und Krankenhauskosten können unter bestimmten strengen Bedingungen nach Unfällen und akuten Erkrankungen im Notfall als finanzielle Überbrückungshilfe von den Konsulaten verauslagt werden.
Informationshilfen können ggf. auch vom örtlichen Lufthansa-Büro gegeben werden:
Buenos Aires (01) 656 01 98, 620 00 47

Bundesrepublik Deutschland

Botschaft
Buenos Aires, Villanueva 1055, Tel.: (01) 771 50 54 - 59, 771 60 71 - 73

Konsulat
Córdoba, Calle Ambrosio Olmos No. 501, Tel.: (051) 6 25 65, 3 39 62

Honorarkonsulate
Eldorado
Tel.: (0751) 2 16 32
Mar del Plata
Tel.: (023) 51 30 53
Mendoza
Tel.: (061) 24 25 39
Posadas
Tel.: (0752)3 55 08
Resistencia
Tel.: (0722) 2 22 69
Rosario
Tel.: (041)6 65 46
Salta
Tel.: (087) 22 09 16
San Carlos de Bariloche
Tel.: (0944) 2 56 95
San Miguel de Tucumán
Tel.: (081) 21 91 02
Santa Fé
Tel.: (042) 4 0 2 25

Österreich

Botschaft
Buenos Aires, Calle French 3671, Tel.: (01) 802 71 95, 802 70 96, 802 14 00

Honorarkonsulat
Cordoba, Jerónimo Cortez 636, Tel.: (051) 72 04 50, 72 04 55

Schweiz

Botschaft
Buenos Aires, Avenida Santa Fé 846 12 piso, Tel.: (01) 311 64 91 / 5

Konsulat
Rosario de Santa Fé, Rioja 1474, primer piso, Tel.: (041) 6 72 72

AUSTRALIEN [englisch]

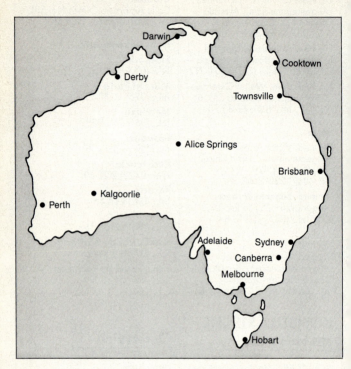

VOR DER REISE

Schutzimpfungen werden im internationalen Reiseverkehr nach den WHO-Bestimmungen von Australien verlangt; und zwar Impfungen gegen Gelbfieber sind zwingend für Reisende, die sich innerhalb der letzten 6 Tage vor ihrer Ankunft in Australien in Infektionsgebieten in Afrika oder Südamerika aufgehalten haben. Die Impfungen werden in der Bundesrepublik Deutschland von Gelbfieberimpfstellen durchgeführt.
Bei Flugreisen sind beim Rückflug aus wärmeren Regionen unbedingt Pullover und wärmere Kleidung zu tragen, denn häufig kommen Reisende „aufgeheizt" an Bord und setzen sich durch die Klimatisierung im Flugzeug einem „Temperaturschock" aus, der meistens mit einer kräftigen Erkältung endet.

Diarrhoe (Reisedurchfall) ist bei Reisen in heiße Länder ein besonderes Risiko in den ersten Tagen, solange die Gewöhnung des Reisenden an die veränderten Klima- und Lebensumstände noch nicht erfolgt ist. Strenge Eßdisziplin und strikte Hygiene sind die beste Vorsichtsmaßnahme. In Australien ist im dortigen Sommer überwiegend mit heißen und schwülen Klimawerten zu rech-

nen; in nördlichen Regionen während des ganzen Jahres.
Mit Australien besteht kein Abkommen über soziale Sicherheit. Vor der Reise ist es daher empfehlenswert, eine Auslandsreise-Krankenversicherung abzuschließen.

NOTRUF UND RETTUNGSWACHT

In Australien gibt es landesweit die einheitlichen Notruf-Nummern 000 für Polizei und Emergency (Notarzt), sowie Ambulanz 20920.
Darüberhinaus sind in Deutschland Tag und Nacht der ADAC-Notruf München (001149-89-22 22 22) und der AvD-Notruf Frankfurt/Main (001149-69-66 06 300) erreichbar.
Die Notrufstationen sorgen ggf. auch für Hilfen der Rettungswacht. Die Deutsche Rettungsflugwacht/Deutsche Zentrale für Luftrettung ist rund um die Uhr unter der Rufnummer 001149-711-70 10 70 in Stuttgart-Flughafen; die Schweizerische Rettungsflugwacht REGA unter der Rufnummer 001141-1-383 11 11 in Zürich erreichbar.

DEUTSCH-SPRECHENDE ÄRZTE IN AUSTRALIEN

5000 Adelaide
Dr. med. E. Hronsky (Allgemeinmedizin), Gawler Chambers, 188 North Terrace, Tel.: 223 58 241

Dr. med. K. Jagermann (Allgemeinmedizin), 231 North Terrace, Tel.: 223 23 614

Dr. med. L. R. Klimoswski (Allgemeinmedizin), 41 Mann Terrace, Tel.: 267 29 77, Res. 338 13 783

Dr. med. M.A. Kulbach (Allgemeinmedizin), 207 Melbourne Street, Tel.: 267 55 533

3025 Altona North
Dr. med. Korman (Allgemeinmedizin), Blackshaws Road Medical Centre, 350 Blackshaws Road, Tel.: 391 32 444

3147 Ashburton
Dr. med. W. Siegel (Allgemeinmedizin), 64 Munro Avc., Tel.: 25 24 761

3806 Berwick
Dr's. S. & A.W. Frank (Allgemeinmedizin), 1 Langmore Lane, Tel.: 707 12 777

5067 Beulah Park
Dr. med. C. L. Gaal (Allgemeinmedizin), 266 Magill Road, Tel.: 332 88 932

5084 Blair Athol
Dr. med. A. N. Simons (Allgemeinmedizin), 384 Main North Road, Tel.: 262 13 432

3155 Boronia
Dr. med. A. Steiniger (Allgemeinmedizin), 152 Boronia Road, Tel.: 762 19 332

3129 Box Hill North
Dr. med. F. Kopocck (Allgemeinmedizin), 784 Station Street, Tel.: 890 67 915

3186 Brighton
Dr. med. F. Better (Allgemeinmedizin), 155 Ware Street, Tel.: 592 81 755

Dr. med. J. Owies (Allgemeinmedizin), 755 Hampton Street, Tel.: 592 39 656

2025 Brisbane
Dr. med. D. Meyers (Allgemeinmedizin), 201 Wickham Terrace, Tel.: 839 43 694

3056 Brunswick
Dr. med. T. Levick (Allgemeinmedizin), 27 Mitchell Street, Tel.: 386 67 812

2601 Canberra
Dr. med. G. T. Hutchinson
(Zahnmedizin), Medical Centre,
Blamey Place, Campbell,
Tel.: 47 22 404

Dr. med. Stephen Hamieson
(Allgemeinmedizin), Dickson
Park Offices Medical Centre, Cnr
Antill & Cowper Streets, Dickson,
Tel.: 49 71 772

Dr. med. Peter Gibson
(Allgemeinmedizin), Shopping
Centre, Warramanga,
Tel.: 88 15 958

3126 Canterbury
Dr. med. L. Riebl
(Psychiatrie), 40 Warburton
Road, Tel.: 830 54 451

3163 Carnegie
Dr. med. E. Patrick (Allgemeinmedizin), 73 Rosstown Road,
Tel.: 211 22 442

3108 Doncaster
Dr. Berger (Hautkrankheiten),
4th. Floor, Westfield Tower,
Westfield Shopping Town,
Tel.: 848 47 477

5039 Edwardstown
Dr. med. A. P. Darzins
(Allgemeinmedizin), 51 Raglan
Avenue, Tel.: 297 42 422

3185 Elsternwick
Dr. med. M. E. Thomas (Allgemeinmedizin), 45 Orrong Road,
Tel.: 523 76 011

3068 Fitzroy North
Dr. med. F. Coco (Allgemeinmedizin), 177 Barkly Street,
Tel.: 481 03 552

3199 Frankston
Dr. med. R. Wuttke (Orthopädie, Chirurgie), 22 Clarendon
Street, Tel.: 781 35 334

5064 Glen Osmond
Dr. med. O. R. Varoneckas
(Allgemeinmedizin), 337 Glen
Osmond Road, Tel.: 79 63 315

3122 Hawthorn
Dr. med. dent. W. Hohlweg
(Zahnmedizin), 773 Glenferrie
Road, Tel.: 818 49 766

5089 Highbury
Dr. med. C. S. E. Wurm
(Allgemeinmedizin), The University of Adelaide, Family Practice
Unit, 30 Elliston Avenue,
Tel.: 263 93 882

3079 Ivanhoe
Dr. med. P. Ots (Psychiatrie),
8 Seddon Street, Tel.: 497 33 332

7250 Launceston/Tasmanien
Dr. med. Henry Will (Allgemeinmedizin), 173 St. John Street,
Tel.: 31 54 151

5067 Kent Town
Dr. med. L. L. Hoare (Allgemeinmedizin), 31 Dequetteville Terrace, Tel.: 332 14 111

Dr. med. J.G. Rozenbilds (Allgemeinmedizin), 30 Flinders Street,
Tel.: 363 06 772

3137 Kilsyth
K. O. Keen (Allgemeinmedizin),
8 Garden Street, Tel.: 728 11 052

3070 Northcote
Dr. med. Vera Vrbica (Allgemeinmedizin), 38 High Street,
Tel.: 486 13 667

3000 Melbourne
Dr. med. B. Ihle (Innere
Medizin), Suite 7, Royal Melbourne Hospital, Flemington
Road, Tel.: 342 71 591

Dr. med. S. Kunstler
(Gynäkologie), 24 Collins Street,
Tel.: 650 41 594

Dr. med. dent. A. Laurence
(Zahnmedizin), 82 Collins Street,
Tel.: 654 56 312

Dr. med. G. Freed (Psychiatrie),
15 Collins Street, Tel.: 654 16 888

Dr. med. dent. Kurt Miglic (Zahnmedizin), Suite 1, 9th Floor, 15 Collins Street, Tel.: 654 29 194

3132 Mitcham
Dr. med. Peter Reiter (Allgemeinmedizin), 5/11 Whitehorse Road, Tel.: 874 73 999

5068 Moorooka
H. Graham (Zahnmedizin), 202 Beaudesert Road, Tel.: 48 23 202

6016 Mount Hawthorn
Dr. med. Peter Winterton (Allgemeinmedizin), 81 Scarborough Beach Road, Tel.: 444 16 444

3041 North Essendon
Dr. med. dent. E. Jeffrey (Zahnmedizin), 309 Keilor Road, Tel.: 379 18 933

3121 Richmond
Dr. med. E. R. Wagner (Allgemeinmedizin), Suite 6, 3rd Floor, Epworth Medical Centre, 62 Erin St., Tel.: 428 80 566

Dr. med. G. Wahr (Psychiatrie), 22 Erin Street, Tel.: 429 19 112

Dr. med. dent. G. Schwarz (Zahnmedizin), 233 Swan Street, Tel.: 428 62 294

3810 Rosalie
S. Gertners (Zahnmedizin), 7 Nash Street, Tel.: 369 57 115

3084 Rosanna
Dr. med. Margot Schreiber (Allgemeinmedizin), 17 Graham Road, Tel.: 45 20 145

7018 Rosny/Tasmanien
Dr. med. Oskar Kudelka (Allgemeinmedizin), 49 Rosny Esplanade, Tel.: 44 38 505

5014 Royal Park
Dr. med. B. Reni (Allgemeinmedizin), 35 Tapleys Hill Road, Tel.: 47 54 182

Dr. med. J. Vuckovic (Allgemeinmedizin), Tel.: 45 23 082

3021 St. Albans
Dr. med. I. Balabin (Allgemeinmedizin), 258 Main Road, Tel.: 366 20 222

3182 St. Kilda East
Dr. med. M. Jotkowitz (Gynäkologie), 336 Carlisle Street, Tel.: 527 23 711

5069 St. Peters
Dr. med. A. J. A. Pedler (Allgemeinmedizin), 50 Stephen Terrace, Tel.: 363 10 334

3020 Sunshine
Dr. med. Z. Kortus (Allgemeinmedizin), 59 Devonshire Road, Tel.: 311 33 085

2000 Sydney
Dr. med. C. Anthony (Allgemeinmedizin), 375 George Street, Tel.: 29 19 275

Dr. med. L. A. Hansen (Zahnmedizin), 149 Macquarie Street, Tel.: 27 29 695

Dr. med. K. Schum (Zahnmedizin), Suite 1011, Northpoint, 100 Miller Street, Tel.: 929 06 466

3152 Wantirna
Dr. med. Burkhard Franz (HNO), Knox Private Hospital, 262 Mountain Highway, Tel.: 222 22 111

3440 Walkerville
Dr. med. dent. Th. Krassay (Zahnmedizin), 41a Semaphore Rd. Semaphore, Tel.: 49 63 066

Dr. med dent. Anne Taafe (Zahnmedizin), 60 North East Rd, Tel.: 44 57 133

5024 West Beach
Dr. med. M. B. Medianik (Allgemeinmedizin), 3 Rockingham Street, Tel.: 356 93 024

5021 West Lakes
Dr. med. K.C. Texler (Allgemeinmedizin), 151 Brebner Drive,
Tel.: 353 65 852

5011 Woodville
Dr. med. A. G. Wangel (Allgemeinmedizin), The Queen Elizabeth Hospital, Dept. of Medicine, Woodville Road,
Tel.: 338 11 282

KONSULARISCHE HILFEN

Materielle Hilfe wird in der Regel gewährt, wenn die Notlage auf andere Weise nicht behoben werden kann.

Arzt-, Medikamenten- und Krankenhauskosten können unter bestimmten strengen Bedingungen nach Unfällen und akuten Erkrankungen im Notfall als finanzielle Überbrückungshilfe von den Konsulaten verauslagt werden.

Informationshilfen können ggf. auch von den örtlichen Lufthansa-Büros gegeben werden:
Melbourne, 03-338 47 33
Sydney, 02-693 52 02

Bundesrepublik Deutschland

Botschaft
2600 Canberra,
119 Empire Circuit, Yarralumla,
Tel.: (062) 70 19 11

Generalkonsulate
3141 Melbourne,
480 Punt Road, South Yarra,
Tel. (03) 26 12 61/63

2025 Sydney,
13 Trelawnex Street, Wollahra,
Tel.: (02) 328 77 33

Honorarkonsulate
5001 Adelaide,
Tel.: (08) 223 51 07
4000 Brisbane,
Tel.: (07) 221 78 19
5794 Darwin,
Tel.: (089) 27 33 79
7005 Hobart/Tasmanien,
Tel.: (002) 23 18 14
6000 Perth,
Tel.: (09) 325 88 51

Österreich

Botschaft
2600 Canberra,
12 Talbot Street,
Tel.: (062) 95 13 76, 95 15 33

Honorargeneralkonsulate
3143 Melbourne,
897 High Street,
Tel.: (03) 50 90 360

2207 Sydney,
2 Kingsland Road, Bexley,
Tel.: (02) 59 10 08

Honorarkonsulate
5006 Adelaide,
Tel. (08) 42 97 32
4010 Brisbane,
Tel.: (07) 26 28 955,
6000 Perth,
Tel.: (09) 48 13 622

Schweiz

Botschaft
2603 Canberra,
7, Melbourne Avenue, Forrest,
Tel.: (062) 73 39 77

Generalkonsulate
3004 Melbourne,
3, Bowen Crescent (6th floor),
Tel.: (03) 267 22 66

2027 Sydney,
Edgecliff Center, 203-233 New South Head Road,
Tel.: (02) 328 75 11

BARBADOS [englisch]

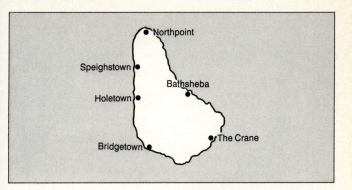

VOR DER REISE

Schutzimpfungen werden im internationalen Reiseverkehr nach den WHO-Bestimmungen von Barbados verlangt; und zwar Impfungen gegen Gelbfieber sind zwingend für Reisende, die sich innerhalb der letzten 12 Monate vor ihrer Ankunft auf Barbados in Infektionsgebieten in Afrika oder Südamerika aufgehalten haben.
Malariaschutz ist nicht vorgeschrieben.
Bei Aufenthalten auf Barbados gewähren die gesetzlichen Krankenkassen keine „Leistungsaushilfen". Es besteht kein Abkommen über soziale Sicherheit. Alle in Anspruch genommenen Leistungen sind sofort zu bezahlen. Vor der Reise ist es daher empfehlenswert, eine Auslandsreise-Krankenversicherung abzuschließen.

NOTRUF UND RETTUNGSWACHT

Auf Barbados gelten folgende Notrufnummern: Ambulanz und Feuerwehr 113, Polizei 112.
Die Vorwahl nach Deutschland: 01149.

DEUTSCHSPRECHENDER ARZT AUF BARBADOS

Dr. med. R. P. Naidu (Allgemeinmedizin), Corner Maxwell Terrace, Maxwell Road Christ Church,
Tel.: 428 94 52

KONSULARISCHE HILFEN

Materielle Hilfe wird in der Regel gewährt, wenn die Notlage auf andere Weise nicht behoben werden kann.

Bundesrepublik Deutschland

Honorarkonsulat
Bridgetown, Bay Street,
Tel. 427 18 76

Österreich/Schweiz

haben keine diplomatische Vertretung auf Barbados.

BELGIEN

[französisch]

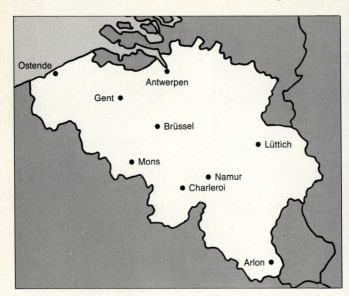

VOR DER REISE

Schutzimpfungen werden im internationalen Reiseverkehr nach den WHO-Bestimmungen von Belgien nicht verlangt. Besondere Gesundheitsrisiken bestehen nicht.

Vergessen Sie nicht, sich vor Reiseantritt von Ihrer Krankenkasse einen Auslandskrankenschein (Anspruchsbescheinigung E 111) ausstellen zu lassen. Ärztliche Leistungen können Sie dann über das für Ihren Aufenthaltsort zuständige Regionalamt der Hilfskasse der Kranken- und Invaliditätsversicherung in Anspruch nehmen (Nachweis von Vertragsärzten).

Die Inanspruchnahme privatärztlicher Leistungen muß sofort bezahlt werden.

Risiken möglicher Krankenrücktransportkosten sind durch eine Auslandsreise - Krankenversicherung abzudecken. Auslandsreise - Krankenversicherungen übernehmen jedoch keine Kosten, wenn die Behandlung im Ausland ein Grund der Auslandsreise war; die Behandlung bereits vor der Reise begonnen wurde; die Behandlung innerhalb der Zeit einer Auslandsbeschäftigung liegt oder die Leistungen von Ihrer gesetzlichen Krankenversicherung zu tragen sind.

NOTRUF UND RETTUNGSWACHT

In Belgien gibt es landesweit die einheitlichen Notruf-Nummern: für Notarzt/Krankenwagen und Feuerwehr 100 und für Polizei 101. Erreichbar in Deutschland sind Tag und Nacht der ADAC-Notruf München unter 0049-89-22 22 22 und der AvD-Notruf Frankfurt unter 0049-69-66 06 300.

Die Notrufstationen sorgen nötigenfalls auch für Hilfen der

Rettungswacht. Die Deutsche Rettungsflugwacht/Deutsche Zentrale für Luftrettung ist rund um die Uhr unter der Rufnummer 0049-711-70 10 70 in Stuttgart-Flughafen; die Schweizerische Rettungsflugwacht REGA unter der Rufnummer 0041-1-383 11 11 in Zürich erreichbar. Beachten Sie aber, daß Krankenrücktransporte von der gesetzlichen Krankenkasse nicht bezahlt werden; eine Kostenregulierung ist durch eine Auslandsreise-Krankenversicherung abzudecken.

DEUTSCH-SPRECHENDE ÄRZTE IN BELGIEN

2000 Antwerpen
Dr. med. Raymond Stienlet (Allgemeinmedizin), Lange Gasthuisstraat 32,
Tel.: (03) 233 56 901

1000 Brüssel
Dr. med. Metzker (HNO),
Av. de Stalingrad 101,
Tel.: (02) 511 04 262

1040 Brüssel
Dr. med. Elens (Chirurgie), Centre Médical Montgommery, Av. de l'Armée 14,
Tel.: (02) 735 02 731

Dr. med. Gebhart (Traumatologie, Orthopädie), Klinik Parc Léopold, Rue Froissart,
Tel.: (02) 230 03 424

1050 Brüssel
Frau Dr. med. Bunke-Schmidt (Augenheilkunde), Centre Médicis, Av. de Tervueren 251,
Tel.: (02) 762 03 255

Dr. med. Debled (Urologie), Rue de Tenbosch 23-25, Tel.: (02) 647 65 255

Dr. med. Dricot (Allgemeinmedizin), Av. Dossin de St. Georges 1, Tel.: (02) 648 13 032

Dr. med. Gohdes (Allgemeinmedizin, Innere Medizin),
Av. de Tervueren 257,
Tel.: (02) 771 81 901

Frau Dr. med. Rosenkranz (Allgemeinmedizin), Av. de l'Hippodrome 12, Tel.: (02) 647 72 311

1150 Brüssel
Dr. med. Lauwers (HNO),
Av. de Tervueren 257,
Tel.: (02) 770 70 911

1060 Brüssel
Frau Dr. med. Lowy (Dermatologie), Rue Felix Delhasse 24, Tel.: (02) 538 72 901

1180 Brüssel
Frau Dr. med. dent. Engelman (Zahnmedizin), Av. Winston Churchill 200, Tel.: nicht bekannt

1190 Brüssel
Dr. med. Steckelmacher (Urologie), Av. Van Becelaere 121, Tel.: (02) 672 86 081

Dr. med. Klein (Augenheilkunde), Sq. Larousse 29,
Tel.: (02) 343 04 614

1200 Brüssel
Dr. med. Roger (Allgemeinmedizin), Av. Marcel Thiry 24,
Tel.: (02) 770 30 454

4920 Embourg/Lüttich
Dr. med. dent. Jean Foret (Zahnmedizin), avenue des Lauriers 46, Tel.: (041) 65 44 973

Dr. med. Peter Szocs (Allgemeinmedizin), avenue Centenaire 1,
Tel.: (041) 65 32 081

1500 Halle
Dr. med. Van Roey (Traumatologie, Orthopädie), St. Mariakliniek, Tel.: (02) 356 29 292

4000 Liège
Sart Tilman, Universitätsklinik,
Tel.: (041) 56 95 111

Dr. med. Pierre Trabert
(Innere Medizin, Kardiologie),
Boulevard d'Avroy 84,
Tel.: (041) 23 37 800

8400 Oostende
Henri Serruys (Krankenhaus)
Ziekenhuis Kairo Strat 84,
Tel.: (059) 55 51 111

Dr. med. Werhelst (Innere
Medizin), Maria Kerkelaan 179,
Tel.: (059) 70 12 277

4621 Retienne/Liège
Dr. med. dent. Jean De Jardin
(Zahnmedizin), Rue Bureau 27,
Tel.: (041) 58 55 901

1410 Waterloo
Frau Dr. med. Schnackenberg
(Allgemeinmedizin), Av. Paul de
Lorraine 12, Tel.: (02) 384 57 011

1970 Wezembeek-Oppem
Frau Dr. med. Kotulla (Allgemeinmedizin), Lange Eikhoekje
4, Tel.: (02) 731 96 921

Dr. med. Viane (Allgemeinmedizin), Warandeberg 1,
Tel.: (02) 731 19 533

KONSULARISCHE HILFEN

Materielle Hilfe wird in der Regel gewährt, wenn die Notlage auf andere Weise nicht behoben werden kann.

Arzt-, Medikamenten- und Krankenhauskosten können unter bestimmten strengen Bedingungen nach Unfällen und akuten Erkrankungen im Notfall als finanzielle Überbrückungshilfe von den Konsulaten verauslagt werden.

Informationshilfen können ggf. auch vom örtlichen Lufthansa-Büro Brüssel 02-720 21 28 gegeben werden.

Bundesrepublik Deutschland

Botschaft
1150 Brüssel, Avenue de Tervueren 190, Tel.: (02)7 70 58 30, 7 70 58 36/39, 7 70 99 96/97

Generalkonsulat
2018 Antwerpen, De Keyserlei 5, Tel.: (03) 23 27 811/813, 23 40 281

Honorarkonsulate
6000 Charleroi,
Tel.: (071) 27 17 11
9000 Gent,
Tel.: (091) 25 91 68
3500 Hasselt,
Tel.: (011) 22 57 06
4000 Lüttich,
Tel.: (041) 23 59 94/95
8400 Oostende,
Tel.: (059) 32 28 65

Österreich

Botschaft
1050 Brüssel, Rue de l'Abbaye 47, Tel.: (02) 64 99 170

Honorarkonsulate
2000 Antwerpen,
Tel.: (03) 23 73 948
6090 Charleroi,
Tel.: (071) 44 43 33
9000 Gent,
Tel.:(091) 22 96 69
4000 Lüttich,
Tel.: (041) 23 79 60
8400 Oostende,
Tel.: (059) 70 23 42

Schweiz

Botschaft
1040 Brüssel, 26, rue de la Roi, Tel.: (02) 230 61 45

Generalkonsulat
2000 Antwerpen, Schoenmarkt 18, Tel.: (03) 233 53 42

BERMUDAS [englisch]

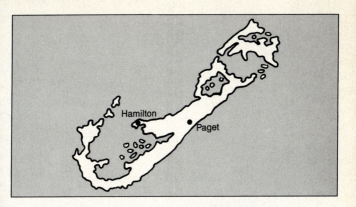

VOR DER REISE

Schutzimpfungen werden im internationalen Reiseverkehr nach den WHO-Bestimmungen von den Bermudas nicht verlangt. Malariaschutz ist nicht erforderlich.
Bei Aufenthalten auf den Bermudas gewähren die gesetzlichen Krankenkassen keine „Leistungsaushilfen". Es wird daher empfohlen, vor der Reise eine Auslandsreise-Krankenversicherung abzuschließen, um auch Risiken möglicher Krankenrücktransportkosten abzudecken.

NOTRUF UND RETTUNGSWACHT

Auf den Bermudas gibt es landesweit die einheitliche Notrufnummer 911 für Polizei, Feuerwehr und Krankenwagen. Die Deutsche Rettungsflugwacht/Deutsche Zentrale für Luftrettung ist rund um die Uhr unter der Rufnummer 01149 - 711 - 70 10 70 in Stuttgart Flughafen; die Schweizerische Rettungsflugwacht REGA unter der Rufnummer 01141 - 1 - 383 11 11 in Zürich erreichbar.

DEUTSCH-SPRECHENDE ÄRZTE AUF DEN BERMUDAS

Es gibt keine deutschsprechenden Ärzte auf den Inseln, allerdings besteht die Möglichkeit der Übersetzung in folgendem Krankenhaus:

Paget
Mrs. Shirley Leach, Director of Volunteers, Woman's Hospital Auxilliary, King Edward Memorial Hospital,
Tel.: (809) 23 62 48 89

KONSULARISCHE HILFEN

Unterstützung wird im üblichen Rahmen gewährt.

Deutschland

Honorarkonsulat
Hamilton, Tel.: (809) 292 69 94

Österreich / Schweiz

unterhalten keine Vertretungen auf den Bermudas.

BRASILIEN [portugiesisch]

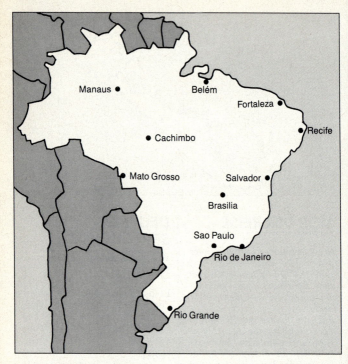

VOR DER REISE

Schutzimpfungen werden im internationalen Reiseverkehr nach den WHO-Bestimmungen von Brasilien verlangt; und zwar Malariaschutz ist ganzjährig unterhalb 900 m in den Bundesstaaten Acre und Rondônia, in den Gebieten Amazonas, Ampara, Roraima, Goias, Maranhao, Mato Grosso und der Pará-Staaten vorgeschrieben. Chloroquinresistenz tritt auf. Die Konsulatation des Hausarztes vor der Reise ist erforderlich.

Impfungen gegen Gelbfieber sind zwingend für Reisende, die sich innerhalb der letzten 6 Tage vor ihrer Ankunft in Brasilien in Infektionsgebieten in Afrika oder Südamerika aufgehalten haben.

Diarrhoe (Reisedurchfall) ist bei Reisen in heiße Länder ein besonderes Risiko in den ersten Tagen, solange die Gewöhnung des Reisenden an die veränderten Klima- und Lebensumstände noch nicht erfolgt ist. Strenge Eßdisziplin und strikte Hygiene sind die beste Vorsichtsmaßnahme.

Bei Flugreisen sind beim Rückflug aus wärmeren Regionen unbedingt Pullover und wärmere Kleidung zu tragen, denn häufig kommen Reisende „aufgeheizt" an Bord und setzen sich durch die Klimatisierung im Flugzeug einem „Temperaturschock" aus, der meistens mit einer kräftigen Erkältung endet.

Bei Aufenthalten in Brasilien gewähren die gesetzlichen Krankenkassen keine „Leistungsaushilfen". Es besteht kein Abkommen über soziale Sicherheit. Alle in Anspruch genommenen Leistungen müssen sofort bezahlt werden. Vor der Reise ist es daher empfehlenswert, eine Auslandsreise-Krankenversicherung abzuschließen.

NOTRUF UND RETTUNGSWACHT

In Brasilien gibt es keine landesweiten einheitlichen Notruf-Nummern. Für die Provinzen Brasilia, Belem, Blumenau, Campina, Curtiba, Joinville Manaus, Porto Allegre, Recife, Rio De Janeiro und Rio Grande gelten: Polizei: 190; Feuerwehr: 193;, Notarzt: 192.
In Belo Horizonte erreicht man den Notarzt unter 222 12 12; in Goiania die Feuerwehr unter 6 13 13, die Polizei unter 6 10 01, den Notarzt unter 6 11 42. Andere Notrufnummern sind den örtlichen Telefonbüchern zu entnehmen.
Die Deutsche Rettungsflugwacht/ Deutsche Zentrale für Luftrettung ist rund um die Uhr unter der Rufnummer (0049-711) 70 10 70 in Stuttgart-Flughafen; die Schweizerische Rettungsflugwacht REGA unter der Rufnummer (0041-1) 383 11 11 in Zürich erreichbar.

DEUTSCH-SPRECHENDE ÄRZTE IN BRASILIEN

66000 Belém
Dr. med. Adilson Santana (Allgemeinmedizin), Av. President Vargas 351, Edifico Palacio Dorhado, Salas 1010,
Tel.: (091) 223 06 53

30000 Belo Horizonte - MG
Dr. med. Peter Kux (Allgemeinmedizin/Chirurgie), Rua Santa Rita Durão 321 F-308,
Tel.: (031) 223 57 32

Dr. med. Sergio Dicalho De Assuncõo (Gynäkologie/Allgemeinmedizin), Rua dos Otonis 712 S-301, Tel.: (031) 226 45 28

30120 Belo Horizonte - MG
Dr. med. Thelmo Quick (Allgemeinmedizin), Av. Joáo Pinheiro 39 6° S-65, Tel.: (031) 221 57 47

89100 Blumenau SC
Dr. med. Gerd Udo Gromann (Orthopädie), Rua Marechal Floriano Peixotol 300,
Tel.: (0473) 22 24 90

Dr. med. dent. Otto Heinrich (Zahnmedizin), Rua Marechal Floriano Peixoto 35, 1. St.,
Tel.: (0473) 22 26 69

Dr. med. Enrico R. Niemeyer (Gynäkologie), Rua Paraguay 71, Tel. (0473) 22 02 76

Dr. med. Ursula Pauls (Allgemeinmedizin), Rua Amazonas 301, Tel.: (0473) 22 29 81

Dr. med. Osvaldo Pfiffer,
Dr. med. Carmen Pfiffer (Allgemeinmedizin), Rua Amazonas 301, Tel.: (0473) 23 04 33

Dr. med. Oscar Rubens Krueger (Allgemeinmedizin), Chirurgie), Rua 15 de Novembro 1139 fds.,
Tel.: (0473) 22 39 13

Dr. med. Clothar Schroeter (Gynäkologie), Rua Amazonas 301, Tel.: (0473) 22 41 48

Dr. med. dent. Rolf Stange (Zahnmedizin), Rua Joao Pessoa 1337, Tel.: (0473) 22 29 11

7000 Brasilia
De. med. Arnaldo Velloso da Costa (Innere Medizin, Neurologie, Geriatrie), Ed. de Clinicas - SMHN Q 02, s/508, Tel.: (061) 2446975, 2 23 45 35, 22 34 060

Dr. med. Francisco José Paulo Lima (HNO), Centro Médico de Brasilia, Av. W-3 Sul, Q. 716, Bl. E, Tel.: (061) 2 45 18 33

Dr. med. Dival Costa (Urologie), Setor Comercial Sul.-Edf. Baracat, Tel.: (061) 2 26 24 28, 2 23 24 20

80020 Curitiba - PR
Dr. md. Wilhelm L. Schack (Allgemeinmedizin/Gynäkologie), Rua Marechal Deodoro, 211, cj. 1602, Tel.: (041) 224 79 85

60000 Fortaleza
Dr. med. Joao Martins de Souza Torres (Innere Medizin), Casa de Saúde Sao Raimundo, Av. Barao de Stdart, 790 - Aldeota,
Tel.: (085) 2 24 93 88

Dr. med. Sidnei Torres Vieira, (Allgemeinmedizin, Chirurgie), Rua Monsenhor Bruno, 647 - Aldeota, Tel.: (085) 2 44 46 61

42000 Indaial - Santa Catarina
Dr. med. Robert Timar Kechele (Allgemeinmedizin), Avenida Carlos Schroeder 29,
Tel.: (0473) 33 00 21

301010 Jacarezinho PR
Dr. med. Humberto Antonio Villa Nova Purger (Allgemeinmedizin), Av. Getúlio Vargas, 1106, Tel.: (047) 22 06 69

22700 Londrina PR
Dr. med. Axel Hullsmeyer (Orthopädie), Av. Duque de Caxias, 2575, Tel.: (0432) 23 71 44

Dr. med. Carlos Alberto Morselli Diniz (Neurochirurgie), Av. Bandeirantes, 476,
Tel.: (0432) 24 60 48, 24 61 09

Dr. med. Wander Tamburús (Neurologie), Av. Bandeirantes, 476, Tel.: (0432) 24 60 49, 24 61 09

28600 Pomerode - Santa Catarina
Dr. med. Horst Bernhardt (Allgemeinmedizin), Hospital Rio do Test, Tel.: (0473) 87 05 26

Dr. med. Rigobert Krueger (Allgemeinmedizin), Hospital Rio do Testo, Tel.: (0473) 87 05 26

21400 Porecatú PR
Dr. med. Hans Jürgen Kelter (Kinderarzt), Rua Osni Amaral, 55, Tel: (0436) 23 16 21

90000 Porto Alegre
Dr. med. dent. Manfred Caye (Zahnmedizin), Avenida Cristóvao Colombo, 3284,
Tel.: (0512) 42 85 64

Dr. med. Günther von Eye (Allgemeinmedizin), Rua Ramiro Barcelos, 910,
Tel.: (0512) 25 21 49

Dr. med. dent. Leonhard Gmaehle (Zahnmedizin), Avenida Borges de Medeiros, 446,
Tel.: (0512) 24 91 14

Dr. med. Matias Kronfeld (Allgemeinmedizin und Kardiologie), Rua Ramiro Barcelos, 910, Tel.: (0512) 25 94 50

Dr. med. Ivo Schmiedt (Orthopädie und Traumatologie), Rua Almirante Abren, 220,
Tel.: (0512) 31 76 70

Dr. med. Markus Schmiedt (Allgemeinmedizin und Kardiologie), Luciana de Abreu, 267,
Tel.: (0512) 22 41 49

50000 Recife - PE
Dr. med. Rudolf Schoenenberg (Allgemeinmedizin), Rua Siqueira Campos 279,
Tel.: (081) 227 00 92

20000 Rio de Janeiro
Dr. med. dent. Gerd Alexander (Zahnmedizin), Av. N.S. Copacabana 1120 s/701-5, Copacabana, Tel.: (021) 521 22 42

Dr. med. Ingrid Kreuzig Bastos (Kinderärztin), Rua Visc. de Pirajá 111/606, Ipanema,
Tel.: (021) 267 83 73

Dr. med. dent. Verónica F. Braun (Zahnmedizin), Estr. do Galeao 634/s 307, Ilha do Governador, Tel.: (021) 396 10 13

Dr. med. Ingeborg Laaf da Cunha (Akupunktur, Gynäkologie), Rua Sorocaba 464/301, Botafogo, Tel.: (021) 286 12 31

Dr. med. Rudolfo Doerrzapf (Zahnmedizin), Rua Uruguaiana 55 s/1001, Centro,
Tel.: (021) 221 28 69

Dr. med. Hans-Jürgen Dohmann (Kardiologie/Herzerkrankungen), Clinica Pro-Cardiaco, Rua Dona Mariana 219, Botafogo,
Tel.: (021) 286 42 42 / 246 60 60

Dr. med. Käthe Elliner (Psychiatrie), Av. Princesa Isabel 181 gr/1212, Copacabana,
Tel.: (021) 275 97 49

Dr. med. Michael Glasberg (Orthopädie), Rua Barata Ribeiro 774, Copacabana,
Tel.: (021) 236 66 67

Dr. med. Bruno Hellmuth (Allgemeinmedizin/Innere Medizin), Rua Miguel Lemos 411 s/406, Copacabana, Tel.: (021) 287 44 95

Dr. med. Joao Francisco Lages Netto (Kinderarzt), Av. N.S. Copacabana 599 s/410,
Tel.: (021) 237 64 66

Dr. med. Joachim Lesser (Zahnmedizin), Rua Siqueira Campos 43 s/929, Tel.: (021) 255 36 56

Dr. med. Fernando Linhares (HNO), Rua Sorocaba 464 s/208, Botafogo,
Tel.: (021) 286 00 22

Dr. med. Carlos Mayr (HNO), Av. N.S. de Copacabana 680/1013, Tel.: (021) 255 93 93

Prof. Dr. med. Nova Monteiro (HNO), Casa de Saude S. Miguel, Rua Conde Irajá 420, Botafogo, Tel.: (021) 286 14 37

Dr. med. Romano Neurauther, Dr. Rogério Neurauther (Ophthamologie), Av. N.S. Copacabana 1120 s/901,
Tel.: (021) 287 83 46

Dr. med. Amicis M. F. Porto (Innere Medizin), Rua Sorocaba 464/401, Botafogo,
Tel.: (021) 286 00 22

Dr. med. Arno von Ristow (Venenerkrankungen), Rua Visc. de Pirajá 414 s/402, Ipanema,
Tel.: (021) 226 20 43

Dr. med. Henrique Sauer-Rupp (Urologie), Clinica Sorocaba, R. Sorocaba 464 gr. /406, Botafogo, Tel.: (021) 226 88 29

Dr. med. Paul Scheidemantel (Chirurgie), Rua Estrela 27, Rio Comprido,
Tel.: (021) 273 25 12 / 273 75 96

Dr. med. dent. Victor Schmidt, Dr. Walter Schmid (Zahnmedizin), Rua Moreira Cezar 433, Niteroi/Icarai,
Tel.: (021) 711 43 44

Dr. med. Samuel Schmidt (Urologie), Av. Rio Branco 277 gr. 1106, Tel.: (021) 220 12 49

Dr. med. Friedrich Spaeth (Akupunktur), Av. N.S. de Copacabana 861/1212,
Tel.: (021) 236 10 82

Dr. med. Karl Wengenmayer (Allgemeinmedizin), Av. N.S. de Copacabana 1018 s/602,
Tel.: (021) 521 37 23

Dr. med. Hans Joachim Wolff (Allgemeinmedizin), Av. Rio Branco 245 s/1003,
Tel.: (021) 220 16 49

84100 Rio do Sul - Santa Catarina
Dr. med. Ralf Kluge (Allgemeinmedizin), Alameda Aristiliano Ramos 106, Tel.: (0478) 22 04 18

40130 Salvador - Bahia
Dr. med. Richard Lange (Radiotherapie/Onkologie), Hospital Portugès, Av. Princesa Isabel, 2,
Tel.: (071) 247 42 11

40140 Salvador - Bahia
Hospital Santo Amaro (Ultraschall- und Röntgendiagnostik), Ru rlindo de Assis, 1, Federacao, Tel.: (071) 245 04 88

40150 Salvador - Bahia
Dr. med. Alberto Alves Leitao Guerra (Augenarzt), Clinica de Olhos Leitao Geurra, Rua Catarina Paraguassú, 8, Graca,
Tel.: (071) 237 01 03, 245 65 55

40160 Salvador - Bahia
Dr. med. Nonato J. Fontes,
Klinik Humana, Rua Airosa
Galvao, 89, Barra,
Tel.: (071) 245 36 00

Dr. med. Luiz Meira Lessa
(Psychiatrie), Clinica Psiqiátrica
de Salvador Ltda, Rua Maceió,
3, Jardim Brasil - Barra,
Tel.:(071) 2 35 35 48, 2 35 35 82

41200 Salvador - Bahia
Dr. med. Carlos R. Alves de
Oliveira (Urologie), Hospital
Sao Raffael (Monte Tabor), Rua
Sao Rafael, 2289, Estrada do
Pau da Lima,
Tel.: (071) 393 39 21, 393 38 21

40210 Salvador - Bahia
Dr. med. Jorge Batista
(Gastroenterologie), Uniclinica,
Av. Garibaldi, 1073, Ed. Jardim
Cidade, Tel.: (071) 2 35 73 93

Dr. med. Eliana M. Kaiser da
Costa (Ultraschall), Instituto
Cardio-Pulmonar, Av. Garibaldi,
2171, Ondina,
Tel.: (071) 245 12 55

41930 Salvador - Bahia
Dr. med. Josef Stangl (Serologie/Mastologie), Rua Conselheiro Pedro Luiz, 179, Rio Vermelho, Tel.: (071) 237 10 73

41960 Salvador - Bahia
Dr. med. Monika Ruther de
Araújo (Gynäkologie), Nascenti, Av. Antonio Carlos Magalhaes, 2501, Tel.: (071) 358 40 84

11013 Santos SP
Dr. med. Mayer Reznik (Innere
Medizin), Rua Amador Bueno,
26-conj. 32, Tel.:(0132) 32 15 67

11050 Santos SP
Dr. med. Ney Romiti
(Haut- und Geschlechtskrankheiten), Rua Macado de Assis,
303, Tel.: (0132) 32 69 07

01000 Sao Paulo
Dr. med. Adolfo Becker
(Gynäkologie), Praca Amadeu
Amaral, 47, cj. 5, Paraiso,
Tel.: (011) 288 31 69, 288 23 19

Dr. med. Michael Blaich
(Psychiatrie), Rua Regina Badra,
576, Clinica Tobias, Alto da Boa
Vista, Tel.: (011) 2 47 37 99

Dr. med. dent. Winfried Brink
(Zahnmedizin), Av. Nove de
Julho, 5483, cj. 41, Jardim
Paulistano, Tel.: (011) 2 80 12 80,
2 80 09 75

Dr. med. Carl G. Fürst (Innere
Medizin), Praca Amadeu
Amaral, 47, Paraiso,
Tel.: (011) 2 89 23 69

Dr. med. Léa Hamermesz
(Gynäkologie), Av. Europa,
646, Jardim Europa,
Tel.: (011) 853 32 53

Dr. med. Heinz Konrad
(Chirurgie, Gynäkologie), R. Dona Eponina Afonseca, 80, Granja Julieta, Tel.: (011) 2 47 49 18

Dr. med. Walter Mittelstaedt
(Chirurgie), Av. Albert Einstein,
627, cj. 393, Morumbi,
Tel.: (011) 8 45 12 33

Dr. med. dent. Kurt Novak
(Zahnmedizin), Av. Paulista,
2202 cj. 176, Cerqueira Cśar,
Tel.: (011) 2 89 82 35

Dr. med. Herbert Oltrogge
(Allgemeinmedizin), Rua Indiana, 228, Brooklin Novo,
Tel.: (011) 61 60 00, 2 41 44 99

Dr. med. Ernst Oltrogge
(Augenarzt), Rua Indiana, 228,
Brooklin Novo,
Tel.: (011) 61 60 00, 2 41 44 99

Dr. med. dent. Ralf Schneider
(Zahnmedizin), Av. Brig. Faria
Lima, 844, cj. 1105, Jardim Paulistano, Tel.: (011) 2 11 84 69

Dr. med. Dankwart Schreen (Allgemeinmedizin), Rua Alexandre
Dumas, 235, Granja Julieta,
Tel.: (011) 5 24 33 65

Dr. med. Eng H. Tan-oh (Innere
Medizin), Av. Chibaras, 974,
Moema, Tel.: (011) 5 70 32 40

Dr. med Frederico Thiessen (Allgemeinmedizin), Rua Soberana, 49, Cidade Moncoes, Tel.: (011) 5 42 10 88

Dr. med. dent. Alexander Uri (Zahnmedizin), Av. Paulista, 2202, cj. 176, Cerqueira Cśar, Tel.: (011) 2 88 71 31

28300 Timbo - Santa Catarina
Dr. med. Anne Maria Heidrich (Allgemeinmedizin), Rua Venezuela 25, sala B, Tel.: (0473) 82 10 23

89120 Vila Itoupava, Munizip Blumenau
Dr. med. Frederico Strassburger (Allgemeinmedizin), Hospital Misericórdia, Rua Henrique Conrad 432, Tel.: (0473) 78 11 10

KONSULARISCHE HILFEN

Arzt-, Medikamenten- und Krankenhauskosten können unter bestimmten strengen Bedingungen nach Unfällen und akuten Erkrankungen im Notafll als finanzielle Überbrückungshilfe verauslagt werden.
Informationshilfen können ggf. auch von den örtlichen Lufthansa-Büros gegeben werden:
Rio de Janeiro, 021-398 36 20
Sao Paulo, 011-256 98 33

Bundesrepublik Deutschland

Botschaft
Brasilia 70415 DF,
Avenida das Nacoes, lote 25,
Tel.: (061) 2 43 74 66, 2 43 74 01, 2 43 72 34

Generalkonsulate
Curitiba 80000 PR,
Av. Joao Gualberto, 1237,
Tel.: (041) 2 52 42 44

Porto Alegre 90000 RS, Rua Prof. Annes Dias 112, 11° andar, Tel.: (012) 24 95 92

Recife 50000 PE, Av. Dantas Barreto, 191, Edf. Sto Antonio, 4° andar, Tel.: (081) 2 24 34 88, 81 13 82

Rio de Janeiro 22231 RJ,
Rua Presidente Carlos de Campos, 417, Tel.: (021) 2 85 23 33, 2 12 25 79

Sao Paulo 01451 SP, Avenida Brigadeiro Faria Lima 1382 - 12° andar, Jardim Paulistano, Tel.: (011) 8 14 66 44, 1 18 39 23

Österreich

Botschaft
Brasilia 70426 DF, Av das Nacoes, lote 40, (Setor de Embaixadas Sul),
Tel.: (061) 24 33 111, 24 33 373, 24 33 421

Generalkonsulat
Rio de Janeiro 22070 RJ,
Avenida Atlantica 3804,
Tel.: (021) 22 70 040, 22 75 893, 24 73 191

Honorargeneralkonsulat
Sao Paulo 01424 SP,
Tel.: (011) 2 82 62 23

Schweiz

Botschaft
Brasilia 70448 DF, SES, Avenida das Nacoes, Lote 41, Tel.: (061) 2 44 55 00, 2 44 56 11

Generalkonsulat
Rio de Janeiro 20241 RJ,
Rua Cândido Mendes 157, 11° andar, Tel.: (021) 2 42 80 35

Sao Paulo 01310 SP,
Avenida Paulista, 1754/4° and.
Edificio Grande Avenida,
Tel.: (011) 2 89 10 33, 2 89 12 44, 2 89 15 77, 2 51 04 26

CHILE

[spanisch]

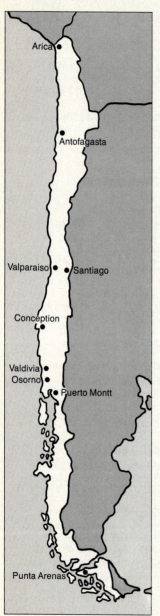

VOR DER REISE

Schutzimpfungen werden im internationalen Reiseverkehr nach den WHO-Bestimmungen von Chile nicht verlangt. Besondere Gesundheitsrisiken bestehen nicht.

Bei Aufenthalten in Chile gewähren die gesetzlichen Krankenkassen keine „Leistungsaushilfen". Es wird daher empfohlen, vor der Reise eine Auslandsreise-Krankenversicherung abzuschließen, um auch Risiken möglicher Krankenrücktransportkosten abzudecken.

NOTRUF UND RETTUNGSWACHT

In Chile gibt es landesweit die einheitliche Notruf-Nummer 133 für Polizei und 132 für Feuerwehr.
Die Notrufstationen sorgen ggf. auch für Hilfen der Rettungswacht. Die Deutsche Rettungsflugwacht/Deutsche Zentrale für Luftrettung ist rund um die Uhr unter der Rufnummer 0049-711-70 10 70 in Stuttgart-Flughafen; die Schweizerische Rettungsflugwacht REGA unter der Rufnummer 0041-1-383 11 11 in Zürich erreichbar.

DEUTSCH-SPRECHENDE ÄRZTE IN CHILE

Conceptión
Dr. med. Guenther Domke (Innere Medizin), Betran Mathieu 94, Tel.: (041) 29 00 55

Dr. med. Helmuth Schultz (Allgemeinmedizin), Aníbal Pinto 277, Tel.: (041) 23 94 34

Osorno
Dr. med. Sergio Bornscheuer (Allgemeinmedizin), Clínica Alemana, Tel.: 50 411
Dr. med. Ronald Sievers (Gynäkologie), M.A. Matta 595, of 2, Tel.: 49 959
Dr. med. Erwin Sylvester (Orthopädie), Clínica Alemana, Tel.: 50 410
Dr. med. Martin Weil (Gynäkologie), J. Mackenna 987, Piso 2, Tel.: 41 978

Puerto Montt
Dr. med. Felix Raimann (Allgemeinmedizin), San Salvador 321, Tel.: 57 88

Santiago de Chile
Dr. med. Niels Biedermann (Psychiatrie), Luís Thayer Ojeda 0115, of. 502, Tel.: (02) 21188 941
Dr. med. Luís Gomberoff (Psychiatrie), Marcoleta 480, Dp. 13, Tel.: (02) 39 21 491
Dr. med. Federico Haecker (Innere Medizin), Clínica Alemana, Vitacura 5951, Tel.: (02) 229 85 151
Prof. Dr. med. Max Müller (Proktologie), Marcoleta 43, Dp. 2, Tel.: (02) 222 96 990
Dr. med. Ira Schwedrewitz (Allgemeinmedizin, Geriatrie), Providencia 2608, Tel.: (02) 232 27 505
Dr. med. Guido Behn Theune (Orthopädie), Holanda 1149, Dp. 2, Tel.: (02) 251 33 023

Valdivia
Dr. med. Claus Grob (Orthopädie), Beauchef 788, Tel.: 23 44
Dr. med. Alvaro León (Hämatologie/Nuklearmedizin), Condell 454, Tel.: 37 61
Dr. med. Eberhard Schultz (Allgemeinmedizin), Av. Ramón Picarte 1490, Tel.: 47 86

KONSULARISCHE HILFEN

Materielle Hilfe wird in der Regel gewährt, wenn die Notlage auf andere Weise nicht behoben werden kann.
Arzt-, Medikamenten- und Krankenhauskosten können unter bestimmten strengen Bedingungen nach Unfällen und akuten Erkrankungen im Notfall als finanzielle Überbrückungshilfe von den Konsulaten verauslagt werden.
Informationshilfen können ggf. auch vom örtlichen Lufthansa-Büro gegeben werden: Santiago de Chile (02) 601 91 11, 601 97 64

Bundesrepublik Deutschland

Botschaft
Santiago de Chile,
Calle Agustinas 785,
Tel.: (02) 33 50 31 - 35

Honorarkonsulate
Antofagasta, Tel.: (083) 22 69 44, 22 57 61
Arica, Tel.: (080) 3 15 51
Osorno, Tel.: 21 52
Puerte Montt, Tel.: 25 30 71
Punta Arenas, Tel.: 2 37 81, 2 41 20
Temuco, Tel.: 23 23 92, 23 26 61
Valdivia, Tel.: 21 57 01
Valparaíso, (032) 25 67 49

Österreich

Botschaft
Santiago de Chile,
Barros Errazuriz 1968, 3 piso,
Tel.: (02) 223 47 74, 223 42 81

Honorarkonsulat
Valparaíso, 7. Norte 1107,
Vina del Mar, Tel.: (032) 97 12 00

Schweiz

Botschaft
Santiago de Chile,
Edificio Forum, Providencia 2653, 16° Santiago de Chile,
Tel.: (02) 232 26 93,
232 18 72, 231 53 41

CHINA

[chinesisch]

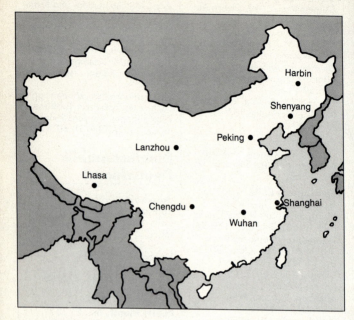

VOR DER REISE

Schutzimpfungen werden im internationalen Reiseverkehr nach den WHO-Bestimmungen von China verlangt; und zwar Malariaschutz ist ganzjährig für alle Gebiete unter 1500 m erforderlich, nicht jedoch in den nördlichen Provinzen. Es ist auf jeden Fall eine Woche vor der Reise mit der Malariaprophylaxe zu beginnen. Eine Impfung gegen Gelbfieber ist zwingend vorgeschrieben für Reisende, die sich innerhalb der letzten 6 Tage in Infektionsgebieten in Afrika oder Südamerika aufgehalten oder diese transitiert haben. Ausgenommen sind lediglich Transitreisende, die den Flughafen in China nicht verlassen.

Bei Aufenthalten in China gewähren die gesetzlichen Krankenkassen keine „Leistungsaushilfen". Es wird daher empfohlen, vor der Reise eine Auslandsreise-Krankenversicherung abzuschließen, um auch Risiken möglicher Krankenrücktransportkosten abzudecken.

NOTRUF UND RETTUNGSWACHT

In China gibt es landesweit die einheitlichen Notrufnummern 110 für Polizei, 119 für Feuerwehr und 120 für Notarzt (nur Peking). Erreichbar sind in Deutschland Tag und Nacht der ADAC-Notruf unter 0049-89-22 22 22 und der AvD-Notruf Frankfurt/Main unter 0049 - 69 - 66 06 300.

Die Notruf-Stationen sorgen nötigenfalls auch für Hilfen der Rettungswacht. Die Deutsche Rettungsflugwacht/Deutsche Zentrale für Luftrettung ist rund um die Uhr unter der Rufnummer 0049 - 711 - 70 10 70 in Stuttgart Flughafen; die Schweizerische Rettungsflugwacht REGA unter Rufnummer 0041 - 1 - 383 11 11 in Zürich erreichbar.

DEUTSCH-SPRECHENDE ÄRZTE IN CHINA

Peking (Beijing)
Dr. med. Yunyu Fan (Gynäkologie), China-Japan Friendship Hospital, Heping North Street,
Tel.: (01) 42 21 12 21, ext. 3451, 3326

Dr. med. Kehan Han (Chirurgie, Urologie), Beijing Medical University, Da Hong Luo Chang, West District, Tel.: (01) 662 34 90

Dr. med. Songnian Li (Radiologie), 1st Hospital, Medical University,
Tel.: (01) 656 63 11, ext. 213

Dr. med. Bernhard Poeschel (Innere Medizin), Ta Yuan Waijiao Gongyu 1-1-12, 1 Xin Dong Lu, Tel.: (01) 53 24 96 01

Prof. Dr. med. Zhaoqi Zeng, (Chefarzt), Beijing-Hospital, Dongdan, Tel.: (01) 51 26 61 13

Dr. med. Jilin Zeng (Innere Medizin), China-Japan Friendship Hospital, Heping Li, Tel.: (01) 42 21 12 21, ext. 2551, 2578

Shanghai
Dr. med. Eugene Kuo (Gynäkologie), Shanghai Volkskrankenhaus Nr. 4, 1878 Si Chuan Road (North),
Tel.: (021) 663 03 13, ext. 115

Wuhan
Prof. Dr. med. Fazu Qiu (Chefarzt), Tongji Medical University, Hangkong Lu,
Tel.: (027) 566 81 18

KONSULARISCHE HILFEN

Es wird immer zunächst die telefonische Kontaktaufnahme empfohlen.
Materielle Hilfe wird in der Regel gewährt, wenn die Notlage auf andere Weise nicht behoben werden kann.

Arzt-, Medikamenten- und Krankenhauskosten können unter bestimmten strengen Bedingungen nach Unfällen und akuten Erkrankungen im Notfall als finanzielle Überbrückungshilfe verauslagt werden.
Informationen könngen gegebenenfalls auch vom örtlichen Lufthansa-Büro in China gegeben werden:
Peking, Tel.: (01) 532 29 31

Bundesrepublik Deutschland

Botschaft
Peking (Beijing), Liang Ma He Nan Lu 14, Ta Yuan Office Bldg. 1-3-1, Tel.: (01) 532 33 08

Generalkonsulat
Shanghai, Yong Fu Lu 151 und 181, Tel.: (021) 33 69 51 - 53

Österreich

Botschaft
Peking (Beijing), Jian Guo Men Wai, Xiu Shui Nan Jie 5, Tel.: (01) 532 20 61 - 63

Schweiz

Botschaft
Peking (Beijing) Sanlitun Dongwujie 3,
Tel.: (01) 532 27 36 - 38

COSTA RICA [spanisch]

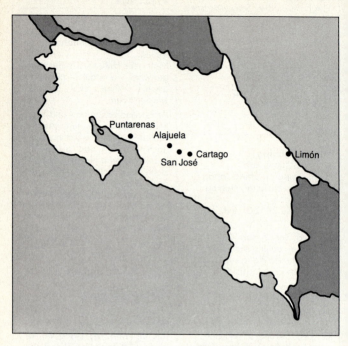

VOR DER REISE

Schutzimpfungen werden im internationalen Reiseverkehr nach den WHO-Bestimmungen von Costa Rica nicht verlangt.
Malariaschutz ist jedoch ganzjährig erforderlich für ländliche Gebiete unter 500 m in den Provinzen Alajuela, Guanacaste, Heredior, Limón und Puntarenas. Es ist in diesen Fällen eine Woche vor der Reise mit der Malariaprophylaxe zu beginnen.
Bei Aufenthalten in Costa Rica gewähren die gesetzlichen Krankenkassen keine „Leistungsaushilfen". Es wird daher empfohlen, vor der Reise eine Auslandsreise-Krankenversicherung abzuschließen, um auch Risiken möglicher Krankenrücktransportkosten abzudecken.

NOTRUF UND RETTUNGSWACHT

In Costa Rica gibt es keine Vorwahlnummern. Es gelten jedoch landesweit die einheitlichen Notruf-Nummern 117 für Polizei, 118 für Feuerwehr und 21 58 18 für Notarzt und Krankenwagen.

In Deutschland sind Tag und Nacht der ADAC-Notruf München (0049-89-22 22 22) und der AvD-Notruf Frankfurt/Main (0049-69-66 06 300) erreichbar. Die Deutsche Rettungsflugwacht/ Deutsche Zentrale für Luftrettung ist rund um die Uhr unter der Rufnummer 0049-711-70 10 70 in Stuttgart; die Schweizerische Rettungsflugwacht REGA unter der Rufnummer 0041-1-383 11 11 in Zürich erreichbar.

DEUTSCH-SPRECHENDE ÄRZTE IN COSTA RICA

In Costa Rica gibt es weder Straßennamen noch Hausnummern. Ortsfremde können sich daher nur per Telefon oder über das jeweils angegebene Postfach (Ap.) mit den genannten Ärzten in Verbindung setzen. Auch Vorwahlnummern gibt es nicht.

Paseo Colón
Dr. med. Tomás Queseda Vargas (Augenmedizin), Restaurant „La Bastille" 50 m sur, Tel.: 33 23 012

San José
Dr. med. Rafael Rivera Aguilar (Augenmedizin), Ap. 349, Tel.: 21 43 411

Dr. med. Rafael Fallas (Psychologie), Ap. 10022, Tel.: 59 22 514

Dr. med. dent. Ronald Hirsch (Zahnmedizin), Ap. 231, Tel.: 22 10 815

Dr. med. Walter Kitzing (Pädiatrie), Ap. 181, Tel.: 21 22 928

Dr. med. dent. Ricardo Kriebel (Zahnmedizin), Ap. 613, Tel.: 22 55 223

Dr. med. dent. Rafael Lachner (Zahnmedizin), Ap. 3593, Tel.: 21 34 256

Dr. med. dent. Carlos Lehmann (Zahnmedizin), Ap. 3813, Tel.: 25 18 182

Dr. med. dent. Eva Lehmann (Zahnmedizin), Ap. 3813, Tel.: 25 18 181

Dr. med. Hanns Niehaus (HNO), Ap. 5995, Tel.: 25 46 159

Dr. med. dent. Carl Walter Steinvorth (Zahnmedizin), Ap. 5314, Tel.: 21 06 255

Dr. med. dent. Georg Steinvorth (Zahnmedizin), Ap. 1321, Tel.: 21 06 253

Dr. med. Werner Steinvorth (Orthopädie), Ap. 5314, Tel.: 22 10 100

Dr. med. Jorge Quesada Vargas (Innere Medizin), Avenida 4 – Calles 22/24, Tel.: 33 56 563, 55 48 606, Funk: 21 45 45

San Pedro
Dr. med. Manfred Amrhein (Innere Medizin), Ap. 535, Tel.: 22 10 102

Dr. med. Alberto Gámez (Krebsspezialist), Ap. 120, Tel.: 22 40 616

KONSULARISCHE HILFEN

Arzt-, Medikamenten- und Krankenhauskosten können unter bestimmten strengen Bedingungen nach Unfällen und akuten Erkrankungen im Notfall als finanzielle Überbrückungshilfe von den Konsulaten verauslagt werden.

Bundesrepublik Deutschland

Botschaft
San José, 2 cuadras al Norte de la Embajada de Espana y 50 m al Oeste, Tel.: 32 55 33, 32 54 50

Österreich

Honorargeneralkonsulat
San José, de la Toyota en el Paseo Colon, 200 metros al sur y 50 al oeste, frente a Parque de Mata Redonda, Casa Nr. 3650, Tel.: 55 07 67, 55 30 07

Schweiz

Botschaft
San José, Edificio Centro Colón 4° piso, Paseo Colón, Tel.: 21 48 29

DÄNEMARK [dänisch]

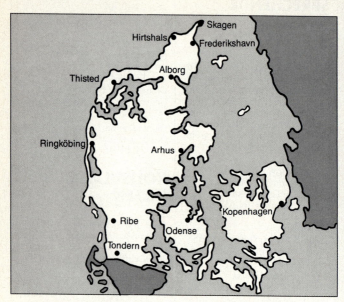

VOR DER REISE

Schutzimpfungen werden im internationalen Reiseverkehr nach den WHO-Bestimmungen von Dänemark nicht verlangt.

Vergessen Sie nicht, sich vor Reiseantritt von Ihrer Krankenkasse einen Auslandskrankenschein (Anspruchsbescheinigung E 111) ausstellen zu lassen.

Die Leistungen der Vertragsärzte der dänischen Sozial- und Gesundheitsverwaltung sind in der Regel kostenfrei. Für Arzneimittel wird eine Kostenbeteiligung verlangt. Fachärztliche und zahnärztliche Behandlungen sind sofort zu bezahlen. Eine notwendige klinische Versorgung ist kostenfrei.

Denken Sie ggf. auch an den Abschluß einer Auslandsreise-Krankenversicherung, um weitere Risiken, wie z. B. mögliche Krankenrücktransportkosten abzudecken.

NOTRUF UND RETTUNGSWACHT

In Dänemark gibt es landesweit die einheitliche Notruf-Nummer für Notarzt/Krankenwagen, für Polizei und für Feuerwehr 000.

Darüberhinaus sind in Deutschland Tag und Nacht der ADAC-Notruf München (00949-89-22 22 22) und der AvD-Notruf Frankfurt/Main (00949-69-66 06 300) erreichbar.

Die Notrufstationen sorgen ggf. auch für Hilfen der Rettungswacht. Die Deutsche Rettungsflugwacht/Deutsche Zentrale für Luftrettung ist rund um die Uhr unter der Rufnummer 00949-711-70 10 70 in Stuttgart-Flughafen; die Schweizerische Rettungsflugwacht REGA unter der Rufnummer 00941-1-383 11 11 in Zürich erreichbar.

DEUTSCH-SPRECHENDE ÄRZTE IN DÄNEMARK

Nach den uns vorliegenden Informationen sprechen Ärzte in Dänemark überwiegend deutsch. Die folgenden Anschriften sind daher nur eine kleine gegengeprüfte Auswahl.

5320 Aero
Dr. med. Nicolaj Friderichsen (Allgemeinmedizin), Statens 10, Tel.: 62 52 11 77

6200 Apenrade
Dr. med. Johann Brix (Allgemeinmedizin), Storegade 19, Tel.: 74 62 88 444

8100 Arhus
Dr. med. E. Lambertsen (Allgemeinmedizin), Preisters Plads 4, Tel.: 86 61 47 442

Dr. med. Uffe Alsted (Allgemeinmedizin), Rundhojalle 135, Tel.: 86 14 32 341

5130 Bjernemark/Fünen
Dr. med. John Erik Faber (Allgemeinmedizin), Horsevengst 17, Tel.: 62 22 58 42

8120 Borris/Arhus
Dr. med. Knud Lassen (Allgemeinmedizin), Storeg. 42, Tel.: 97 36 60 277

6700 Esbjerg
Dr. med. Jorn Brix und Boye Bertelsen (Allgemeinmedizin), Ingemanns Allé 175 a, Tel.: 75 13 30 13, 75 13 38 00

4700 Ejoi/Färöer
Dr. med. Magnus Stongunum (Allgemeinmedizin), Tel.: (0298) 270 066

5120 Fáborg/Fünen
Dr. med. Per Andersen (Allgemeinmedizin), Mellemg. 19, Tel.: 62 61 01 02

6100 Hadersleben
Dr. med. Otto Meyer (Allgemeinmedizin), Norregade 40, Tel.: 74 52 21 24

9800 Hjorring
Dr. med. Olav Ross Sorensen (Allgemeinmedizin), Stromgade 4, Tel.: 99 92 28 11

5682 Humble/Langeland
Dr. med. Bang. Jensen (Allgemeinmedizin), Hovedg. 1, Tel.: 62 57 10 094

2100 Kopenhagen
Dr. med. Johs Hagelstein (Allgemeinmedizin), Kommunehospitalet, Tel.: 33 15 85 00, App. 353

7620 Lemvig
Dr. med. Soren Cordt Moller (Allgemeinmedizin), Verstergade 18, Tel.: 97 82 24 44

5500 Middelfart
Dr. med. Erik Himmelstrup (Allgemeinmedizin), Stationsvej 32, Laegegaarden, Tel.: 64 41 06 46

Dr. med. Peer Jensen (Allgemeinmedizin), Stationsvej 32, Laegegaarden, Tel.: 64 41 06 46

4700 Nästved
Dr. med. Erik Ravnsberg (Allgemeinmedizin), Apotekersträde 6/1, Tel.: 53 72 26 99

6840 Oksbol
Dr. med. R. Vissin (Allgemeinmedizin), Sondervang 14, Tel.: 75 27 11 50

3700 Ronne/Bornholm,
Dr. med. Jorgen Dumrath (Allgemeinmedizin), Store Torv 2, Tel.: 53 95 03 08

5680 Rudkebihg/Langeland
Dr. med. Lars Johansen (Allgemeinmedizin), Endragasv. 7, Tel.: 62 51 18 05

8100 Silkeborg/Arhus
Dr. med. K. Andersen Arberg (Allgemeinmedizin), Vesterg. 9, Tel.: 86 82 06 647

5700 Svendborg/Fünen
Frau Dr. med. Mette Halck
(Allgemeinmedizin), Korsg. 24,
Tel.: 62 21 06 94

7700 Thisted,
Dr. med. E. Brandt
(Allgemeinmedizin), Voruporvej
175, Tel.: 97 93 73 33

1000 Törshavn/Färöer
Frau Dr. med. Kristianna
Nordendal (Allgemeinmedizin),
M. Heinasonargöta 20,
Tel.: (0298) 129 797

8000 Tvöroyri/Färöer
Dr. med. Karl Johan Fossá
(Allgemeinmedizin),
Tel.: (0298) 715 815

2720 Vanlose
Dr. med. Gert Erichsen
(Allgemeinmedizin), Linde Alle
41, Tel.: 31 79 01 01

KONSULARISCHE HILFEN

Materielle Hilfe wird in der Regel gewährt, wenn die Notlage auf andere Weise nicht behoben werden kann.
Arzt-, Medikamenten- und Krankenhauskosten können unter bestimmten strengen Bedingungen nach Unfällen und akuten Erkrankungen im Notfall als finanzielle Überbrückungshilfe von den Konsulaten verauslagt werden.
Informationshilfen können ggf. auch vom örtlichen Lufthansa-Büro in Kopenhagen 33 31 51 09 55 gegeben werden.

Bundesrepublik Deutschland

Botschaft
2100 Kopenhagen, Stockholmsgade 57, Tel.: 33 26 16 22

Generalkonsulat
6200 Apenrade, Kystvej 18,
Tel.: 74 62 14 64

Honorarkonsulate
9000 Alborg,
Tel.: 98 13 12 33

8100 Arhus,
Tel.: 86 12 32 11

6700 Esbjerg,
Tel.: 75 12 31 33

9900 Frederikshavn,
Tel.: 98 42 00 11

4220 Korsoer,
Tel.: 53 57 05 86

4700 Naestved,
Tel.: 53 73 18 11

4800 Nykoebing,
Tel.: 54 85 27 00

5000 Odense,
Tel.: 66 14 14 14

3700 Roenne,
Tel.: 53 95 22 11

5700 Svendborg,
Tel.: 62 21 15 15

1100 Tórshavn/Färöer,
Tel.: (0298) 14 949

7100 Vejle,
Tel.: 75 82 00 11

Österreich

Botschaft
1270 Kopenhagen, Groningen 5, Tel.: 33 12 46 23

Honorarkonsulat
8100 Aarhus,
Tel.: 86 12 55 11

Schweiz

Botschaft
1256 Kopenhagen, Amaliegade 14, Tel.: 33 14 17 96

DOMINIKANISCHE REP. [spanisch]

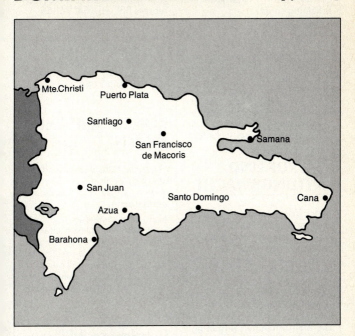

VOR DER REISE

Schutzimpfungen werden im internationalen Reiseverkehr nach den WHO-Bestimmungen von der Dominikanischen Republik nicht verlangt.

Malariaschutz ist ganzjährig jedoch in den ländlichen Gebieten sowie in den städtischen Gebieten von M. Dajabón, M. Jimani und M. Pedernales vorgeschrieben. Es besteht Resochinresistenz. Es ist daher auf jeden Fall eine Woche vor der Reise mit der Malariaprophylaxe zu beginnen. Die Konsultation des Hausarztes vor der Reise ist erforderlich.

In der Dominikanischen Republik ist überwiegend mit heißen und schwülen bis sehr schwülen Klimawerten zu rechnen.

Diarrhoe (Reisedurchfall) ist bei Reisen in heiße Länder ein besonderes Risiko in den ersten Tagen, solange die Gewöhnung des Reisenden an die veränderten Klima- und Lebensumstände noch nicht erfolgt ist. Strenge Eßdisziplin und strikte Hygiene sind die beste Vorsichtsmaßnahme.

Dies ist umso wichtiger, wenn man sich im Trekking oder Camping in besonders einfachen Lebensbedingungen befindet. Lassen Sie die heimischen Gewohnheiten nicht außer acht; Obst ist vor dem Verzehr zu waschen, und verzichten Sie auf Leitungswasser als Trinkwasser.

Bei Flugreisen sind beim Rückflug aus wärmeren Regionen unbedingt Pullover und wärmere Kleidung zu tragen, denn häufig kommen Reisende „aufgeheizt" an Bord und setzen sich durch die Klimatisierung im Flugzeug einem „Temperaturschock" aus, der meistens mit einer kräftigen Erkältung endet.

Bei Aufenthalten in der Dominikanischen Republik gewähren die gesetzlichen Krankenkassen keine „Leistungsaushilfen". Es besteht kein Abkommen über soziale Sicherheit. Alle in Anspruch genommenen Leistungen müssen sofort bezahlt werden. Vor der Reise ist es daher empfehlenswert, eine Auslandsreise-Krankenversicherung abzuschließen.

NOTRUF UND RETTUNGSWACHT

In der Dominikanischen Republik gibt es keine einheitlichen Notrufnummern; sie sind den Telefonbüchern zu entnehmen.

In Deutschland sind Tag und Nacht der ADAC-Notruf München (01149-89-22 22 22) und der AvD-Notruf Frankfurt/Main (01149-69-66 06 300) erreichbar.

Die Notrufstationen sorgen ggf. auch für Hilfen der Rettungswacht. Die Deutsche Rettungsflugwacht/Deutsche Zentrale für Luftrettung ist rund um die Uhr unter der Rufnummer 01149-711-70 10 70 in Stuttgart-Flughafen; die Schweizerische Rettungsflugwacht REGA unter der Rufnummer 01141-1-383 11 11 in Zürich erreichbar.

DEUTSCH-SPRECHENDE ÄRZTE IN DER DOMINIKANISCHEN REPUBLIK

Santo Domingo
Dr. med. Rudynard Corona-Bueno (Innere Medizin), Hospital Aybar, Tel.: 688 221 11, App. 33, 685 62 321

Dr. med. Enrique Sanchez Delgado (Innere Medizin), Av.27 de Febrero 381, Tel.: 541 761 55

Dr. med. Rafael Guillen (Innere Medizin), Av. Bolivar 754, Tel.: 688 664 12

Dr. med. Marco A. Marise-Borell (Chirurgie), Av. Independence 352, Tel.: 682 769 22

KONSULARISCHE HILFEN

Materielle Hilfe wird in der Regel gewährt, wenn die Notlage auf andere Weise nicht behoben werden kann.

Arzt-, Medikamenten- und Krankenhauskosten können unter bestimmten strengen Bedingungen nach Unfällen und akuten Erkrankungen im Notfall als finanzielle Überbrückungshilfe von den Konsulaten verauslagt werden.

Bundesrepublik Deutschland

Botschaft
Santo Domingo, Calle Lic. Juan Tomás Mejia y Cotes 37, Tel.: 565 88 11

Österreich

Botschaft
Santo Domingo, José Desiderio Valverde 103, Tel.: 685 41 14

Schweiz

Botschaft
Santo Domingo, José Gabriel Garcia 26, Tel.: 689 41 31

ECUADOR

[spanisch]

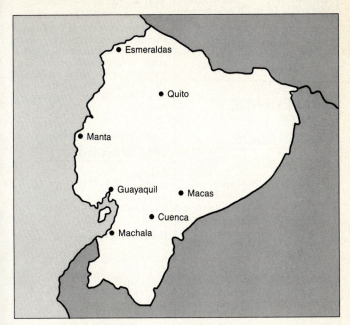

VOR DER REISE

Schutzimpfungen werden im internationalen Reiseverkehr nach den WHO-Bestimmungen von Ecuador verlangt; und zwar Malariaschutz ist ganzjährig für alle Gebiete unter 1500 m vorgeschrieben. Es ist daher auf jeden Fall eine Woche vor der Reise mit der Malariaprophylaxe zu beginnen. Mit Chloroquin-Resistenz ist zu rechnen. Die Konsultation des Hausarztes vor der Reise ist erforderlich.

Impfungen gegen Gelbfieber sind zwingend für Reisende, die sich innerhalb der letzten 6 Tage vor ihrer Ankunft in Ecuador in Infektionsgebieten in Afrika oder Südamerika aufgehalten haben. Impfungen gegen Gelbfieber wird allen Reisenden empfohlen, die sich außerhalb der größeren Städte Ecuadors aufhalten wollen.

Bei Aufenthalten in Ecuador gewähren die gesetzlichen Krankenkassen keine „Leistungsaushilfen". Alle ärztlichen Leistungen sind sofort zu bezahlen. Vor der Reise ist es daher empfehlenswert, eine Auslandsreise-Krankenversicherung abzuschließen; auch um Risiken möglicher Krankenrücktransportkosten abzudecken.

NOTRUF UND RETTUNGSWACHT

In Ecuador gibt es landesweit die einheitliche Notruf-Nummer 101 für Polizei, 102 für Feuerwehr und 21 49 77 für Notarzt und Krankenwagen. Die Deutsche Rettungsflugwacht/Deutsche Zentrale für Luftrettung ist rund um die Uhr unter der Rufnummer 0049-711- 70 10 70 in Stuttgart-Flughafen; die Schweizerische Rettungsflugwacht REGA unter der Rufnummer 0041-1-383 11 11 in Zürich erreichbar.

DEUTSCH-SPRECHENDE ÄRZTE IN ECUADOR

Guayaquil

Dr. med. Eduardo Alcivar (Traumatologie), Clinica Alcivar, Tel.: (04) 44 29 83

Dr. med. Roberto Cassis (Gynäkologie), Clinica Kennedy, entrada Sección BETA, 1er piso, Consultorio 109,
Tel.: (04) 39 33 49, 28 69 63

Dr. med. Jorge Puente Fajardo (Chirurgie/Angiologie), Clinica Kennedy, Sec. BETA, Consultorio 205, Tel.: (04) 39 52 03

Quito

Dr. med. Francisco Klier (Innere Medizin/Chirurgie), Centro Médico Alemania, 1. Stock Of. 102, Eloy Alfaro Alemania, Tel.: (02) 52 80 44, 24 50 98

Dr. med. dent. Roberto Mena (Zahnmedizin), Tamayo 1255 y Colon, Tel.: (02) 54 53 91

Dr. med. Andrea Molinahi (Augenmedizin), Hospital Metropolitano, Tel.: (02) 44 13 60

Dr. med. Wilson Pancho (Innere Medizin/Nuklearmedizin), Av. República 754 y Eloy Alfaro, 1. Stock, Tel.: (02) 55 32 06

Dr. med. Martin Rosenthal (Innere Medizin), Calle La Rábida 160, Tel.: (02) 23 17 33

Dr. med. Frank Weilbauer (Hämatologie), Ed. El Triangulo, Diego de Almagro y República, Tel.: (02) 23 51 01

KONSULARISCHE HILFEN

Arzt-, Medikamenten- und Krankenhauskosten können unter bestimmten strengen Bedingungen nach Unfällen und akuten Erkrankungen im Notfall als finanzielle Überbrückungshilfe von den Konsulaten verauslagt werden.

Bundesrepublik Deutschland

Botschaft
Quito, Edificio ETECO, 5° piso, Avenida Patria y 9 de Octubre (esquina), Tel.: (02) 23 26 60, 56 72 31, 56 72 33

Honorarkonsulate
Cuenca,
Tel.: (07) 83 23 88, 83 59 80
Guayaquil,
Tel.: ((04) 51 27 00, 51 38 76
Manta,
Tel.: (04) 61 40 51, 61 07 40

Österreich

Botschaft
Quito, Edificio Cofiec, piso 11, Av. Patria y Amazonas,
Tel.: (02) 54 53 36, 56 33 44, 56 33 42

Honorargeneralkonsulat
Quito, Tel.: (02) 23 96 60

Honorarkonsulat
Guayaquil,
Tel.: (04) 28 23 03, 51 30 76

Schweiz

Botschaft
Quito, Avenida Amazonas 3617y, Edificio Xerox, 2do piso, Tel.: (02) 43 41 13, 43 49 48

Honorarkonsulat
Guayaquil, Tel.: (04) 36 36 07

ELFENBEINKÜSTE [französisch]

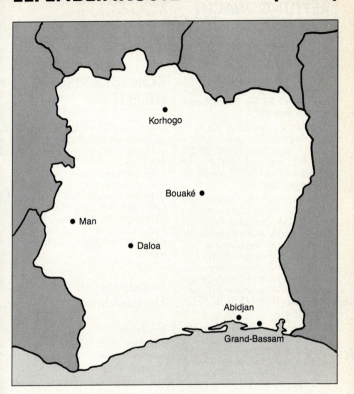

VOR DER REISE

Schutzimpfungen werden im internationalen Reiseverkehr nach den WHO-Bestimmungen von der Elfenbeinküste verlangt; und zwar
Malariaschutz ganzjährig für das ganze Land. Es ist auf jeden Fall eine Woche vor der Reise mit der Malariaprophylaxe zu beginnen. Mit einer Chloroquin-Resistenz ist zu rechnen.
Eine Impfung gegen Gelbfieber ist zwingend vorgeschrieben; ausgenommen sind lediglich Transitreisende, die den Flughafen des Landes nicht verlassen sowie Kinder unter einem Jahr.

Bei Flugreisen sind beim Rückflug aus wärmeren Regionen unbedingt Pullover und wärmere Kleidung zu tragen, denn häufig kommen Reisende „aufgeheizt" an Bord und setzen sich durch die Klimatisierung im Flugzeug einem „Temperaturschock" aus, der meistens mit einer kräftigen Erkältung endet.

Bei Aufenthalten an der Elfenbeinküste gewähren die gesetzlichen Krankenkassen keine „Leistungsaushilfen". Es wird daher empfohlen, vor der Reise eine Auslandsreise-Krankenversicherung abzuschließen, um auch Risiken möglicher Krankenrücktransportkosten abzudecken.

NOTRUF UND RETTUNGSWACHT

Innerhalb des Telefonnetzes existieren keine Ortskennzahlen. An der Elfenbeinküste/Côte d'Ivoire gibt es landesweit die einheitliche Notruf-Nummer 170 für Polizei und 44 53 53 für Notarzt und Krankenwagen.

Darüberhinaus sind in Deutschland Tag und Nacht der ADAC-Notruf München (0049-89-22 22 22) und der AvD-Notruf Frankfurt/Main (0049-69-66 06 300) erreichbar.

Die Notrufstationen sorgen ggf. auch für Hilfen der Rettungswacht. Die Deutsche Rettungsflugwacht/Deutsche Zentrale für Luftrettung ist rund um die Uhr unter der Rufnummer 0049-711-70 10 70 in Stuttgart-Flughafen; die Schweizerische Rettungsflugwacht REGA unter der Rufnummer 0041-1-383 11 11 in Zürich erreichbar.

Beachten Sie aber, daß Krankenrücktransporte von der gesetzlichen Krankenkasse nicht bezahlt werden; eine Kostenregulierung ist durch eine Auslandsreise-Krankenversicherung abzudecken.

DEUTSCHSPRECHENDE ÄRZTE IN ELFENBEINKÜSTE/ CÔTE D'IVOIRE

Abidjan

Dr. med. Eugène Agnan (Gynäkologie), Taxifahrer kennen die Adresse, Tel.: 33 17 446

Dr. med. Chawki Soueilleh (Allgemeinmedizin), Taxifahrer kennen die Adresse, Tel.: 32 22 814, 32 12 235

Polyclinique Internationale Ste Anne-Marie (PISAM), Frau Sylvia Taylor-Lewis, Schwester Aimes, Tel.: 44 51 323, 44 62 832, 44 62 844

KONSULARISCHE HILFEN

Materielle Hilfe wird in der Regel gewährt, wenn die Notlage nicht auf andere Weise behoben werden kann.
Arzt-, Medikamenten- und Krankenhauskosten können unter bestimmten strengen Bedingungen nach Unfällen und akuten Erkrankungen im Notfall als finanzielle Überbrückungshilfe von den Konsulaten verauslagt werden.

Bundesrepublik Deutschland

Botschaft
Abidjan, Blvd. Botreau Roussel, Avenue Noguès, Immeuble Le Mans, 4. Etage, Tel.: 32 47 27

Österreich

Botschaft
Abidjan, Ambassade d'Autriche, 70 bis, Avenue Jean Mermoz, Cocody, Tel.: 44 03 02, 44 03 03, 44 03 04, 44 00 07

Honorarkonsulat
Abidjan, Tel.: 32 34 98, 32 53 61

Schweiz

Botschaft
Abidjan, Immeuble „Alpha 2000", rue Gourgas, 12e étage, Tel.: 32 17 21, 32 30 02

EL SALVADOR [spanisch]

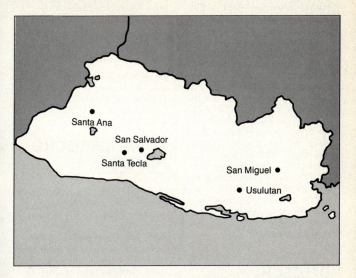

VOR DER REISE

Schutzimpfungen werden im internationalen Reiseverkehr nach den WHO-Bestimmungen von El Salvador verlangt, und zwar Malariaschutz ist ganzjährig in allen Gebieten des Landes vorgeschrieben. Erhöhtes Risiko besteht in Gebieten unter 600 m während der Regenzeit. Es ist daher auf jeden Fall eine Woche vor der Reise mit der Malariaprophylaxe zu beginnen. Die Konsultation des Hausarztes vor der Reise ist erforderlich.

Impfungen gegen Gelbfieber sind zwingend für Reisende, die sich innerhalb der letzten 6 Tage vor ihrer Ankunft in El Salvador in Infektionsgebieten in Afrika oder Südamerika aufgehalten haben. Impfungen gegen Gelbfieber wird allen Reisenden empfohlen, die sich außerhalb der größeren Städte El Salvadors aufhalten wollen.

Die Impfungen werden in Deutschland von Gelbfieberimpfstellen durchgeführt. Ihr Hausarzt kennt die nächstgelegene Gelbfieberimpfstelle.

Bei Aufenthalten in El Salvador gewähren die gesetzlichen Krankenkassen keine „Leistungsaushilfen". Mit El Salvador besteht kein Abkommen über soziale Sicherheit. Alle ärztlichen Leistungen sind sofort zu bezahlen. Vor der Reise ist es daher empfehlenswert, eine Auslandsreise-Krankenversicherung abzuschließen; auch um Risiken möglicher Krankenrücktransportkosten abzudecken.

NOTRUF UND RETTUNGSWACHT

In El Salvador gibt es landesweit keine einheitliche Notruf-Nummer. Sie erreichen in San Salvador unter 71 44 22 die Polizei, 71 22 27 die Feuerwehr und 22 51 55 den Notarzt und Krankenwagen.

Darüberhinaus sind in Deutschland Tag und Nacht der ADAC-Notruf München (049 - 89 - 22 22 22) und der AvD-Notruf Frankfurt/Main (049-69-66 06 300) erreichbar.
Die Notrufstationen sorgen ggf. auch für Hilfen der Rettungswacht. Die Deutsche Rettungsflugwacht/Deutsche Zentrale für Luftrettung ist rund um die Uhr unter der Rufnummer 049-711-70 10 70 in Stuttgart-Flughafen; die Schweizerische Rettungsflugwacht REGA unter der Rufnummer 041-1-383 11 11 in Zürich erreichbar. Beachten Sie aber, daß Krankenrücktransporte von der gesetzlichen Krankenkasse nicht bezahlt werden; eine Kostenregulierung ist durch eine Auslandsreise - Krankenversicherung abzudecken.

DEUTSCH-SPRECHENDE ÄRZTE IN EL SALVADOR

San Salvador

Dr. med. Eduardo Barrientos (Dermatologie), 25a. Av. Norte 640, Tel.: 25 16 90, 25 02 77

Dr. med. Alejandro García Contreras (Zahnmedizin/Kieferorthopädie), Edif. Plaza del Sol, Col. La Sultana, Tel.: 23 75 13, 23 84 93

Dr. med. Alvaro Menéndez Leal (Innere Medizin/Hämatologie/Onkologie), Centro de Diagnóstico, Urb. Esperanza, Tel.: 25 94 22, 25 95 31

Dr. med. Antonio Mateu Llort (Gynäkologie), Centro Ginecológico, 30m al Sur del Centro Ginecológico fte. al Centro de Emergencias, Urb. Esperanza, Tel.: 26 02 12, 25 35 39, 26 06 37

Dr. med. Alvaro Ernesto Palacios (Allgemeinmedizin), 1a. Diagonal y Pje. 1, Urb. Esperanza, Tel.: 25 05 92

Dr. med. Francisco Rodríguez Porth (Pädiatrie), 79a. Av. Norte y 3a. C. Poniente, Tel.: 23 17 37

Dr. med. Victor Manuel Quintanilla (Augenmedizin), Blvd. Tutunichapa, 2a. Planta Local 35, Tel.: 25 26 13, 26 62 22

KONSULARISCHE HILFEN

Materielle Hilfe wird in der Regel gewährt, wenn die Notlage auf andere Weise nicht behoben werden kann.
Arzt-, Medikamenten- und Krankenhauskosten können unter bestimmten strengen Bedingungen nach Unfällen und akuten Erkrankungen im Notfall als finanzielle Überbrückungshilfe von den Konsulaten verauslagt werden.

Bundesrepublik Deutschland

Botschaft
San Salvador, 3a, Calle Poniente 3831, Colonia Escalón, Tel.: 23 61 40, 23 61 73

Österreich

Honorargeneralkonsulat
San Salvador, Alameda Deininger, Antiguo Cuscatián, Tel.: 23 89 93

Schweiz

wird durch die Botschaft in Guatemala-Stadt vertreten.

FINNLAND

[finnisch]

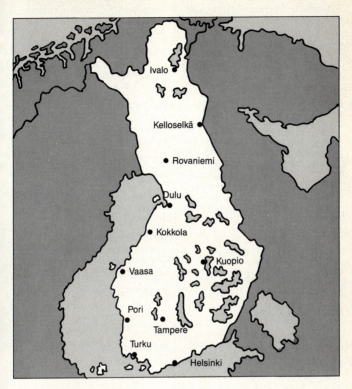

VOR DER REISE

Schutzimpfungen werden im internationalen Reiseverkehr nach den WHO-Bestimmungen von Finnland nicht verlangt. In den Sommermonaten ausreichend Mückenschutzmittel mitnehmen. Mit Finnland besteht ein Abkommen über soziale Sicherheit. Von Ihrer gesetzlichen Krankenkasse können Sie sich den Auslandskrankenschein (Anspruchsbescheinigung SF/D 111) ausstellen lassen. Über die örtlichen Dienststellen der finnischen Sozialversicherungsanstalt, durch die Krankenhäuser und frei praktizierenden Ärzte werden die erforderlichen Leistungen erbracht. Zu beachten sind jedoch Eigenbeteiligungen. Risiken möglicher Krankenrücktransportkosten sind durch eine Auslandsreise-Krankenversicherung abzudecken.
Eine Jahres-Reisekrankenversicherung kostet je Person DM 9,– bis DM 24,–.

NOTRUF UND RETTUNGSWACHT

In Finnland gibt es landesweit die folgende einheitliche Notruf-Nummer: für Notarzt, Krankenwagen, Polizei und Feuerwehr 000. Außerdem haben Krankenhäuser einen Tag- und Nacht-Notfalldienst, der in extremen Notfällen immer in Anspruch genommen werden kann.

Darüberhinaus sind in Deutschland Tag und Nacht der ADAC-Notruf München (99049-89-22 22 22) und der AvD-Notruf Frankfurt/Main (99049-69-66 06 300) erreichbar.

Die Notrufstationen sorgen ggf. auch für Hilfen der Rettungswacht. Die Deutsche Rettungsflugwacht/Deutsche Zentrale für Luftrettung ist rund um die Uhr unter der Rufnummer 99049-711-70 10 70 in Stuttgart-Flughafen; die Schweizerische Rettungsflugwacht REGA unter der Rufnummer 99041-1-383 11 11 in Zürich erreichbar.

DEUTSCH-SPRECHENDE ÄRZTE IN FINNLAND

02720 Espoo 72
Dr. med. Lea Siberg (Dermatologie), Metsänvartijantie 7 B 1, Tel.: (0) 509 16 58

02760 Espoo 76
Dr. med. Kirsi Suominen (Allgemeinmedizin), Alamäki 4 F 21, Tel.: (0) 801 25 14

02700 Grankulla
Dr. med. Dag Stenberg (Allgemeinmedizin), Norra Mossavägen 2, Tel.: (0) 455 00 18

49400 Hamina
Dr. med. Erkki Rauma (Allgemeinmedizin), Kadettikoulunkatu 16 B 18, Tel.: (52) 4 59 202

00100 Helsingfors 10
Dr. med. Alexander Pingoud (Radiologe), Fänrik Stalsgatan 3, Tel.: (0) 44 69 477

00140 Helsingfors 14
Dr. med. Stefan Barner-Rasmussen (Chirurgie, Orthopädie), Kapteeninkatu 1 C 19, Tel.: (0) 612 13 86

00250 Helsingfors
Dr. med. Peter Schugk (Radiologie), Messeniusgatan 11 B 48, Tel.: (0) 41 44 27

00100 Helsinki
Frau Dr. med. Tarja Bützow (Gynäkologie), Töölönkatu 7 A 5, Tel.: (0) 44 90 021

Dr. med. Erik Klinge (Allgemeinmedizin), Cygnaeuksenkatu 10 B 23, Tel.: (0) 49 43 411

Dr. med. Kurt Lieb (Allgemeinmedizin), Hietaniemenkatu 12 A 17, Tel.: (0) 44 83 155

00150 Helsinki
Frau Dr. med. Riitta Heiskanen (Allgemeinmedizin), Korkeavuorenkatu 6 B 13, Tel.: (0) 65 70 43

00180 Helsinki
Dr. med. Timo Nors (Allgemeinmedizin), Kalevankatu 49 B 18, Tel.: (0) 694 96 60

00200 Helsinki 20
Dr. med. Joachim Alberty (Allgemeinmedizin), Kajavatie 1 as 2, Tel.: (0) 67 24 911

00570 Helsinki 57
Dr. med. Pertti Sumari (Innere Medizin, Allgemeinmedizin), Svinhufvudintie 15 A, Tel.: (0) 684 76 54

00910 Helsinki 91
Dr. med. Juhani Murros (Innere Medizin), Rantakartanontie 17 a, Tel.: (0) 32 78 68

48600 Karhula
Dr. med. Michael Köckritz (Psychiatrie), Seponkatu 6, Tel.: (52) 6 14 492

70280 Kuopio 28
Dr. med. Raija Anttinen (Allgemeinmedizin), Rypysuontie 74 B 47, Tel.: (71) 34 81 42

22610 Lemland
Dr. med. Mette Sundman
(Allgemeinmedizin), Flaka 4,
Tel.: (28) 3 53 90

22100 Mariehamn
Frau Dr. med. Ingela Dahlman
(Allgemeinmedizin), Tibastvägen 5, Tel.: (28) 1 57 755

Frau Dr. med. Heidi Fagerström
(Kinderheilkunde), Skräddargränd 4, Tel.: (28) 1 28 365

22270 Storby
Frau Dr. med. Bärbel Granberg
(Chirurgie), Tel.: (28) 3 85 911

01380 Vantaa
Dr. med. Jyri Lommi (Allgemeinmedizin), Kuusikkotie 9 B,
Tel.: (0) 857 19 27

01530 Vantaa
Frau Dr. med. Pekka Oksanen
(Allgemeinmedizin),
Terveysasema/Finnair Oy,
Tel.: (0) 8 18 811

70910 Vuorela
Dr. med. Esa Asikainen
(Allgemeinmedizin),
Sammakkoniementie 21 B 17,
Tel.: (71) 45 18 60

KONSULARISCHE HILFEN

Es wird immer zunächst die telefonische Kontaktaufnahme empfohlen.

Materielle Hilfe wird in der Regel gewährt, wenn die Notlage auf andere Weise nicht behoben werden kann.

Arzt-, Medikamenten- und Krankenhauskosten können unter bestimmten strengen Bedingungen nach Unfällen und akuten Erkrankungen im Notfall als finanzielle Überbrückungshilfe von den Konsulaten verauslagt werden.

Informationshilfen können ggf. auch vom örtlichen Lufthansa-Büro in Helsinki 90-82 18 22 gegeben werden.

Bundesrepublik Deutschland

Botschaft
00100 Helsinki 10, Fredrikinkatu 61, Tel.: (90) 694 33 55

Honorarkonsulate
48100 Kotka,
Tel.: (952) 19 01 11
70101 Kuopio,
Tel.: (971) 34 12 55
22100 Mariehamm,
Tel.: (928) 16 270
90630 Oulu,
Tel.: (981) 50 20 11
33100 Tampere,
Tel.: (931) 19 41 11
20101 Turku,
Tel.: (921) 33 48 00
65320 Vaasa,
Tel.: (961) 16 21 11

Österreich

Botschaft
00130 Helsinki 13, Esplanadikatu 18, Tel.: (90) 17 13 22

Honorarkonsulat
20300 Turku 30,
Tel.: (921) 38 25 38

Schweiz

Botschaft
00120 Helsinki 12,
Kudenmaankatu 16 A,
Tel.: (90) 64 94 22

FRANKREICH [französisch]

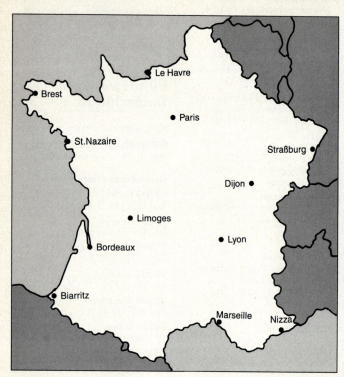

VOR DER REISE

Schutzimpfungen werden im internationalen Reiseverkehr nach den WHO-Bestimmungen von Frankreich nicht verlangt.

Vergessen Sie nicht, sich vor Reiseantritt von Ihrer Krankenkasse einen Auslandskrankenschein (Anspruchsbescheinigung E 111) ausstellen zu lassen.

Allerdings muß in Frankreich jeder Arztbesuch sofort bezahlt werden; das gilt auch für Laborleistungen und Medikamente. Sie können die Erstattung aber auch über Ihre Krankenkasse abwickeln.

Denken Sie ggf. auch an den Abschluß einer Auslandsreise-Krankenversicherung, um weitere Risiken, wie z. B. mögliche Krankenrücktransportkosten abzudecken. Beachten Sie bei Ihren Reisevorbereitungen auch, daß es in den Sommermonaten bis in den September in Süd- und Süd-West-Frankreich heiß und schwül ist. Klimaangepaßtes Verhalten ist also nicht außer acht zu lassen.

NOTRUF UND RETTUNGSWACHT

In Frankreich ist die Notfallhilfe landesweit unter der Rufnummer 18 (Feuerwehr) erreichbar, darüberhinaus die S.A.M.U. für Paris unter der Rufnummer 1-45 67 50 50. Der ADAC-Auslandsnotruf in Frankreich ist zu erreichen in: Paris, Tel. 161 45 00 42 95, werktags 9-17 Uhr, sonn- und feiertags 9-13 Uhr; Avignon, Tel. 90 86 16 09, täglich 9-17 Uhr, nur 1.7. bis 30.9.; Bordeaux, Tel. 56 44 46 81, täglich 9-17 Uhr, nur 1.7. bis 30.9.; Perpignan, Tel. 68 35 64 66, täglich 9-17 Uhr, nur 1.7. bis 30.9. Darüberhinaus sind in Deutschland Tag und Nacht der ADAC-Notruf München (1949-89-22 22 22) und der AvD-Notruf Frankfurt/Main (1949-69-66 06 300) erreichbar.

Die Notrufstationen sorgen ggf. auch für Hilfen der Rettungswacht. Die Deutsche Rettungsflugwacht/Deutsche Zentrale für Luftrettung ist rund um die Uhr unter der Rufnummer 1949-711-70 10 70 in Stuttgart-Flughafen; die Schweizerische Rettungsflugwacht REGA unter der Rufnummer 1941-1-383 11 11 in Zürich erreichbar.

DEUTSCH-SPRECHENDE ÄRZTE IN FRANKREICH

33000 Bordeaux
Dr. med. H. Stoiber (Allgemeinmedizin), Tel.: 56 98 18 57

01000 Bourg-en-Bresse (Ain)
Dr. med. Gertraud Desmettre (Allgemeinmedizin), 12, Boulevard Victor Hugo, Tel.: 74 21 35 84

06313 Cannes
Dr. med. Gerhard Wippern (Innere Medizin), 17, Boulevard Croisette/Rés. Gray d'Albion, Tel.: 93 68 52 85

78240 Chambourcy
Dr. med. dent. Didier Renaud (Zahnmedizin), 16, allée du Vert Galant, 'La Closerie', Tel.: 39 65 49 901

94000 Créteil
Dr. med. Mustapha Abdelilah (Kinderheilkunde), 9, rue du Général Leclerc, Tel.: 48 98 45 31

92380 Garches
Dr. med. dent. Jacques Boivin (Zahnmedizin), 164, bd du Général de Gaulle, Tel.: 47 41 52 701

Dr. med. Helen Jacquemen (Gynäkologie), 164, bd Général de Gaulle, Tel.: 47 41 43 43

84220 Gordes
Dr. med. Lieselotte Fritschke (Allgemeinmedizin), Les Estelles/Caprière d'Avignon, Tel.: 90 71 80 79

78170 La Celle St. Cloud
Dr. med. Bernard Dorche (Allgemeinmedizin), Résidence Lamartine, 6, av. Guynemer, Tel.: 39 18 28 15

78430 Louveciennes
Dr. med. Jostein Saxstad (Kinderheilkunde), 8, place de l'Eglise, Tel.: 39 69 29 58

69003 Lyon
Prof. Dr. med. Daniel Dargent (Gynäkologie), Hôpital Edouard Herriot, Place d'Arsonval, Tel.: 78 53 81 114

69373 Lyon-Cedex 08
Dr. med. Henny Eyer-Zilliox (Psychiatrie), Hôpital Saint-Jean-de-Dieu, 290, Route de Vienne, Tel.: 78 09 78 094

69002 Lyon
Dr. med. Henry Lafon (Allgemeinmedizin), 4, Rue Auguste Comte, Tel.: 78 37 24 243

69006 Lyon
Dr. med. François Levy (Allgemeinmedizin), 58, Cours Franklin Roosevelt, Tel.: 78 24 43 56

Dr. med. Serge Nelken (Allgemeinmedizin), 4, Place Gabriel Péri, Tel.: 78 72 45 74

69006 Lyon
Dr. med. Serge Vincent (Allgemeinmedizin), 2 rue Vaisse,
Tel.: 78 93 50 50/78 93 21 28

13006 Marseille
Dr. med. Jean-Pierre Cavagnaro (Allgemeinmedizin), 24, Rue de l'Abbé Séraud, Tel.: 91 78 03 746

Dr. med. dent. Marc Horschowski (Zahnmedizin), 20, Rue Nenponti, Tel.: 91 78 81 480

13007 Marseille
Dr. med. Caterina Kiss (Neurologie), 1, Traverse Roseraie,
Tel.: 91 59 28 291

13008 Marseille
Dr. med. Titus Milech (Psychiatrie), 5, Rue Blanche,
Tel.: 91 79 34 373

Dr. med. Jacques Benhaim (Innere Medizin), 21, Avenue des Mazargues, Tel.: 91 76 54 002

Dr. med. Otto Edelstein (Innere Medizin), 28, Avenue de la Cardenelle, Tel.: 91 77 19 478

Dr. med. Susanne Eisfeld (Innere Medizin), Résidence Les Alpilles, 397, Corniche Kennedy,
Tel.: 91 77 77 604

13009 Marseille
Dr. Dieter Hindenach (Allgemeinmedizin), 83, Boulevard Redon, Tel.: 91 41 21 65

57000 Metz
Dr. med. Max Waisbrot (Allgemeinmedizin), 8, Place du Roi George, Tel.: 87 66 47 52

06250 Mongens
Dr. med. Jean Lang (Gynäkologie), 378, Allée des Oliviers/Domaine de la Téyère,
Tel.: 93 90 03 048

98000 Monte Carlo
Dr. med. Gérard Hajek (Röntgenologie),11, Avenue Princesse Grace/Columbia Palace,
Tel.: 93 50 37 05

78490 Montfort l'Amaury,
Dr. med. Ulrich Henn (Haut- und Geschlechtskrankheiten), 9, rue de Dion, Tel.: 34 86 97 64

44000 Nantes
Dr. med. Ursula Proust (Allgemeinmedizin), 5, Rue Bornichet,
Tel.: 40 93 04 22

Dr. med. Schmidt-Sellier (Allgemeinmedizin), 6, Rue Gresset,
Tel.: 40 73 78 223

06000 Nice/Nizza
Dr. med. Dimitrij Kalinkov (Allgemeinmedizin), 1, Place Magenta/Palais Quercy, Tel.: 93 82 36 18

75003 Paris
Dr. med. Christel Bonnet (Allgemeinmedizin), 33, rue Réaumur,
Tel.: 42 77 01 69

75005 Paris
Dr. med. Monique Valcke-Strauss (Kinderheilkunde), 7, rue des Grands Degrés, Tel.: 46 33 76 671

75009 Paris
Dr. med. Michael Turnheim (Psychiatrie und Neurologie), 62, rue de Maubeuge, Tel.: 42 80 07 762

75014 Paris
Dr. med. Pierre Adler (Allgemeinmedizin), 118, av. du Général Leclerc, Tel.: 45 42 71 09

Dr. med. Joseph H. Ludin (Psychiatrie und Neurologie), 5, sq. de Chatillon, Tel.: 45 40 95 463

75015 Paris
Dr. med. Myrtha Gruber-Humbert (Psychiatrie), 75, rue saint Charles, Tel.: 45 79 54 04

75016 Paris
Dr. med. Jean-Michel Morand (Kinderarzt, Zahnheilkunde), 10, rue le Suer, Tel.: 45 00 56 365

Dr. med. H. Odermann (Gynäkologie), 84, rue du Ranelagh,
Tel.: 45 25 76 316

Dr. med. Armand Schulz (Augenheilkunde), 61, av. Marceau,
Tel.: 40 70 05 007

75017 Paris
Dr. med. Marc Freiherr von Seckendorff (Psychotherapie), 4, av. des Ternes, Tel.: 42 27 18 058

75018 Paris
Dr. med. dent. Annelies Galera (Zahnheilkunde), 46, bd Barbés, Tel.: 46 06 57 979

75020 Paris
Dr. med. Jean Unbekandt (Allgemeinmedizin), 16, square Chauré, Tel.: 40 30 01 410

66000 Perpignan
Dr. med. Raoul Villard (Allgemeinmedizin), 13, Rue Ferdinand Bouisson, Tel.: 68 50 20 50

59100 Roubaix (Lille)
Dr. med. H. Vemeau (Allgemeinmedzin), Hôpital de la Fraternité, Tel.: 20 99 31 314

92210 St. Cloud
Dr. med. Guy Batout (HNO), 20, rue Dailly, Tel.: 46 02 17 50

Dr. med. Christiane Couture (Gynäkologie), 4, place de l'Eglise, Tel.: 46 02 41 704

Dr. med. Kuhn-Gaudefroy (Haut- und Geschlechtskrankheiten), 4, place de l'Eglise, Tel.: 47 71 36 493

78100 St Germain-en-Laye
Dr. med. dent. Francois-Noel Roger (Zahnmedizin), 1, rue Georges-Bizet, Tel.: 39 73 15 394

Dr. med. Andréas Urban (Allgemeinmedizin), 14, rue des Louviers, Tel.: 34 51 03 332

33160 St. Medard-en-Jalle
Dr. med. Johannes Finckh (Psychiatrie), 17, Rue Francis Poulenc, Tel.: 56 91 93 400

67000 Strasbourg/Straßburg
Dr. med. Robert Moise (Innere Medizin), 3, Rue Golbéry, Tel.: 88 35 30 325

31000 Toulouse
Dr. med. W. W. Cobuch (Allgemeinmedizin), Tel.: 61 71 99 823

92420 Vaucresson
Dr. med. Jean Chazarenc (Allgemeinmedizin, 11 bis, rue des Fonds-Huguenots, Tel.: 47 95 14 591

KONSULARISCHE HILFEN

Materielle Hilfe wird in der Regel gewährt, wenn die Notlage auf andere Weise nicht behoben werden kann.
Arzt-, Medikamenten- und Krankenhauskosten können unter bestimmten strengen Bedingungen nach Unfällen und akuten Erkrankungen im Notfall als finanzielle Überbrückungshilfe von den Konsulaten verauslagt werden.
Informationshilfen können ggf. auch von den örtlichen Lufthansa-Büros gegeben werden:
Lyon, 72 22 74 34
Nice, 93 83 12 45
Paris, 48 62 59 60

Bundesrepublik Deutschland

Botschaft
75008 Paris, 13/15, avenue Franklin D. Roosevelt, Tel.: 1-42 99 78 00

Rechts- und Konsularabteilung:
75116 Paris, 34, avenue d'Iéna, Tel.: 1-42 99 78 00

Generalkonsulate
33200 Bordeaux-Caudéran, 377, bd du Président Wilson, Tel.: 56 08 60 20

59046 Lille, 22, place du Maréchal Leclerc, Tel.: 20 93 84 63

69458 Lyon Cedex 06, 33, bd des Belges, Tel.: 78 93 54 73

13295 Marseille, 338, avenue du Prado, Tel.: 91 77 60 90, 91 77 08 98, 91 77 31 41, 91 77 34 24

54052 Nancy Cedex, 15, rue de Buthégnémont, Tel.: 83 96 12 43

Honorarkonsulate

20200 Bastia/Korsika, Immeuble Rivoli, avenue de la Liberté, Tel.: 95 33 85 41/42

62200 Boulogne-sur-Mer, 7-11, rue de Verdun, Tel.: 21 33 92 33

29200 Brest, 9, Square Commandant L'Hermenier, Tel.: 98 44 35 59

73000 Chambéry, 5, rue Salteur, Tel.: 79 33 09 54

21100 Dijon, 47, rue d'York, Tel.: 80 71 52 34

59140 Dunkerque, 6, rue de Beaumont, Tel.: 28 59 35 59

76600 Le Havre, 7, rue Maréchal Galliéni, Tel.: 35 21 10 21

56100 Lorient, 2, rue Esnoult des Châtelets, Tel.: 97 21 18 94

34000 Montpellier, 7, bd Sarrail, Tel.: 67 60 67 43

44000 Nantes, 49, Quai de la Fosse, Tel.: 40 73 29 46

06000 Nice, 22, avenue Notre Dame, Tel.: 93 62 22 26

66000 Perpignan, 12, bd Wilson, Tel.: 68 51 15 49/68 51 19 76

51100 Reims, 9, place Royal, Tel.: 26 45 12 34

76000 Rouen, 22, rue Mustel, Tel.: 35 88 44 88

31000 Toulouse, 24, rue de Metz, Tel.: 61 52 35 56/61 52 64 92

Österreich

Botschaft
75007 Paris, 6, rue Fabert, Tel.: 1-45 55 95 66

Konsulat
75007 Paris, 12, rue Edmont Valentin, Tel.: 1-47 05 27 17/ 47 05 93 40

Generalkonsulat
67000 Strasbourg, 29, avenue de la Paix, Tel.: 88 35 13 94/ 88 36 64 04

Honorarkonsulate
33300 Bordeaux, 86, Cours Balguerie-Stuttenberg, Tel.: 56 48 57 57

69006 Lyon, 17, bd des Belges, Tel.: 78 93 21 86

13006 Marseille, 27, Cours Pierre Puget, Tel.: 91 53 02 08/ 91 37 74 30

31500 Toulouse 22, bd de la Gare, Tel.: 61 54 50 04

Schweiz

Botschaft
75007 Paris, 142, rue de Grenelle, Tel.: 1-45 50 34 46

Generalkonsulate
33080 Bordeaux Ceder, 14, cours Xavier, Tel.: 56 52 18 65

69453 Lyon Cedex 06, 8, rue Godefroy, Tel.: 78 93 51 34

13291 Marseille, 7, rue d'Arcole, Tel.: 91 53 36 65

Konsulate
74002 Annecy, 25, rue Royale, Tel.: 50 51 18 82

25013 Besançon, 25, rue Proudhon, Tel.: 81 81 00 10

21000 Dijon, 18, rue Audra, Tel.: 80 30 81 00

76600 Le Havre, 124, bd de Strasbourg, Tel.: 35 42 27 09

59800 Lille, 24, rue Desrousseaux, Tel.: 20 52 65 26

68100 Mulhouse, 19 b, rue du Sauvage, Tel.: 89 45 32 12

06000 Nice, 4, avenue Georges, Tel.: 93 88 85 09

67083 Strasbourg, 11, bd du Président Edwards, Tel.: 88 35 00 70

GRIECHENLAND [griechisch]

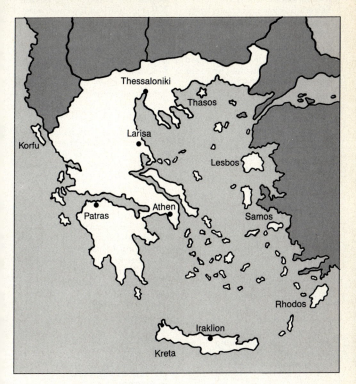

VOR DER REISE

Schutzimpfungen werden im internationalen Reiseverkehr nach den WHO-Bestimmungen von Griechenland gegen Gelbfieber verlangt für Reisende, die sich innerhalb der letzten 6 Tage vor ihrer Ankunft in Griechenland in Infektionsgebieten in Afrika oder Amerika aufgehalten haben.

Die Impfungen werden in der Bundesrepublik Deutschland von Gelbfieberimpfstellen durchgeführt. Der Hausarzt kennt die nächstgelegene Gelbfieberimpfstelle. Der Impfnachweis hat im internationalen Impfpaß der WHO zu erfolgen (erhältlich bei den Impfstellen).

Vor Reiseantritt sollten Sie den Auslandskrankenschein (Anspruchsbescheinigung E 111) von Ihrer Krankenkasse anfordern. Ärztliche Leistungen können Sie dann über die nächstgelegene Zweigstelle der griechischen Sozialversicherung IKA in Anspruch nehmen.

Beachten Sie ggf. auch den Abschluß einer Auslandsreise-Krankenversicherung, um weitere Risiken, wie z. B. mögliche Krankenrücktransportkosten abzudecken. Die Beiträge einer Auslandsreise-Krankenversicherung sind im Verhältnis zu den

Gesamtkosten einer Auslandsreise unbedeutend. Eine Jahres-Reise-Krankenversicherung kostet je Person zwischen DM 9,– und DM 24,–.

In den Sommermonaten ist in Griechenland mit heißer und zweitweiser Schwüler bis sehr schwüler Witterung zu rechnen.

Klimaangepaßtes Verhalten ist also nicht außer acht zu lassen, ebenso nicht der geeignete Sonnenschutz.

Zum klimaangepaßten Verhalten gehört auch die richtige Kleidung. Tragen Sie bei Hitze z. B. keine zu engen Jeans, Hosen oder Schuhe. Im Zweifelsfall geht Wohlbefinden vor Mode. Achten Sie auch darauf, Pullover und Jacken im Reisegepäck zu haben, denn abends wird es in Griechenland im Sommer früher dunkel als bei uns und kühler. Badekleidung sollte nie am Körper trocknen. So beugen Sie Erkältungskrankheiten vor.

In der Hitze können Fuß- und Fingerschwellungen durch geringere körperliche Belastung und Hochlegen der Beine vermieden werden. Überwärmung und Wasserverlust des Körpers lassen Erschöpfung entstehen und können zum Hitzschlag führen; Kopfbedeckung, Schatten und Trinken (kein Alkohol) beugen hier vor.

Bei Flugreisen sind beim Rückflug aus wärmeren Regionen unbedingt Pullover und wärmere Kleidung zu tragen, denn häufig kommen Reisende „aufgeheizt" an Bord und setzen sich durch die Klimatisierung im Flugzeug einem „Temperaturschock" aus, der meistens mit einer kräftigen Erkältung endet.

NOTRUF UND RETTUNGSWACHT

In Griechenland gibt es landesweit die folgenden Notrufnummern: für Notarzt/Krankenwagen 116 und 101, für Polizei 100 und 103 und für Feuerwehr 199.

Der ADAC hat in Athen eine ständig besetzte Notrufstation (9-17 Uhr, an Sonn- und Feiertagen 9-13 Uhr), Tel.: 01-777 56 44 sowie eine weitere Station in den Sommermonaten (1.6.-30.9.) in Thessaloniki (9-17 Uhr montags bis samstags) Tel.: 031-412290.

Darüberhinaus sind in Deutschland Tag und Nacht der ADAC-Notruf München (0049-89-22 22 22) und der AvD-Notruf Frankfurt/Main (0049-69-66 06 300) erreichbar.

Die Notrufstationen sorgen ggf. auch für Hilfen der Rettungswacht. Die Deutsche Rettungsflugwacht/Deutsche Zentrale für Luftrettung ist rund um die Uhr unter der Rufnummer 0049-711-70 10 70 in Stuttgart-Flughafen; die Schweizerische Rettungsflugwacht REGA unter der Rufnummer 0041-1-383 11 11 in Zürich erreichbar.

DEUTSCHSPRECHENDE ÄRZTE IN GRIECHENLAND

Alexandroupolis

Dr. med. Samson Stafilidis (Gynäkologie), Leof. Dimokratias 424, Tel.: (0551) 26 96 98

Athen

Dr. med. Aris Alexandropoulos (Innere Medizin), Odos Marasli 1/Vassilissis Sofias, Tel.: (01) 722 121 14

Dr. med. Makis Alexandrou (Innere Medizin), Odos Diochorous 29, Tel.: (01) 723 265 92

Dr. med. D. Aronis (Hautkrankheiten), Odos Karneadou 45, Tel.: (01) 722 154 71

Calcium-Schutzschild gegen Reizauslöser

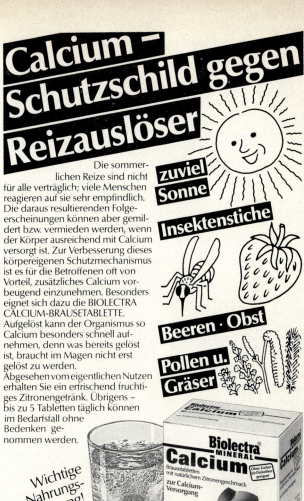

Die sommerlichen Reize sind nicht für alle verträglich; viele Menschen reagieren auf sie sehr empfindlich. Die daraus resultierenden Folgeerscheinungen können aber gemildert bzw. vermieden werden, wenn der Körper ausreichend mit Calcium versorgt ist. Zur Verbesserung dieses körpereigenen Schutzmechanismus ist es für die Betroffenen oft von Vorteil, zusätzliches Calcium vorbeugend einzunehmen. Besonders eignet sich dazu die BIOLECTRA CALCIUM-BRAUSETABLETTE. Aufgelöst kann der Organismus so Calcium besonders schnell aufnehmen, denn was bereits gelöst ist, braucht im Magen nicht erst gelöst zu werden.
Abgesehen vom eigentlichen Nutzen erhalten Sie ein erfrischend fruchtiges Zitronengetränk. Übrigens – bis zu 5 Tabletten täglich können im Bedarfsfall ohne Bedenken genommen werden.

zuviel Sonne

Insektenstiche

Beeren · Obst

Pollen u. Gräser

Wichtige Nahrungs-Ergänzung!

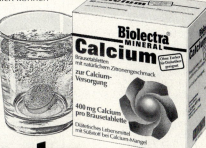

Biolectra® MINERAL Calcium

Nur in Ihrer Apotheke!

HERMES ARZNEIMITTEL GMBH
Pharma · Ernährung · Kosmetik, 8023 Großhesselohe/München

Prof. Dr. med. E. Bechrakis
(Augenheilkunde), Odos Karneadou 38, Tel.: (01) 722 007 93

Dr. med. Pavlos Chakas
(Psychiatrie), Odos Rygillis 15,
Tel.: (01) 722 566 39

Dr. med. Serafim Cotsou
(Psychiatrie), Odos Pipinou
79-81, Tel.: (01) 822 913 98

Dr. med. K. Diamanti
(Gynäkologie), Odos Pinarou
13, Tel.: (01) 362 379 21

Dr. med. N. Diamantopoulos
(Innere Medizin), Odos Ypsilantou 37, Tel.: (01) 724 476 58

Dr. med. G. Georgoulopoulos
(Gynäkologie), Vassileos Konstantinou/Melagrou 4,
Tel.: (01) 721 216 75

Prof. Dr. med. G. Kaliampetsos
(Chirurgie), Med. Zentrum Athen, Tel.: (01) 682 014 031

Dr. med. Ianis Kallirio
(Zahnmedizin), Odos Skoufa 24,
Tel.: (01) 363 135 23

Dr. med. Jason Kardiakitis
(Allgemeinmedizin), Odos Pallados 14, Tel.: (01) 808 156 74

Prof. Dr. med. N. Kastelis
(HNO), Odos Irodotou 25,
Tel.: (01) 722 465 63

Dr. med. D. Kolliopoulou
(Kieferorthopädie), Odos Pindarou 12, Tel.: (01) 361 848 93

Dr. med. K. Kontis (Innere
Medizin), Odos Triti Septembriou 103, Tel.: (01) 823 673 35

Dr. med. N. Lyrakos
(Neurologie/Psychiatrie), Odos
Massalias 10,
Tel.: (01) 362 728 93

Dr. med. N. Moutsakis
(Gynäkologie), Odos Ventiri 9,
Tel.: (01) 723 656 88

Prof. Dr. med. A. Pissiotis
(Chirurgie), Odos Iassiou 2,
Tel.: (01) 721 180 65

Prof. Dr. med. P. Raptis
(Innere Medizin), Odos Iridanou
3, Tel.: (01) 724 679 76

Dr. med. Rossolymos
(Gynäkologie), Klinik Elena Venizelou, Tel.: (01) 643 222 094

Dr. med. K. Santamouris
(Kinderheilkunde), Odos Markou Dotoari 66,
Tel.: (01) 807 092 98

Dr. med. Scheerbarth-Garagouni
(Zahnmedizin), Leoforos Alexandras 5, Tel.: (01) 644 724 13

Dr. med. Ianis Sidiropoulos
(Kinderheilkunde), Odos 28.
Oktobriou 19/Leoforos Irakliou
302, Tel.: (01) 279 303 59

Dr. med. Ianis Strapatsakis
(Kinderheilkunde), Odos Karneadou 3, Tel.: (01) 724 280 68

Dr. med. Kleon Stratakis
(Gynäkologie), Leoforos Vassillissis Sofias 54,
Tel.: (01) 723 511 93

Dr. med. K. Thanasoulas
(Augenheilkunde), Gonia Leoforos Kifissias, Odos Dionyssos,
Tel.: (01) 801 109 24

Dr. med. Theodorakopoulou
Liraki (Zahnmedizin), Leoforos
Kifissias 118a,
Tel.: (01) 691 373 65

Dr. med. Dimitriou Triantafyllos
(Augenheilkunde), Odos Skoufa
11, Tel.: (01) 363 876 12

Dr. med. A. Tsirimbas
(Innere Medizin), Odos Ipsilantou 41, Tel.: (01) 723 828 33

Dr. med. Jean Vlachos
(Orthopädie), Odos Patission
130, Tel.: (01) 822 717 19

Dr. med. D. Wulgaridis
(Neurologie/Psychiatrie) Odos
Michalakopoulou 94,
Tel.: (01) 777 665 84

Dr. med. N. M. Xenakis
(Zahnmedizin), Leoforos Irinis
14, Tel.: (01) 802 302 13

Dr. med. K. Zarbi
(Kieferorthopädie), Odos Doriläou 8, Tel.: (01) 641 110 65

Dr. med. Zumbulakis
(Kinderheilkunde), Odos Patission 100, Tel.: (01) 822 300 37

Chalandri
Dr. med. Dorothee Hauptvogel (Allgemeinmedizin), Odos Parnonos 14, Tel.: (01) 681 913 99

Chania/Kreta
Dr. med. Stelljos Fournianarakis (Zahnmedizin), Fot. Passa 7, Tel.: (0821) 24 71 48

Dr. med. Georgios Katifes (Allgemeinmedizin), Ionias 27-29, Tel.: (0821) 54 12 06

Dr. med. Ianis Pallikaris (Augenheilkunde), Skalidi 33, Tel.: (0821) 55 91 77

Dr. med. Ianis Tagirkoumakis (Gynäkologie), Markou Botsari 76, Tel.: (0821) 408 77 79

Drama
Dr. med. Konstantinos Konstantinidis (Psychiatrie/Neurologie), Roosevelt 37, Tel.: (0521) 27 45 76

Edessa
Dr. med. Kleoniki Koukara-Tripa (Anästhesiologie), Filikis Eterias 12, Tel.: (0381) 23 61 78

Dr. med. Athanassios Koukaras (Chirurgie), Filikis Eterias 12, Tel.: (0381) 23 61 73

Dr. med. Nikolaos Marthas (Innere Medizin), Leof. Filippou 7, Tel.: (0381) 22 81 42

Ixia/Rhodos
Dr. med. Konstantinos Kotikostas (Allgemeinmedizin), Leof. Jalysou-Papandreo Nr. 2, Tel.: (0241) 92 25 17

Katerini
Dr. med. Pavlos Papadopoulos (Gynäkologie), Wironos 29, Tel.: (0351) 29 07 65

Dr. med. Christos Petkidis (Neurologie), Tsimiski A par. 1, IKA, Tel.: (0351) 24 48 51

Kavala
Dr. med. Nikolaos Vlachos (Innere Medizin), Venizelou Averof 2, Tel.: (051) 228 83 35

Komotini
Dr. med. Evangelos Angelidis (Gynäkologie), Staatl. Krankenhaus Komotini, Tel.: (0531) 22 11 82

Korfu
Dr. med. Petros Chrysikopoulos (HNO), Donselot 9, Tel.: (0661) 36 70 28

Dr. med. Spyridon Chrysikopoulos (Chrirurgie), Moustoxydou 15, Tel.: (0661) 37 28 45

Dr. med. Spyridon Koskinas (Urologie), Kapodistriou 84, Tel.: (0661) 34 85 03

Dr. med. Grigorios Koulouris (Innere Medizin), Samara 2, Tel.: (0661) 35 12 56

Dr. med. Nikolaos Triantos (Hautkrankheiten), Ag. Apostolon 2, Tel.: (0661) 39 14 99

Dr. med. Andreas Tsiolis (Gynäkologie), Ewgen. Voulgareos 77, Tel.: (0661) 31 81 97

Patras
Dr. med. Georgios Christodoulou (Orthopädie), Miaouli 67-71, Tel.: (061) 334 88 13

Dr. med. Georgios Kanellopoulos (Zahnmedizin), Pantanassis 50, Tel.: (061) 274 92 26

Dr. med. Trigas Konstantinos (Innere Medizin), Mezonos 3, Tel.: (061) 270 91 78

Dr. med. Panagiotis Kosionis (Augenheilkunde), Platia Georgiou A 6, Tel.: (061) 273 88 14

Dr. med. Paraskeui Mironidou Doga (Gynäkologie), Gerokostopoulou 24, Tel.: (061) 222 77 83

Dr. med. Andreas Samothralitis (Innere Medizin), Platia Georgiou A II, Tel.: (061) 271 33 92

Dr. med. Georgios Tsatsanis (Zahnmedizin), Radinou 2, Tel.: (061) 221 52 14

Dr. med. Theodoros Zissis (HNO), Agiou Nikolau 43, Tel.: (061) 274 51 25

Piräus
Dr.med. Georgios Marinopoulos (Gynäkologie), Odos Grigori Lambraki 80, Tel.: (01) 411 406 69

Rethymnon/Kreta
Dr. med. Andreas Papadakis (Allgemeinmedizin), Plat. Irolochitou 23, Tel.: (0831) 24 65 47

Dr. med. Nikolaos Paraskakis (Chirurgie), St. Dimitrakaki 68, Tel.: (0831) 22 01 98

Rhodos
Dr. med. Vasilios Bauras (Augenheilkunde), Alexandru Diakou Nr. 7a, Tel.: (0241) 24 34 29

Dr. med. Nikolaos Chatzidiakos (Kinderheilkunde), Pal. Pacr.-Germano Nr. 50, Tel.: (0241) 29 62 93

Dr. med. Chronis Panajotidis (Urologie), Amerikts Nr. 95, Tel.: (0241) 25 44 45

Dr. med. Nikolaos Papayanopolos (Röntgenologie), Jerou Lochou Nr. 14, Tel.: (0241) 27 45 34

Dr. med. dent. Thomas Sotrillis (Zahnmedizin), Vironos Nr. 2 Tel.: (0241) 23 34 08

Dr. med. Joannos Vassilakys (Gynäkologie), Dimokratias Nr. 9, Tel.: (0241) 21 04 12

Samos
Dr. med. Dascalakis Stauros (Orthopädie), General Hospital, Tel.: (0273) 27 25 06

Serres
Dr. med. Chrissafis Palazis (Kinderkrankheiten), Vas. Irakliou 28, Tel.: (0321) 25 95 83

Thessaloniki
Dr. med. Theodoros Agorastos (Gynäkologie), Mitropoleos 87/Hippokrateion, Tel.: (031) 277 23 54

Dr. med. Alexandros Alexandridis (Augenkrankheiten), Mitropoleons 109, Tel.: (031) 276 93 78

Dr. med. Theocharis Apostolidis (HNO), Egnatia 90, Tel.: (031) 268 98 83

Dr. med. Stergios Bakatselos (Innere Medizin), Tsimiski 38, Tel.: (031) 275 43 92

Dr. med. dent. Lazaros Boutis (Innere Medizin), Tsimiski 33, Tel.: (031) 234 51 53

Dr. med. dent. Konstantinos Chrissafopulos (Zahnmedizin), Tsimiski 73, Tel.: (031) 269 19 18

Dr. med. dent. Georgios Dimitrakopoulos (Zahnmedizin), Chris. Smyrnis 11, Tel.: (031) 260 81 44

Dr. med. Leonidas Fekas (Neurologie/Psychiatrie), Tsimiski 57, Achepa, Tel.: (031) 229 54 23

Dr. med. dent. Marilia Gazi-Batzoglou (Zahnmedizin), Petrou Syndika 12, Tel.: (031) 845 52 09

Dr. med. Jannis Hadjibujas (Innere Medizin), Mitropoleos 88, Tel.: (031) 236 27 94

Dr. med. dent. Dimitrios Kapagiannis (Zahnmedizin), Aristotelous 7, Tel.: (031) 283 20 03

Dr. med. Ilias Ligdas (Chirurgie), Ethnikis Aminis, Tel.: (031) 223 53 34

Dr. med. Grigorios Loukidis (Innere Medizin), Karolou Diehl 1/ Poliklinik IKA, Tel.: (031) 277 07 25

Dr. med. dent. Georgios Lypiridis (Zahnmedizin), Egnatia 90, Tel.: (031) 233 31 41

Dr. med. Panagiotis Manolakis (Röntgenologie), P.P. Germanou 10, Tel.: (031) 225 05 12

Dr. med. Leonidas Manolidis (HNO), Ag.Sofias 22/Achepa-Krankenhaus, Tel.: (031) 227 73 34

Dr. med. Georgios Papadimitrou (Orthopädie), Ermou 51, Tel.: (031) 221 82 15

Dr. med. Athanassios Papathanassiou (Urologie/Chirurgie) I. Michael 5, Tel.: (031) 307 84 78

Dr. med. dent. Asterios Parissis
(Zahnmedizin), Ag. Sofias 28,
Tel.: (031) 278 21 72

Dr. med. Georgios Philippou
(Hautkrankheiten), Egnatia 88,
Tel.: (031) 265 00 45

Dr. med. Konstantinos Rodoka-
nakis (Innere Medizin), Mitropoleos 41, Tel.: (031) 257 17 28

Dr. med. Vyron Sitis
(Innere Medizin), Veniselou 53,
Tel.: (031) 745 59 87

Dr. med. dent. Nikos Stratakis
(Zahnmedizin), Ermou 53,
Tel.: (031) 221 94 56

Dr. med. Michael Vrettos
(Chirurgie), Ag. Sofias 20,
Tel.: (031) 269 84 12

Dr. med. Parmion Zissopoulos
(Gynäkologie), Kouskoura 3,
Tel.: (031) 279 27 23

Veria
Dr. med. Ioannis Avramidis
(Chirurgie), Ant. Kamara 1,
Tel.: (0331) 22 04 45

Dr. med. Dimitrios Koupidis
(Innere Medizin), Ant. Kamara
11, Tel.: (0331) 60 18 64

KONSULARISCHE HILFEN

Materielle Hilfe wird in der Regel gewährt, wenn die Notlage auf andere Weise nicht behoben werden kann.

Arzt-, Medikamenten- und Krankenhauskosten können unter bestimmten strengen Bedingungen nach Unfällen und akuten Erkrankungen im Notfall als finanzielle Überbrückungshilfe von den Konsulaten verauslagt werden.

Informationshilfen können ggf. auch von den örtlichen Lufthansa-Büros gegeben werden:
Athen, 01-961 36 28,
Thessaloniki, 031-47 32 12

Bundesrepublik Deutschland

Botschaft
Athen, Vassilissis Sofias 10,
Amaroussio, Tel.: (01) 369 41 11

Generalkonsulat
Thessaloniki, Odos Karolou
Diehl 4a, Tel.: (031) 23 63 15

Honorarkonsulate
Chania/Kreta,
Tel.: (0821) 57 944
Iraklion/Kreta,
Tel.: (081) 22 62 88
Komotini, Tel.: (0531) 29 325
Korfu, Tel.: (0661) 31 453
Patras, Tel.: (061) 22 19 43
Rhodos, Tel.: (0241) 29 730
Samos, Tel.: (0273) 27 260
Volos, Tel.: (0421) 25 379

Österreich

Botschaft
Athen, Leoforos Alexandras,
Tel.: (01) 821 10 36

Honorarkonsulate
Iraklion/Kreta,
Tel.: (081) 22 22 13
Rhodos, Tel.: (0241) 20 833
Thessaloniki,
Tel.: (031) 23 65 00

Schweiz

Botschaft
Athen Rue lassiou 2,
Tel.:(01) 723 03 64

GROSSBRITANNIEN [englisch]

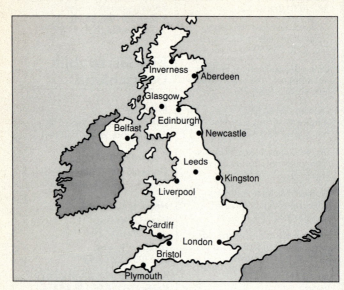

VOR DER REISE

Schutzimpfungen werden im internationalen Reiseverkehr nach den WHO-Bestimmungen von Großbritannien nicht verlangt.
In Großbritannien werden ärztliche Leistungen vom Nationalen Gesundheitsdienst erbracht. Diese Leistungen sind auch für EG-Bürger kostenfrei (ggf. Reisepaß vorlegen).

NOTRUF UND RETTUNGSWACHT

In Großbritannien gibt es landesweit die einheitliche Notruf-Nummer 999 für Polizei, Feuerwehr und Notarzt.
Die Deutsche Rettungsflugwacht/Deutsche Zentrale für Luftrettung ist rund um die Uhr unter der Rufnummer (01049) 711 -70 10 70 in Stuttgart-Flughafen; die Schweizerische Rettungsflugwacht REGA unter der Rufnummer (01041) 1 - 383 11 11 in Zürich erreichbar. Beachten Sie aber, daß Krankenrücktransporte nur durch eine Auslandsreise-Krankenversicherung abzudecken sind.

DEUTSCH-SPRECHENDE ÄRZTE IN GROSSBRITANNIEN

Belfast
Dr.med. Paul Osterberg (Allgemeinmedizin), 13 Ulsterville Avenue, Tel.: (0232) 66 77 411

Birmingham/West Midlands
Dr.med. S.Warley (Allgemeinmedizin), 366 High Street, Tel.: (021) 55 800 944

Edinburgh
Dr.med. B.V.Kuenssberg (Allgemeinmedizin), 191 Crewe Road North, Tel.:(031)33723235

Falmouth
City Hospital, (Allgemeinmedizin), Tel.: (0326) 74 24 21

Glasgow
Western Infirmery Hospital
(Allgemeinmedizin),
Tel.: (041) 33 988 222

**Guernsey-Le Vauquiedor
St. Martin's**
The Princess Elizabeth Hospital
(Allgemeinmedizin),
Tel.: (0481) 25 24 11

Dr.med. dent. H. Frank
(Zahnmedizin), 7 Greville Place,
Tel.: (01) 624 711 02

Dr. med. Paul Hirsch
(Allgemeinmedizin), 26 Cranes
Park Surbiton, Surrey,
Tel.: (01) 399 800 82

Dr. med. H. Loeffler
(Gynäkologie), 86, Harley
Street, Tel.: (01) 486 296 68

Dr. med. A. P. Wolken
(Allgemeinmedizin), 11 Dundee
House, 145 Maida Vale,
Tel.: (01) 286 856 64

Dr. med. dent. Klaus A. M. Ziegel
(Zahnmedizin), 44 Westleigh
Avenue, Tel.: (01) 788 410 54

Liverpool
Dr. med. Lola Barnett
(Allgemeinmedizin), 171 Child-
wall Valley Road,
Tel.: (051) 733 322 41

KONSULARISCHE HILFEN

Arzt-, Medikamenten- und Krankenhauskosten können unter bestimmten Bedingungen nach Unfällen und akuten Erkrankungen
im Notfall als finanzielle Überbrückungshilfe von den Konsulaten verauslagt werden.
Informationshilfen können ggf.
auch von den örtlichen Lufthansa-
Büros gegeben werden:
Glasgow, 041-221 71 32
London, 01-408 03 22
Manchester, 061-489 31 84

Bundesrepublik Deutschland

**Botschaft
London** 23, Belgrave, Square,
London, SW1X 8PZ,
Tel.: (01) 2 35 50 33

**Generalkonsulate
Edinburgh** 16 Eglinton
Crescent, Edinburgh EH12 5 DG,
Tel.: (031) 3 37 23 23

Liverpool Norwich House, 8-12,
Water Street, Liverpool L2 8TA,
Tel.: (051) 2 36 02 94

**Honorarkonsulate
Aberdeen**, Tel.: (0224) 63 44 67
Birmingham,
Tel.: (021) 705 99 44
Bristol, Tel.: (0272) 4 47 21
Cardiff, Tel.: (0222)890294
Dover, Tel.: (0304) 20 12 01
Falmouth, Tel.: (0326) 31 13 00
Glasgow, Tel.: (041) 3 31 28 11
Harwich, Tel.: (02555) 66 66
Kirkwall, Tel.: (0856) 29 61
Larne, Tel.: (0574) 7 77 77
Leeds, Tel.: (0532) 63 05 05
Lerwick, Tel.: (0595) 25 56
Newcastle, Tel.: (0632) 61 10 63
Plymouth, Tel.: (0752) 66 34 44
St. Helier, Jersey,
Tel.: (0534)7 12 63

Österreich

**Botschaft
London,** 18, Belgrave Mews
West, London SW 1 X8HU,
Tel.: (01) 23 53 731

**Honorarkonsulat
Edinburgh,** Tel.: (031) 22 51 516

Schweiz

**Botschaft
London,** 16-18, Montagu Place,
London W1H 2BQ,
Tel.: (01) 7 23 07 01

**Generalkonsulat
Manchester,** Sunley Tower, 24th
Floor, Piccadilly Plaza, Manche-
ster M1 4 BT, Tel.: (061) 2 36 29 33

GUADELOUPE/MARTINIQUE [franz.]

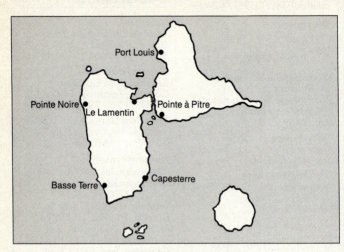

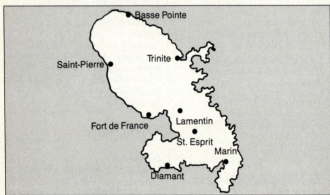

VOR DER REISE

Schutzimpfungen werden im internationalen Reiseverkehr nach den WHO-Bestimmungen von Guadeloupe/Martinique verlangt; und zwar
eine Impfung gegen Gelbfieber ist zwingend vorgeschrieben für Reisende, die sich innerhalb der letzten 6 Tage in Infektionsgebieten in Afrika oder Südamerika aufgehalten haben. Ausgenommen sind lediglich Transitreisende, die den Flughafen in Guadeloupe/Martinique nicht verlassen oder ein Infektionsgebiet nur transitiert haben sowie Kinder unter einem Jahr.

Bei Aufenthalten in Guadeloupe/Martinique gewähren die gesetzlichen Krankenkassen keine „Leistungsaushilfen". Es wird daher empfohlen, vor der Reise eine Auslandsreise-Krankenversicherung abzuschließen.

NOTRUF UND RETTUNGSWACHT

Auf Martinique gibt es landesweit die einheitlichen Notrufnummern 17 für Polizei, 70 22 64 / 18 für Feuerwehr und 73 80 16 für Krankenwagen. Ortskennzahlen gibt es auf keiner der Inseln. Auf Guadeloupe sind keine einheitlichen Notrufnummern bekannt.

Erreichbar sind in Deutschland Tag und Nacht der ADAC-Notruf unter 1949 - 89 - 22 22 22 und der AvD-Notruf Frankfurt/Main unter 1949 - 69 - 66 06 300.

Die Notruf-Stationen sorgen nötigenfalls auch für Hilfen der Rettungswacht. Die Deutsche Rettungsflugwacht/Deutsche Zentrale für Luftrettung ist rund um die Uhr unter der Rufnummer 1949 - 711 - 70 10 70 in Stuttgart Flughafen; die Schweizerische Rettungsflugwacht REGA unter der Rufnummer 1941 - 1 - 383 11 11 in Zürich erreichbar.

DEUTSCH-SPRECHENDE ÄRZTE AUF GUADELOUPE

Fort de France/Martinique
Dr. med. Véronique Baumann-Giacon (Homöopathie), Centre Cial Cluny,
Tel.: 633 87 77

Dr. med. Olivier Fuhrer (Rheumatologie), 11 Boulevard Gén. de Gaulle,
Tel.: 635 60 61

Dr. med. Albert Ponsar (Pädiatrie), Avenue Frantz Fanon Bellevue,
Tel.: 617 45 66

Dr. med. Daniel Zephir (Urologie), 38 Lot Espérance Chateauboeuf,
Tel.: 635 51 52

DEUTSCH-SPRECHENDE ÄRZTE AUF MARTINIQUE

La Trinité
Dr. med. Michel Goldberg (Pädiatrie) 99 Rue Joseph Lagrosillière, Tel.: 586 89 69

Schoelcher
Dr. med. Bruno Schaub (Gynäkologie), Resid. Terrasses de la Mer, Tel.: 610 90 10

KONSULARISCHE HILFEN

Es wird immer zunächst die telefonische Kontaktaufnahme empfohlen.
Materielle Hilfe wird in der Regel gewährt, wenn die Notlage auf andere Weise nicht behoben werden kann.
Arzt-, Medikamenten- und Krankenhauskosten können unter bestimmten strengen Bedingungen nach Unfällen und akuten Erkrankungen im Notfall als finanzielle Überbrückungshilfe verauslagt werden.

Deutschland

Honorarkonsulate
Fort-de-France/Martinique,
Tel.: 50 37 56

Pointe-à-Pitre/Guadeloupe,
Tel.: 82 22 95

Österreich/Schweiz

unterhalten auf Guadeloupe/Martinique keine diplomatischen Vertretungen; zuständig sind die entsprechenden Botschaften in Paris.

GUATEMALA [spanisch]

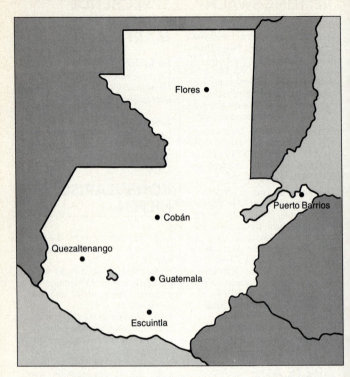

VOR DER REISE

Schutzimpfungen werden im internationalen Reiseverkehr nach den WHO-Bestimmungen von Guatemala verlangt; und zwar Malariaschutz ist ganzjährig erforderlich in Gebieten unter 1500 m in den Departements Alta Verapaz, Huehuetenango, Izabal, Jutiapa und Retalhuleu. Innerhalb des Dep. Quezaltenango in den Municipios Coatepeque, im Dep. San Marcos in Ocós; und außer den Stadtgebieten in den Dep. Baja Verapaz, Chiquimula, Escuintla, Jalapa, El Petén, El Progreso, El Quiché, Santa Rosa, Suchitpéquez und Zacapa.

Es ist auf jeden Fall eine Woche vor der Reise mit der Malariaprophylaxe zu beginnen.
Eine Impfung gegen Gelbfieber ist zwingend vorgeschrieben für Reisende, die sich innerhalb der letzten 6 Tage in Infektionsgebieten in Afrika oder Südamerika aufgehalten haben; ausgenommen sind lediglich Transitreisende, die den Flughafen in Guatemala nicht verlassen sowie Kinder unter einem Jahr.
Die gesetzlichen Krankenkassen gewähren keine „Leistungsaushilfen". Es wird daher empfohlen, vor der Reise eine Auslandsreise-Krankenversicherung abzuschließen, um auch Risiken möglicher Krankenrücktransportkosten abzudecken.

NOTRUF UND RETTUNGSWACHT

In Guatemala gibt es landesweit die einheitlichen Notrufnummern 120 für Polizei, 122/123 für Feuerwehr und 125 für Krankenwagen.
Die Deutsche Rettungsflugwacht/ Deutsche Zentrale für Luftrettung ist rund um die Uhr unter der Rufnummer 0049 - 711 - 70 10 70 in Stuttgart Flughafen; die Schweizerische Rettungsflugwacht REGA unter der Nummer 0041 - 1 - 383 11 11 in Zürich erreichbar.

DEUTSCH-SPRECHENDE ÄRZTE IN GUATEMALA

Guatemala-Stadt
Dr. med. Francisco J. Arroyave (Innere Medizin), Clinicas del Centro Médico, 6a Av. 3-69, zona 10, Tel.: (02) 67 10 11
Dr. med. Thomas Bunge (Kinderarzt), Edificio Médico El Obelisco, Av. Las Américas 21-69, zona 10,
Tel.: (02) 372 56 67, 682 29 19
Dr. med. Manuel Caceres (Allgemeinmedizin, Chirurgie), 6a Av. 8-92, zona 9,
Tel.: (02) 321 50 63
Dr. med. Carlos A. Davila Mohr (Orthopädie), Condominio Médico, 6a Av. 7-66, zona 10,
Tel.: (02) 316 92 87, 66 04 25
Dr. med. Marco A. Guerrero (Kinderarzt), 6a Av. 3-12, zona 1, Tel.: (02) 26 72 63
Dr. med. Mariano Guerrero (Innere Medizin), 5a Av. 3-09, zona 1, Tel.: (02) 20 06 14, 27 26 55
Dr. med. Estuardo Herrera (Gynäkologie), 3a Calle "A" 6-56, zona 10, Tel.: (02) 310 89 01
Dr. med. dent. Freddy Lewin (Zahnmedizin), Clinicas del Centro Médico, 6a Av. 3-69, zona 10, Tel.: (02) 325 15 33

Dr. med. Carlos Merck (Kinderarzt), Hospital de Dia Izamná, Calzada Roosevelt 35-98, zona 7, Tel.: (02) 913 66 67, 77, 87
Dr. med. Mario R. Morales (Urologie), 3a Av. 11-27, zona 1, Tel.: (02) 536 77 98, 536 11 80
Dr. med. dent. Rolf Schlaffke (Zahnmedizin), 10a Calle 2-14, zona 1, Tel.: (02) 533 12 59
Dr. med. José del Valle Monge (Innere Medizin), Clinicas del Centro Médico, 6a Av. 3-69, zona 10, Tel.: (02) 312 77 78

KONSULARISCHE HILFEN

Arzt-, Medikamenten- und Krankenhauskosten können unter bestimmten strengen Bedingungen nach Unfällen und akuten Erkrankungen im Notfall als finanzielle Überbrückungshilfe verauslagt werden.

Bundesrepublik Deutschland

Botschaft
Guatemala-Stadt, 20 calle 6-20, Edificio Plaza Maritima, zona 10,
Tel.: (02) 37 00 28, 29, 31

Österreich

Botschaft
Guatemala-Stadt, 6 Avenida 20-25, zona 10, Local 4-1,
Tel.: (02) 68 23 24, 68 11 34

Honorargeneralkonsulat
Guatemala-Stadt,
Tel.: (02) 643 14, 50 12 90,

Schweiz

Botschaft
Guatemala-Stadt, Edificio Seguros Universales 5o nivel, 4a Calle 7-73, zona 9,
Tel.: (02) 34 07 43-44, 31 37 25

HAITI [französisch]

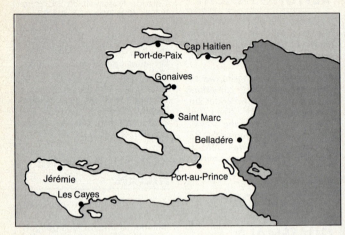

VOR DER REISE

Schutzimpfungen werden im internationalen Reiseverkehr nach den WHO-Bestimmungen von Haiti verlangt; und zwar
Malariaschutz ist ganzjährig für alle Gebiete unter 300 m vorgeschrieben. Es ist daher auf jeden Fall eine Woche vor der Reise mit der Malariaprophylaxe zu beginnen. Das Mittel der ersten Wahl ist Chloroquin. Die Konsultation des Hausarztes vor der Reise ist erforderlich.
Impfungen gegen Gelbfieber sind zwingend für Reisende, die sich innerhalb der letzten 6 Tage vor ihrer Ankunft auf Haiti in Infektionsgebieten in Afrika oder Südamerika aufgehalten haben. Die Impfungen werden in der Bundesrepublik Deutschland von Gelbfieberimpfstellen durchgeführt. Ihr Hausarzt kennt die nächstgelegene Gelbfieberimpfstelle.
Auf Haiti ist überwiegend mit heißen und schwülen bis sehr schwülen Klimawerten zu rechnen.
Diarrhoe (Reisedurchfall) ist bei Reisen in heiße Länder ein besonderes Risiko in den ersten Tagen, solange die Gewöhnung des Reisenden an die veränderten Klima- und Lebensumstände noch nicht erfolgt ist. Strenge Eßdisziplin und strikte Hygiene sind die beste Vorsichtsmaßnahme.

Dies ist umso wichtiger, wenn man sich im Trekking oder Camping in besonders einfachen Lebensbedingungen befindet.

Bei Flugreisen sind beim Rückflug aus wärmeren Regionen unbedingt Pullover und wärmere Kleidung zu tragen, denn häufig kommen Reisende „aufgeheizt" an Bord und setzen sich durch die Klimatisierung im Flugzeug einem „Temperaturschock" aus, der meistens mit einer kräftigen Erkältung endet.

Bei Aufenthalten auf Haiti gewähren die gesetzlichen Krankenkassen keine „Leistungsaushilfen". Es besteht kein Abkommen über soziale Sicherheit. Alle Inanspruch genommenen Leistungen müssen sofort bezahlt werden. Vor der Reise ist es daher empfehlenswert, eine Auslandsreise-Krankenversicherung abzuschließen.

NOTRUF UND RETTUNGSWACHT

Auf Haiti gibt es die einheitliche Notruf-Nummer 114 für Polizei, 115 für Feuerwehr und 116 für Notarzt und Krankenwagen. Notfalltransporte ins nächste Krankenhaus sind kostenpflichtig. In Deutschland sind Tag und Nacht der ADAC-Notruf München (01149-89-22 22 22) und der AvD-Notruf Frankfurt/Main (01149-69-66 06 300) erreichbar. Die Deutsche Rettungsflugwacht/Deutsche Zentrale für Luftrettung ist rund um die Uhr unter der Rufnummer 01149- 711-70 10 70 in Stuttgart-Flughafen, die Schweizerische Rettungsflugwacht REGA unter der Rufnummer 01141-1-383 11 11 in Zürich erreichbar. Beachten Sie aber, daß Krankenrücktransporte von der gesetzlichen Krankenkasse nicht bezahlt werden; eine Kostenregulierung ist durch eine Auslandsreise-Krankenversicherung abzudecken.

DEUTSCH-SPRECHENDE ÄRZTE AUF HAITI

Port-au-Prince
Dr. med. dent. Roger Beauboeuf (Zahnmedizin), 73, Rue Capois - Centre Médical, Tel.: (01) 2 06 39

Frau Dr. med. Renate Bernardin (Gynäkologie), 136, Avenue Christophe, Tel.: (01) 26 41 42

Dr. med. Roger Bernadin (Innere Medizin), 136, Avenue Christophe, Tel.: (01) 26 41 42

Dr. med. Jean-Claude Desmangles (HNO), 17-19, Chemin des Dalles, Tel.: (01) 23 92 81

Dr. med. Geissly Kernisan (Chirurgie), 128, Rue Christophe, Tel.: (01) 55 12 84

Dr. med. Robert Midy (Gynäkologie), Angle Bois Verna/Ruelle Berne, Tel.: (01) 51 12 92

Dr. med. Maurice Marc-Pierre (Chirurgie), Policlinique Pont Morin, Tel.: (01) 50 74 00

Dr. med. Fritz Pierre-Louis (Innere Medizin), 155, Angle Rue des Fronts Forts/Pucelles, Tel.: (01) 61 04 32

Dr. med. Guy Pierre-Louis (Kinderheilkunde), Delmas 64, 3, Impasse Cabasse 15, Rue Louverture, Pétion-Ville, Tel.: (01) 73 18 81

KONSULARISCHE HILFEN

Materielle Hilfe wird in der Regel gewährt, wenn die Notlage auf andere Weise nicht behoben werden kann.
Arzt-, Medikamenten- und Krankenhauskosten können unter bestimmten strengen Bedingungen nach Unfällen und akuten Erkrankungen im Notfall als finanzielle Überbrückungshilfe von den Konsulaten verauslagt werden.

Bundesrepublik Deutschland

Botschaft
Port-au-Prince, Avenue Marie-Jeanne, Tel.: (01) 2 06 34

Österreich

Honorargeneralkonsulat
Port-au-Prince, 12 Rue de Quai, Tel.: (01) 2 20 42

Schweiz

Generalkonsulat
Port-au-Prince, 6 Rue des Fronts-Forts, Tel.: (01) 2 26 51

HONGKONG [englisch]

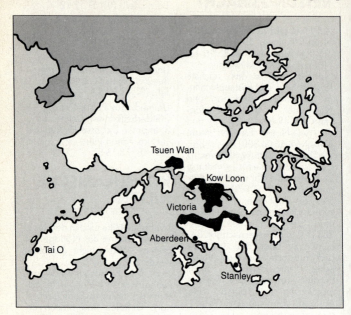

VOR DER REISE

Schutzimpfungen werden im internationalen Reiseverkehr nach den WHO-Bestimmungen von Hongkong nicht verlangt.
Gelegentlich können Malariarisiken in bestimmten ländlichen Gebieten nicht ausgeschlossen werden. Eine Malariaprophylaxe ist daher für Personen zu empfehlen, die sich in solchen Gebieten aufhalten.
Bei Aufenthalten in Hongkong gewähren die gesetzlichen Krankenkassen keine Leistungsaushilfen. Mit Hongkong besteht kein Abkommen über soziale Sicherheit. Vor der Reise ist es daher sinnvoll, eine Auslandsreise-Krankenversicherung abzuschließen.
Auslandsreise - Krankenversicherungen übernehmen jedoch keine Kosten, wenn

a) die Behandlung im Ausland ein Grund der Auslandsreise war,

b) die Behandlung bereits vor der Reise begonnen wurde,

c) die Behandlung innerhalb der Zeit einer Auslandsbeschäftigung liegt oder

d) die Leistungen von Ihrer gesetzlichen Krankenversicherung zu tragen sind.

In Hongkong ist in den Sommermonaten mit heißer und schwüler Witterung zu rechnen. Bei Flugreisen sind beim Rückflug unbedingt Pullover und wärmere Kleidung zu tragen, denn häufig kommen Reisende „aufgeheizt" an Bord und setzen sich durch die Klimatisierung im Flugzeug einem „Temperaturschock" aus, der meistens mit einer kräftigen Erkältung endet.

NOTRUF UND RETTUNGSWACHT

In Hongkong gibt es landesweit die einheitliche Notruf-Nummer 999 für Polizei, Feuerwehr, Notarzt und Krankenwagen. Außerdem haben viele Krankenhäuser einen Tag- und Nacht-Notfalldienst, der in extremen Notfällen immer in Anspruch genommen werden kann.
Darüberhinaus sind in Deutschland Tag und Nacht der ADAC-Notruf München (00149-89-22 22 22) und der AvD-Notruf Frankfurt/Main (00149-69-66 06 300) erreichbar.
Die Notrufstationen sorgen ggf. auch für Hilfen der Rettungswacht. Die Deutsche Rettungsflugwacht/Deutsche Zentrale für Luftrettung ist rund um die Uhr unter der Rufnummer 00149-711-70 10 70 in Stuttgart-Flughafen; die Schweizerische Rettungsflugwacht REGA unter der Rufnummer 00141-1-383 11 11 in Zürich erreichbar. Beachten Sie aber, daß Krankenrücktransporte von der gesetzlichen Krankenkasse nicht bezahlt werden; eine Kostenregulierung ist durch eine Auslandsreise-Krankenversicherung abzudecken.

DEUTSCH-SPRECHENDE ÄRZTE IN HONGKONG

Hongkong
Dr. med. Roland G. Heber (Allgemeinmedizin), 17, Lau Fong Rd, Causeway Bay, Tel.: (5) 761 64 31

Dr. med. J. C. Howard (Allgemeinmedizin), Oram Partner, Rm. 1007, Bank of America Tower, 12, Hartcourt Road, Tel.: (5) 26 38 771, 25 17 303

Dr. med. S. S. Lo (Allgemeinmedizin), 500 Hennessy Road, Causeway Bay, Tel.: (5) 76 99 911, 76 15 582

Dr. med. Harry H. G. Sim (Gynäkologie), Flat A 18/F, Central Tower, 103, Queens Road Central, Tel.: (5) 45 15 111

KONSULARISCHE HILFEN

Es wird immer zunächst die telefonische Kontaktaufnahme empfohlen.
Materielle Hilfe wird in der Regel gewährt, wenn die Notlage auf andere Weise nicht behoben werden kann.
Arzt-, Medikamenten- und Krankenhauskosten können unter bestimmten strengen Bedingungen nach Unfällen und akuten Erkrankungen im Notfall als finanzielle Überbrückungshilfe von den Konsulaten verauslagt werden.
Informationshilfen können ggf. auch vom örtlichen Lufthansa-Büro gegeben werden.
Hongkong 5 - 846 63 88

Bundesrepublik Deutschland

Generalkonsulat
Hongkong, United Centre, 21st Floor, 95 Queensway-Central, Tel.: (5) 29 88 55/58

Österreich

Generalkonsulat
Hongkong, 2201 Wang Kee Building, 34-37 Connaught Road, Tel.: (5) 22 80 86

Schweiz

Generalkonsulat
Hongkong, 3703 Gloucester Tower, 11 Pedder Street, Tel.: (5) 22 71 47/8

INDIEN [englisch]

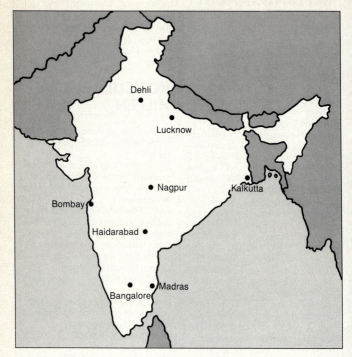

VOR DER REISE

Schutzimpfungen werden im internationalen Reiseverkehr nach den WHO-Bestimmungen von Indien verlangt; und zwar Malariaschutz ist ganzjährig für das gesamte Land vorgeschrieben. Es ist daher auf jeden Fall eine Woche vor der Reise mit der Malariaprophylaxe zu beginnen. In Indien ist mit einer Chloroquin-Resistenz zu rechnen. Die Konsultation des Hausarztes vor der Reise ist erforderlich.

Impfungen gegen Gelbfieber sind zwingend für Reisende, die sich innerhalb der letzten 6 Tage vor ihrer Ankunft in Indien in Infektionsgebieten in Afrika oder Südamerika aufgehalten haben.

Die Impfungen werden in der Bundesrepublik Deutschland von Gelbfieberimpfstellen durchgeführt. Ihr Hausarzt kennt die nächstgelegene Gelbfieber-Impfstelle.

Cholera-Schutzimpfungen werden nur für Reisende verlangt, die von Indien aus in Länder reisen, die bei Ankunft aus Infektionsgebieten eine Cholera-Impfung fordern (Länder in Afrika und Südostasien).

Bei Aufenthalten in Indien gewähren die gesetzlichen Krankenkassen keine „Leistungsaushilfen". Vor der Reise ist es daher empfehlenswert, eine Auslandsreise-Krankenversicherung abzuschließen, um auch gegebenenfalls Risken eines Krankenrücktransports abzudecken.

NOTRUF UND RETTUNGSWACHT

In Indien gibt es landesweit die einheitlichen folgenden Notruf-Nummern: für Notarzt/Krankenwagen 102, für Polizei 100 und für Feuerwehr 101.
Die Deutsche Rettungswacht/Deutsche Zentrale für Luftrettung ist rund um die Uhr unter der Rufnummer 0049-711-70 10 70 in Stuttgart-Flughafen; die Schweizerische Rettungsflugwacht REGA unter der Rufnummer 0041-1-383 11 11 in Zürich erreichbar.

DEUTSCH-SPRECHENDE ÄRZTE IN INDIEN

Bombay
Dr. med. R. H. Dastur (Allgemeinmedizin), N.Subhas Road, Nariman Point, Tel.: (022) 202 702 56

New Delhi
Dr. med. D. R. Khurana (Allgemeinmedizin), 105 Golf L., Tel.: (011) 694 09 44

Dr. med. K. S. Sachdev (Allgemeinmedizin), S 490 A, Greater Kailash I, Tel.: (011) 641 90 37

Dr. med. Nitin Verma (Augenarzt), M 49, Greater Kailash II, Tel.: (011) 644 65 86

Dr. med. Ashok Dhar (Innere Medizin), Batra Hospital, Tel.: (011) 643 71 28

Dr. med. Sell (Psychiatrie), WHO, Tel.: (011) 331 78 04

KONSULARISCHE HILFEN

Arzt-, Medikamenten- und Krankenhauskosten können unter bestimmten strengen Bedingungen nach Unfällen und akuten Erkrankungen im Notfall als finanzielle Überbrückungshilfe verauslagt werden.
Informationshilfen können ggf. auch von den örtlichen Lufthansa-Büros gegeben werden:
Bombay, 022-632 08 27,
Kalkutta, 033-29 93 65,
New Delhi, 011-545 20 63

Bundesrepublik Deutschland

Botschaft
New Delhi 110021, No.6, Shanti Path, Chanakyapuri, P.O. Box 613, Tel.: (011) 60 48 61

Generalkonsulate
Bombay 400021, Tel.: (022) 23 24 22, 23 15 17, 23 26 61
Kalkutta 700027, Tel.: (033) 45-91 41/42, 28-91 50, 45-48 86
Madras 600105,
Tel.: (044) 47 17 47, 47 35 42,

Österreich

Botschaft
New Delhi 110021, EP-13, Chandrgupt Marg, Chanakyapuri, Tel.: (011) 60 12 38,

Honorargeneralkonsulat
Bombay 400021, Maker Chambers VI, 2nd Floor, Office No. 26, Backbay Reclamation Scheme, nariman Point, Tel.: (022) 20 42 044-7

Honorarkonsulate
Calcutta 26, Tel.: (033) 47-27 95
Madras 600034,
Tel.: (044) 47 68 90, 47 87 39

Schweiz

Botschaft
New Delhi 110001,
Nyaya Mar, Chanakyapuri, P.O. Box 392,
Tel.: (011) 60 42 25-6-7, 60 43 23

Generalkonsulat
Bombay 400020, Tel.: (022) 204 35 50, 204 25 91, 204 30 03

INDONESIEN [englisch]

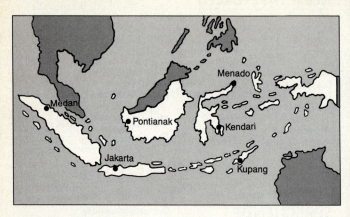

VOR DER REISE

Schutzimpfungen werden im internationalen Reiseverkehr nach den WHO-Bestimmungen von Indonesien verlangt; und zwar Malariaschutz ist ganzjährig vorgeschrieben. Es ist daher auf jeden Fall eine Woche vor der Reise mit der Malariaprophylaxe zu beginnen. In den großen Städten wie Jakarta besteht kein Malariarisiko.

Impfungen gegen Gelbfieber sind zwingend für Reisende, die sich innerhalb der letzten 6 Tage vor ihrer Ankunft in Indonesien in Infektionsgebieten in Afrika oder Südamerika aufgehalten haben. Choleraschutzimpfung kann als zusätzliche persönliche Schutzmaßnahme betrachtet werden.

Vor der Reise ist es empfehlenswert, eine Auslandsreise-Krankenversicherung abzuschließen, um auch das Risiko eines Krankenrücktransports abzudecken.

NOTRUF UND RETTUNGSWACHT

Die Notrufnummern in Indonesien lauten für die Polizei 110, Feuerwehr 113 und Ambulanz 118.

Deutsche Zentrale für Luftrettung, DRK-Flugdienst und Schweizerische Rettungsflugwacht REGA siehe S. 23ff. Die Vorwahl nach Deutschland: 0049, in die Schweiz: 0041.

DEUTSCH-SPRECHENDE ÄRZTE IN INDONESIEN

Denpasar/Bali

Dr. med. Alex Hostiadi (Gynäkologie), Jl. Wijaya Kasuma 25, Tel.: (0361) 25 97 82

Dr. med. Alfons Stahlhacke (Allgemeinmedizin), Bali-Beach-Hotel, Tel.: (0361) 88 51 11

Dr. med. A. A. Made Udayana (Chirurgie), Jl. W. R. Supratman, Tel.: (0361) 24 72 95

Jakarta

Dr. med. A. Boenjamin (Innere Medizin), Rumah Sakit Besar 137-139, Tel.: (021) 62 01 08/ 64 00 32/62 25 555

Dr. med. Iwan Hardjono (Zahnheilkunde), Stephanie Cental Clinic, Tel.: (021) 51 25 952

Dr. med. D. Luckman (Innere Medizin), R. S. Pondok Indah, Jl. Metro Duta Dav. UE, Tel.: (021) 769 75 25/769 83 47

Dr. med. D. Soendoro (Innere Medizin/Kardiologie), Jl. Alam Elok VIII No. 98 (Kav. BB. 13), Pondo Inda, Tel.: (021) 769 27 733

Dr. med. Alex Sutomo (Zahnheilkunde), Stephanie Dental Clinic, Tira Building, Jl. H. R. Rasuna Said Kav. B3, Kuningan, Tel.: (021) 51 25 95/51 25 797

Dr. med. Thed Ticoalu (Chirurgie), R. S. Pondok Indah, Jl. Metro Duta Kav. UE, Tel.: (021) 769 75 25/769 83 47

Dr. med. D. Tjoa (Gynäkologie), Jl. Tomang Asli 17, Tel.: (021) 59 48 131

Medan

Dr. med. Adenan Adenin (HNO), Jl. Sisingamangaraja 8, Tel.: (061) 2 88 302

Frau Dr. med. dent. Hadiatul Aimah (Zahnmedizin), Fak. Kedokteran Gigi USU, Jl. Dr. Maas, Tel.: (061) 2 32 101

Dr. med. Yasanul Anwar (Allgemeinmedizin), Jl. Prof. Zulkarnain 8, Tel.: (061) 51 56 066

Dr. med. dent. Asfan Bahri (Zahnmedizin), Fak. Kedokteran Gigi USU, Jl. Dr. Maas, Tel.: (061) 2 32 100

Dr. med. Josuar Gunanti (Lie) (Allgemeinmedizin), Jl. Juanda 45, Tel.: (061) 2 43 862

Dr. med. T. Yusuf Hanafiah (Gynäkologie), Fak. Kedokteran USU, Jl. Dr. Mansur, Tel.: (061) 2 32 104

Dr. med. Amas T. Harahap (Allgemeinmedizin), Fak. Kedokteran USU, Jl. Dr. Mansur, Tel.: (061) 2 32 102

Dr. med. Tan Tjin Joe (Radiologie), Jl. Mongonsidi 12, Tel.: (061) 32 63 915

Dr. med. E. N. Kosasih (Innere Medizin), Jl. Thamrin 5C, Tel.: (061) 32 15 919

Dr. med. Indra Utama (Innere Medizin), Jl. Multatuli 18, Tel.: (061) 32 59 166

Dr. med. Mukri Wiharja (Augenheilkunde), Jl. Merbabu 38A, Tel.: (061) 25 35 600

Pematangsiantar

Dr. med. E. W. Diehl (Chirurgie), Jl. Dataran Tinggi 14, Tel.: (061) 2 46 722

Dr. med. Valentino Girsang (Gynäkologie), Vita Insani Krankenhaus, Jl. Merdeka 305, Tel.: (061) 2 45 211

Dr. med. Gertrud Purba (Psychiatrie), Jl. Mesdjid 41, Tel.: (061) 2 35 421

KONSULARISCHE HILFEN

In akuten Notfällen können Überbrückungshilfen von den Konsulaten verauslagt werden. Informationshilfen können ggf. auch vom örtlichen Lufthansa-Büro gegeben werden:
Jakarta, 021-550 71 26

Bundesrepublik Deutschland

Botschaft
Jakarta, 1, Jalan M. H. Thamrin, Tel.: (021) 32 39 08

Honorarkonsulate
Medan, Tel.: (061) 32 40 73
Sanur, Tel.: (061) 85 35

Österreich

Botschaft
Jakarta, 44, Jalan Diponegoro, Tel.: (021) 33 81 01

Honorarkonsulat
Bandung, Tel.: (022) 43 95 05

Schweiz

Botschaft
Jakarta, Jalan H. R. Rasuna Said, Tel.: (021) 51 60 61

IRLAND [englisch]

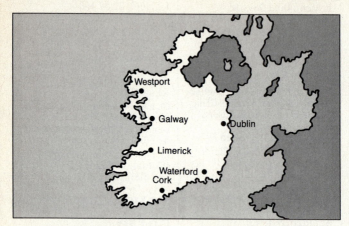

VOR DER REISE

Schutzimpfungen werden im internationalen Reiseverkehr nach den WHO-Bestimmungen von Irland nicht verlangt.

In Irland werden ärztliche Leistungen vom Nationalen Gesundheitsdienst erbracht. Diese Leistungen sind auch für den Urlauber und Reisenden kostenfrei. Die Anspruchsbescheinigung E 111 braucht nicht vorgelegt zu werden; es ist jedoch vor Inanspruchnahme ärztlicher Leistungen darauf hinzuweisen, daß man EG-Staatsangehöriger sei und im Rahmen des Nationalen Gesundheitsdienstes behandelt werden möchte. Durch Vorlage Ihres Personalausweises bzw. Reisepasses müssen Sie sich ggf. entsprechend ausweisen.

NOTRUF UND RETTUNGSWACHT

In Irland gibt es landesweit die einheitliche Notruf-Nummer 999 für Polizei, Feuerwehr und Notarzt.

Notfalltransporte ins nächste Krankenhaus sind kostenlos.

Die Deutsche Rettungsflugwacht/ Deutsche Zentrale für Luftrettung ist rund um die Uhr unter der Rufnummer 01649-711-70 10 70 in Stuttgart-Flughafen; die Schweizerische Rettungsflugwacht REGA unter der Rufnummer 01641-1-383 11 11 in Zürich erreichbar. Eine Kostenregulierung für Krankenrücktransporte ist durch eine Auslandsreise-Krankenversicherung abzudecken.

DEUTSCH-SPRECHENDE ÄRZTE IN IRLAND

Cork

Dr. med. Edmond Fitzgerald (Allgemeinmedizin), Greenfield Cottage, Allincollig,
Tel.: (021) 870 80 81

Dr. med. John Thompson (Allgemeinmedizin), Medical Centre, Midleton, Tel.: (021) 631 23 44

Dr. med. C. J. Morgan (Allgemeinmedizin), Drimoleague County Cork, Tel.: (028) 312 223

Dublin
Prof. Dr. med. Paul Cannon (Allgemeinmedizin), Marlborough Road, Glenageary,
Tel.: (01) 801 53 14

Dr. med. Elisabeth Kronlage (Allgemeinmedizin), 6 Townyard Lane, Malahide,
Tel.: (01) 453 49 73

Frau Dr. med. Christina Neuman (Allgemeinmedizin), 70 Upper Rathmines Road,
Tel.: (01) 972 30 22

Dr. med. Eugene O'Connor (Allgemeinmedizin), 4 Berkeley Street, Tel.: (01) 302 84 11

Dr. med. Brona O'Neill (Allgemeinmedizin), 42 Sefton Green, Rochestown Avenue, Dun Laoghaire, Tel.: (01) 851 03 99

Dr. med. N. L. Webb (Allgemeinmedizin), Sandycove Road, Dun Laoghaire,
Tel.: (01) 805 46 08

Dr. med. Brendan Whelan (Allgemeinmedizin), 368 Orwell Park Avenue, Tel.: (01) 300 24 45

Galway
Dr. med. Sean O'Connor (Allgemeinmedizin), Oranmore,
Tel.: (091) 941 065

Kerry
Dr. med. Rory O'Driscoll (Allgemeinmedizin), Kenmarc,
Tel.: (064) 413 332

Limerick
Dr. med. N.P.C. van Kuyk (Allgemeinmedizin), Rathkeale Road, Adare, Tel.: (061) 865 614

Monaghan
Dr. med. Gerry O'Sullivan (Allgemeinmedizin), Main Street, Casleblaney, Tel.: (042) 407 572

Wexford
Dr. med. Barry and Jutta O'Meara (Allgemeinmedizin), Bree, Enniscorthy, Tel.: (054) 478 062

Dr. med. James Stacey (Allgemeinmedizin), 26 O'Connell Street, Dungarvan
Tel.: (058) 411 063

Dr. Michael Walsh (Allgemeinmedizin), Airmount, New Ross, Tel.: (051) 212 508

KONSULARISCHE HILFEN

Arzt-, Medikamenten- und Krankenhauskosten können unter bestimmten strengen Bedingungen nach Unfällen und akuten Erkrankungen im Notfall als finanzielle Überbrückungshilfe von den Konsulaten verauslagt werden.
Informationshilfen können ggf. auch vom örtlichen Lufthansa-Büro gegeben werden:
Dublin, 01-76 15 95

Bundesrepublik Deutschland

Botschaft
Dublin, 31, Trimleston Avenue, Booterstown, Blackrock/Co.,
Tel.: (01) 69 30 11,
69 31 23, 69 37 72

Honorarkonsulate
Cork, Tel.: (021) 50 93 67
Killarney,
Tel.: (064) 3 26 28
Limerick,
Tel.: (061) 31 44 80

Österreich

Botschaft
Dublin, 15 Ailesbury Court Apartments, 93, Ailesbury Road, Dublin 4,
Tel.: (01) 69 45 77, 69 14 51

Schweiz

Dublin, 6, Ailesbury Road Ballsbridge, Dublin 4,
Tel.: (01) 69 25 15, 69 15 66

ISLAND [englisch]

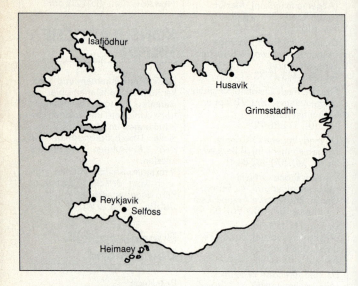

VOR DER REISE

Schutzimpfungen werden im internationalen Reiseverkehr nach den WHO-Bestimmungen von Island nicht verlangt.
Besondere Gesundheitsrisiken bestehen nicht. Mit Island gibt es kein Abkommen über soziale Sicherheit, so daß die Inanspruchnahme ärztlicher Leistungen immer sofort bezahlt werden muß. Denken Sie daher an den Abschluß einer Auslandsreise-Krankenversicherung, um ggf. auch Risiken möglicher Krankenrücktransportkosten abzudecken.

NOTRUF UND RETTUNGSWACHT

In Island gibt es keine landesweit einheitlichen Notruf-Nummern. In Reykjavik erreicht man unter 111-66 die Polizei und unter 111-00 die Feuerwehr; Notarzt und Krankenwagen sind von 8.00 - 17.00 unter 69 66 00 und von 17.00 - 6.00 Uhr unter 2 12 30 zu erreichen.
Darüberhinaus sind in Deutschland Tag und Nacht der ADAC-Notruf München (9049-89-22 22 22) und der AvD-Notruf Frankfurt/Main (9049-69-66 06 300) erreichbar.
Die Notrufstationen sorgen ggf. auch für Hilfen der Rettungswacht. Die Deutsche Rettungsflugwacht/Deutsche Zentrale für Luftrettung ist rund um die Uhr unter der Rufnummer 9049-711 - 70 10 70 in Stuttgart-Flughafen; die Schweizerische Rettungsflugwacht REGA unter der Rufnummer 9041 - 1 - 383 11 11 in Zürich erreichbar. Beachten Sie aber, daß Krankenrücktransporte von der gesetzlichen Krankenkasse nicht bezahlt werden; eine Kostenregulierung ist durch eine Auslandsreise - Krankenversicherung abzudecken.

DEUTSCH-SPRECHENDE ÄRZTE IN ISLAND

101 Reykjavik
Dr. med. Olafur Bjarnason (HNO), Elliheimilid Grund, Tel.: (91) 2 62 70

Dr. med. dent. Hördur Einarsson (Zahnmedizin), Elliheimilid Grund, Tel.: (91) 1 58 16

Dr. med. Kristjan Eyjólfsson (Kardiologie), Sidumúli 34, Tel.: (91) 68 62 00

Frau Dr. med. Böra Fischer (Gynäkologie), Alfheimar 74/Laeknastödin, Tel.: (91) 68 63 11

Dr. med. Reynir T. Geirsson (Gynäkologie), Sólvallagata 41, Tel.: (91) 1 68 85

Dr. med. Jón K. Jóhansson (Allgemeinmedizin), Domus Medica, Egilsgata 3, Tel.: (91) 2 53 05

Dr. med. Jakob V. Jonasson (Psychiatrie), Skipholt 50 c, Tel.: (91) 68 81 60

Dr. med. Thröstur Laxdal (Pädiatrie), Marargata 2, Tel.: (91) 2 61 33

Dr. med. Olafur Mixa (Allgemeinmedizin), Alftamyri 5, Tel.: (91) 68 85 50

Dr. med. Atli Thor Olason (Orthopädie), Laeknastödin/Alfheimur 74, Tel.: (91) 68 63 11

Dr. med. dent. Rikardur Pálsson (Zahnmedizin), Armuli 26, Tel.: (91) 3 23 20

Dr. med. Arni B. Stefánsson (Augenheilkunde), Hafnarstraeti 20, Tel.: (91) 1 77 44

Dr. med. dent. Geir Tómasson (Zahnmedizin), Sóvallagata 41, Tel.: (91) 1 68 85

Dr. med. Viglundur Thorsteinsson (Gynäkologie), Alfheimur 74/Laeknastödin, Tel.: (91) 68 63 11

801 Selfoss
Dr. med. M. Sigurdsson (Allgemeinmedizin), Krankenhaus Selfoss, Tel.: (98) 18 15

900 Heimaey / Westmännerinseln
Dr. med. E. Valur Bjarnason (Allgemeinmedizin), Krankenhaus Heimaey, Tel.: (98) 15 30

KONSULARISCHE HILFEN

Arzt-, Medikamenten- und Krankenhauskosten können unter bestimmten strengen Bedingungen nach Unfällen und akuten Erkrankungen im Notfall als finanzielle Überbrückungshilfe von den Konsulaten verauslagt werden.

Bundesrepublik Deutschland

Botschaft
101 Reykjavik, Túngata 18, Tel.: (91) 1 95 35

Honorarkonsulate
801 Selfoss,
Dr. med. Magnus Sigurdsson, Krankenhaus Selfoss, Tel.: (98) 18 15

900 Heimaey,
Dr. med. Einar Valur Bjarnason, Krankenhaus Heimaey, Tel.: (98) 15 30

Österreich

Honorarkonsulat
121 Reykjavik,
Austurstraeti 17,
Tel.: nicht gemeldet

Schweiz

wird durch die Botschaft in Oslo vertreten

ISRAEL [hebräisch]

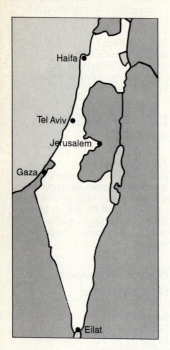

VOR DER REISE

Schutzimpfungen werden im internationalen Reiseverkehr nach den WHO-Bestimmungen von Israel nicht verlangt.
Bitte den Abschluß einer Auslandsreise-Krankenversicherung beachten (siehe auch S. 14).

NOTRUF UND RETTUNGSWACHT

In Israel gibt es landesweit die einheitlichen Notruf-Nummern 100 für Polizei, Feuerwehr 102 und Rotes Kreuz 101.
Deutsche Zentrale für Luftrettung, DRK-Flugdienst und Schweizerische Rettungsflugwacht REGA siehe S. 23ff.

DEUTSCH-SPRECHENDE ÄRZTE IN ISRAEL

88104 Eilat
Prof. Dr. med. M Ilvy (Orthopädie), Joseftal Krankenhaus, Tel.: (059) 57 0111

Dr. med. N. Schichor (Orthopädie), Joseftal Krankenhaus, Tel.: (059) 57 0111

Frau Dr. med. A. Schlifmann (Allgemeinmedizin), Marabi Krankenkasse Eilat, Tel.: (059) 74 47 25

64684 Tel Aviv
Dr. med. Jacob Reiss (Allgemeinmedizin, Vertrauensarzt der Deutschen Botschaft), Sharett St. 84, Tel.: (03) 54 69 284

Dr. med. Eugen Laron (Allgemeinmedizin), 54, Ben Yehuda Street, Tel.: (03) 287 97 11

KONSULARISCHE HILFEN

In akuten Notfällen können Überbrückungshilfen von den Konsulaten verauslagt werden. Informationshilfen können ggf. auch von örtlichen Lufthansa-Büros gegeben werden:
Tel Aviv, 03-971 12 85,
Haifa, 04-67 92 55

Bundesrepublik Deutschland: Botschaft
61110 Tel Aviv, Soutine Str. 16, P.O. Box 16038, Tel.: (03) 542 13 13

Österreich: Botschaft
61110 Tel Aviv, Hermann-Cohen-Str. 11, P.O. Box 11 095, Tel.: (03) 24 61 86-89

Schweiz: Botschaft
63405 Tel Aviv, Rue Hayarkon 228, Tel.: (03) 546 44 56

ITALIEN [italienisch]

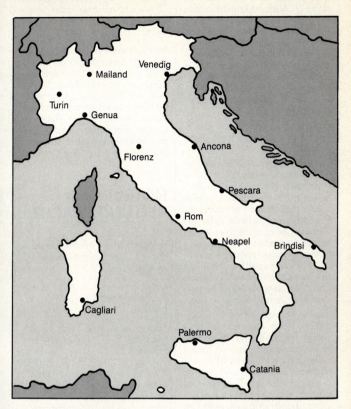

VOR DER REISE

Schutzimpfungen werden im internationalen Reiseverkehr nach den WHO-Bestimmungen von Italien nicht verlangt.

Ein besonderes Risiko bei Reisen in wärmere Länder ist besonders in den ersten Tagen die Diarrhoe (Reisedurchfall), solange die Gewöhnung des Reisenden an die veränderten Klima- und Lebensumstände noch nicht erfolgt ist. Strenge Eßdisziplin und strikte Hygiene sind die besten Vorsichtsmaßnahmen. Dies ist umso wichtiger, wenn man sich im Trekking oder Camping in besonders einfachen Lebensbedingungen befindet. Lassen Sie die heimischen Gewohnheiten nicht außer acht; Obst ist vor dem Verzehr zu waschen, und verzichten Sie auf Leitungswasser als Trinkwasser.

Auf jeden Fall ist von einem Urlaubsaufenthalt in wärmeren Gegenden Italiens abzuraten, wenn Sie vor weniger als 6 Monaten einen Herzinfarkt hatten, an Angina pectoris leiden, einen schweren Herzklappenfehler haben oder vor weniger als 6 Wochen eine größere Operation hatten.

Vergessen Sie nicht, sich vor Reiseantritt von Ihrer Krankenkasse einen Auslandskrankenschein (Anspruchsbescheinigung E 111) ausstellen zu lassen. In Italien wenden Sie sich ggf. an die zuständige örtliche Gesundheitsdienststelle USL Unità Sanitaria Locale. Vom Arzt verordnete Arzneien sind gegen Eigenkostenbeteiligung in jeder Apotheke erhältlich.

Die Inanspruchnahme privatärztlicher Leistungen muß sofort bezahlt werden.

Denken Sie ggf. auch an den Abschluß einer Auslandsreise-Krankenversicherung, um weitere Risiken wie z. B. mögliche Krankenrücktransportkosten abzudecken. Beachten Sie bei Ihren Reisevorbereitungen auch, daß es in den Sommermonaten bis in den September in Italien zeitweise schwül ist. Klimaangepaßtes Verhalten ist also nicht außer acht zu lassen und der geeignete Sonnenschutz darf nicht vernachlässigt werden.

Zum klimaangepaßten Verhalten gehört auch die richtige Kleidung. Tragen Sie bei Hitze z. B. keine zu engen Jeans, Hosen oder Schuhe. Im Zweifelsfall geht Wohlbefinden vor Mode. Achten Sie auch darauf, Pullover und Jacken im Reisegepäck zu haben, denn abends wird es in Italien im Sommer früher dunkel als bei uns und kühler. Badekleidung sollte nie am Körper trocknen. So beugen Sie Erkältungskrankheiten vor.

In der Hitze können Fuß- und Fingerschwellungen durch geringere körperliche Belastung und Hochlegen der Beine vermieden werden. Überwärmung und Wasserverlust des Körpers lassen Erschöpfung entstehen und können zum Hitzschlag führen; Kopfbedeckung, Schatten und Trinken (kein Alkohol) beugen hier vor. So vermeidet man auch ein hitzebedingtes Erweitern der Blutgefäße in Armen und Beinen, was sonst zu vermindertem Blutdruck im Kopf führt und eine Ohnmacht auslösen oder einen Sonnenstich zur Folge haben kann.

Bei Flugreisen sind beim Rückflug aus wärmeren Regionen unbedingt Pullover und wärmere Kleidung zu tragen, denn häufig kommen Reisende „aufgeheizt" an Bord und setzen sich durch die Klimatisierung im Flugzeug einem „Temperaturschock" aus, der meistens mit einer kräftigen Erkältung endet.

NOTRUF UND RETTUNGSWACHT

In Italien ist die Notfallhilfe landesweit unter der Rufnummer 112 zu erreichen.

Darüberhinaus ist der ADAC-Auslands-Notruf in Italien erreichbar, und zwar:

Roma, Telefon 06/495 47 30, werktags 9-17 Uhr (sonn- und feiertags 9-13 Uhr); Padova, Telefon 049/66 16 51, täglich 9-17 Uhr (nur vom 1. Juni bis 30. September); Trieste, Telefon 040/39 08 22, täglich 9-17 Uhr (nur vom 1. Juni bis 30. September).

Der ADAC-Notruf in Deutschland ist Tag und Nacht unter der Rufnummer München 0049/89/22 22 22, der AvD-Notruf Frankfurt unter 0049/69/66 06 300 erreichbar.

Die Notrufstationen sorgen nötigenfalls auch für Hilfen der Rettungsflugwacht. Die Deutsche Rettungsflugwacht / Deutsche Zentrale für Luftrettung ist rund um die Uhr unter der Rufnummer 0049-711-70 10 70 in Stuttgart-Flughafen; die Schweizerische Rettungsflugwacht REGA unter der Rufnummer 0041-1-383 11 11 in Zürich erreichbar.

DEUTSCH-SPRECHENDE ÄRZTE IN ITALIEN

Agrigento (Sizilien)
Dr. Calogero Mangione
(Allgemeinmedizin), Via Dante
Tel.: (0922) 20 251

Bari
Prof. Angelo D'Addabbo
(Innere Medizin), Ospedale
Consorziale Policlinico
Piazza Giulio Cesare, 11,
Tel.: (080) 36 38 434

Bologna
Dr. Mario Miglio
(Allgemeinmedizin), Via Dante, 2
Tel.: (0543) 73 11 11

Dr. Remigio Mignone
(Allgemeinmedizin), Via Santa
Sadia, 107, Tel.: (051) 55 75 681

Cagliari (Sardinien)
Dr. Jörg Küster (Zahnmedizin),
Quarto – Via Pitz'e Ferra/
Ecke Via Irlanda
Tel.: (070) 81 16 88

Dr. Thomas Lehner
(Zahnmedizin),Via Dettori, 5
Tel.: (070) 656 737

Catania (Sizilien)
Dr. Francesco Beripelli
(Allgemeinmedizin), Via Etna,
299, Tel.: (095) 31 20 592

Dr. Erika Flasch (Zahnmedizin),
Corso Martiri della Libertà,
Tel.: (095) 32 95 24

Dr. Giuseppe Di Franco
(Allgemeinmedizin), Via Nuova-
luce, 69, Tel.: (095) 33 43 33

Firenze
Dr. Claus Avril (Zahnmedizin)
Piazza dell'Olio, 1
Tel.: (055) 28 78 82

Dr. Giorgio Gartini
(Herzspezialist/Innere Med.),
Via Cinque Giornate, 52
Tel.: (055) 47 38 044

Genova
Dr. Renato Bereo
(Innere Medizin), Via Maraglia-
no, 3, Tel.: (010) 58 00 824

Dr. Friedmann Eseo
(Allgemeinmedizin), Via Alvaro,
14-8, Tel.: (010) 369 193

Messina (Sizilien)
Dr. Tebaldo Branzato
(Chirurgie), Via Dugali Isolato,
226, Tel.: (090) 71 87 05

Milano
Dr. N. Fasulo (Allgemein-
medizin), Via S. Francesco, 10
Tel.: (02) 837 98 25

Milazzo (Sizilien)
Dr. Francesco Irato
(Allgemeinmedizin), Via Miseri-
cordia, Tel.: (090) 928 13 87

Napoli
Dr. med. H.-M. Koller-Tangari
(Allgemeinmedizin), Ospedale
internazionale, Via Tasso, 38,
Napoli, Clinica „Villa dei Fiori"
Mugnano di Napoli
Tel.: (081) 68 50 60 / 712 12 44

Palermo (Sizilien)
Dr. Giuseppe Amato (Allgemeinmedizin), Via Mario Rapisardi,
66, Tel.: (091) 30 57 74

Prof. Fausto Orestano (Allgemeinmedizin), Via Cordova, 64,
Tel.: (091) 29 00 67/34 28 23

Dr. Salvatore Palazzatto
(Allgemeinmedizin), Via S. 35,
No 3, Tel.: (091) 47 25 66

Roma
Dr. Elio Adducchio
(Allgemeinmedizin/Orthopä-
die), Via Tiberio Imperatore,
140, Tel.: (06) 540 39 845

Dr. Ilse Agostini-Hassolt
(Zahnmedizin), Via Colli della
Farmiscia, 144,
Tel.: (06) 328 38 081

Dr. Carolo Agostini
(Zahnmedizin), Via Isonzo 19 A
Tel.: (06) 85 78 843

Dr. Roswitha Althoss
Dr. Peter Althoss (Zahnmedizin),
Via Salaria, 280,
Tel.: (06) 88 48 5122

Dr. Hilde Correri-Busch
(Allgemeinmedizin), Via San
Crescenziano, 20,
Tel.: (06) 838 08 252

Dr. Matthias Finzinger
(Frauenheilkunde), Piazza Re di
Roma, 3, Tel.: (06) 759 38 35

Dr. Horst Froleich
(Zahnmedizin), Via Chiana, 38,
Tel.: (06) 844 99 29

Dr. Fuchs/Dr. Stukart
(Orthopädie), Via G. Pezzana,
68, VI., Tel.: (06) 80 23 525

Dr. Edgar Kusak
(Innere Medizin), Via N. Paganini, Tel.: (06) 856 7321

Dr. Annette-Kathrin Loeser
(Allgemeinmedizin), Via dell'
Acqua Travusa, 185
Tel.: (06) 624 08 91

Dr. Corrado Spitz
(Innere Medizin), Via Le Angelico, 163, Tel.: (06) 38 68 662

Dr. Claudia Stadelmann
(Augenheilkunde), Via F. Sacci,
8, Tel.: (06) 874 9689

Dr. Wiltrud Steinbart
(Allgemeinmedizin, Tropenkrankheiten), Via Antonio Chinotto, 1, Tel.: (06) 361 27 611

Dr. Brigitte Stöbner-Landricina
(Psychologie), Via G. Canobi,
22, Tel.: (06) 53 91 608

Dr. Elke Tredenz, Dr. Jakob Karg
(Kieferorthopädie), Via Dora, 2
Tel.: (06) 853 5677

Dr. Johanna Vernemann
(Psychologie), Via Cilimontana,
5, Tel.: (06) 73 62 104

Dr. Horst Siegfried Zappe (Zahnmedizin), Corso del Rinascimento, 49, Tel.: (06) 654 00 541

Syrakus (Sizilien)
Dr. Gaetano Bellomo
(Allgemeinmedizin), Via Tagliamento, 7, Tel.: (0931) 601 80

Taormina (Sizilien)
Dr. Charlotte Henze-Romeo
(Allgemeinmedizin), Giardini-Naxo, Via Marsala, 23
Tel.: (0942) 521 535

Venezia
Dr. A. Zampini
(Allgemeinmedizin), Dorsoduro
N. 1416, Tel.: (041) 2 55 422

Deutschsprechende Ärzte in Südtirol wurden in diesem Verzeichnis nicht berücksichtigt, da die Bevölkerung überwiegend deutschsprachig ist.

KONSULARISCHE HILFEN

Materielle Hilfe wird in der Regel gewährt, wenn die Notlage auf andere Weise nicht behoben werden kann.
Arzt-, Medikamenten- und Krankenhauskosten können unter bestimmten strengen Bedingungen nach Unfällen und akuten Erkrankungen im Notfall als finanzielle Überbrückungshilfe von den Konsulaten verauslagt werden.
Informationshilfen können ggf. auch von den örtlichen Lufthansa-Büros gegeben werden:
Bologna, 051-31 76 50,
Genova, 010-60 59 02,
Milano, 02-71 71 15,
Padova, 049-807 19 29,
Pisa, 050-4 80 27,
Rimini, 0541-2 45 77,
Roma, 06-60 12 41 56,
Torino, 011-51 11 35

Bundesrepublik Deutschland

Botschaft
00198 Roma, Via Po, 25 c,
Tel.: (06) 86 93 41/43,

Rechts- und Konsularreferat:
Via G. Paisiello, 24,
Tel.: (06) 86 40 03, 85 68 06

Generalkonsulate

16121 Genova, Via San Vincenzo, 4/28, Tel.: (010) 59 08 41

20121 Milano, Via Solferino, 40, Tel.: (02) 655 44 34

80121 Napoli, Via Crispi, 69, Tel.: (081) 66 46 47, 68 33 93

90139 Palermo, Via Emerico Amari, 124, Tel.: (091) 58 33 77, 59 12 45

Honorarkonsulate

52100 Arezzo, Corso Italia, 205, Tel.: (0575) 2 22 25

70121 Bari, Corso Cavour, 40, Tel.: (080) 54 43 95

40125 Bologna, Germanica, Strada Maggiore, 29, Tel.: (051) 22 56 58

09100 Cagliari, Via Copenhagen, 7, Trav. Via Atene (Genneruxi), Tel.: (070) 30 72 29

95128 Catania, Via Milano, 10/A, Tel.: (095) 38 69 28

50123 Firenze, Borgo SS. Apostoli, 22, Tel.: (055) 29 47 22

57100 Livorno, Via San Francesco, 17/I, Tel.: (0586) 58 63 80 08

98100 Messina, Via San Camillo, 16/18, Tel.: (090) 36 40 18

47037 Rimini, Via Santa Chiara, 10, Tel.: (0 541) 2 78 46

34132 Trieste, Via Cellini, 3, Tel.: (040) 6 84 53

10121 Torino, Via Bruno Buozzi, 6, Tel.: (011) 53 10 88

30124 Venezia, San Marco, 2888, Tel.: (041) 2 51 00

Österreich

Botschaft

00198 Roma, Via Pergolesi 3, Tel.: (06) 86 82 41

Konsularabteilung, Viale Liegi, 32, Tel.: (06) 844 35 09/29

Generalkonsulate

20145 Milano, Via Tranquillo Cremona, 27, Tel.: (02) 481 20 66/481 29 37

34132 Trieste, Via Fabio Filzi, 1, Tel.: (040) 6 16 88/ 6 17 97

Honorarkonsulate

70121 Bari, Via Dalmazia, 179, Tel.: (080) 33 19 95

40124 Bologna, Via Ugo Bassi, 13, Tel.: (051) 22 14 33

50122 Firenze, Via dei Servi, 9, Tel.: (055) 21 53 52

16121 Genova, Piazza della Vittorio, 10, Tel.: (010) 59 26 80

80138 Napoli, Corso Umberto, 1, Tel.: (081) 28 77 24

90143 Palermo, Via Vincenzo di Marco, 9, Tel.: (091) 625 18 33

98039 Taormina, Via Otto Geleng, 32, Tel.: (0942) 2 41 83

10121 Torino, Corso Giacomo Matteotti, 28, Tel.: (011) 53 22 22/54 36 76

30125 Venezia, Piazzale Roma, 461/A, Tel.: (041) 520 04 59

Schweiz

Botschaft

00197 Roma, Via Barnaba Oriani, 61, Tel.: (06) 80 35 41/45

Generalkonsulate

16122 Genova, Piazza Brignole, 3/6, Tel.: (010) 56 56 20

20121 Milano, Via Palestro, 2, Tel.: (02) 76 00 92 84

Konsulate

50125 Firenze, Piazzale Galileo, 5, Tel.: (055) 22 24 31

80122 Napoli, Via Pergolesi, 1, Tel.: (081) 761 43 90

95128 Catania, Piazza Covour, 36, Tel.: (095) 44 78 84

30123 Venezia, Dorsoduro, 810, Tel.: (041) 52 25 996

JAMAIKA [englisch]

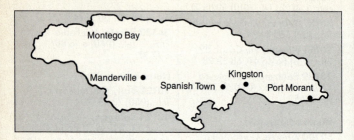

VOR DER REISE

Schutzimpfungen werden im internationalen Reiseverkehr nach den WHO-Bestimmungen von Jamaika verlangt; und zwar eine Impfung gegen Gelbfieber ist zwingend vorgeschrieben für Reisende, die sich innerhalb der letzten 6 Tage in Infektionsgebieten in Südamerika oder Afrika aufgehalten oder diese transitiert haben. Ausgenommen sind lediglich Transitreisende, die den Flughafen in Jamaika nicht verlassen sowie Kinder unter einem Jahr.

Bei Aufenthalten auf Jamaika gewähren die gesetzlichen Krankenkassen keine „Leistungsaushilfen". Es wird daher empfohlen, vor der Reise eine Auslandsreise-Krankenversicherung abzuschließen, um auch Risiken möglicher Krankenrücktransportkosten abzudecken.

NOTRUF UND RETTUNGSWACHT

Auf Jamaika gibt es landesweit die einheitlichen Notrufnummern 119 für Polizei und 110 für Krankenwagen.

Die Deutsche Rettungsflugwacht/ Deutsche Zentrale für Luftrettung ist rund um die Uhr unter der Rufnummer 0049 - 711 - 70 10 70 in Stuttgart Flughafen; die Schweizerische Rettungsflugwacht REGA unter der Rufnummer 0041 - 1 - 383 11 11 in Zürich erreichbar.

DEUTSCH-SPRECHENDER ARZT AUF JAMAIKA

Kingston 5
Dr. med. F. Nash (Allgemeinmedizin), Room 3, Natal Medicine Centre, Tel.: (092) 67 33 55

KONSULARISCHE HILFEN

Unterstützung wird im üblichen Rahmen gewährt.

Deutschland

Botschaft
Kingston, 10 Waterloo Road, Tel.: (0809) 9 26 67 28 - 29

Österreich

Honorargeneralkonsulat
Kingston, Jamaika Hotel & Tourist Association, 2 Ardenne Road, Tel.: (0809) 926 36 35 - 36

Schweiz

Generalkonsulat
Kingston, 105 Harbour Street (Eingang Church Street), Tel.: (0809) 922 33 47

JAPAN [japanisch]

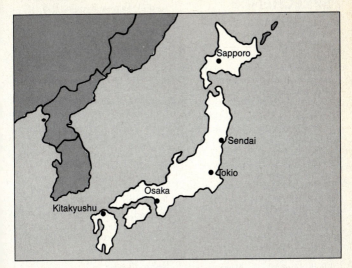

VOR DER REISE

Schutzimpfungen werden im internationalen Reiseverkehr nach den WHO-Bestimmungen von Japan nicht verlangt.
Denken Sie jedoch an den Abschluß einer Auslandsreise-Krankenversicherung, um weitere Risiken, wie z. B. mögliche Krankenrücktransporte abzudecken.
Beachten Sie bei Ihren Reisevorbereitungen, daß es in den Sommermonaten sehr schwül ist. Klimaangepaßtes Verhalten ist also nicht außer acht zu lassen und der geeignete Sonnenschutz darf nicht vernachlässigt werden.
Beim Rückflug im Sommer unbedingt Pullover und wärmere Kleidung bereithalten, denn häufig kommen Reisende „aufgeheizt" an Bord und setzen sich durch die Klimatisierung im Flugzeug einem „Temperaturschock" aus, der meistens mit einer kräftigen Erkältung endet.

NOTRUF UND RETTUNGSWACHT

In Japan gibt es landesweit die einheitliche Notruf-Nummer 110 für Polizei; Feuerwehr, Notarzt und Krankenwagen erreicht man unter 119. Außerdem haben viele Krankenhäuser einen Tag- und Nacht-Notfalldienst, der in extremen Notfällen immer in Anspruch genommen werden kann. Erreichbar sind in Deutschland Tag und Nacht der ADAC-Notruf unter 00149-89-22 22 22 und der AvD-Notruf Frankfurt/Main unter 00149-69-66 06 300.
Die Notrufstationen sorgen nötigenfalls auch für Hilfen der Rettungswacht. Die Deutsche Rettungsflugwacht/Deutsche Zentrale für Luftrettung ist rund um die Uhr unter der Rufnummer 00149-711-70 10 70 in Stuttgart-Flughafen; die Schweizerische Rettungsflugwacht REGA unter der Rufnummer 00141-1-383 11 11 in Zürich erreichbar.

DEUTSCH-SPRECHENDE ÄRZTE IN JAPAN

Asahikawa
Dr. med. Hidetaka Ebata (Chirurgie), 5-3-11, Nishigara 4-sen, Tel.: (0166) 65 21 11

Dr. med. Yoshiharu Takemitsu (Orthopädie), 5-3-11, Nishi-Kagura, 4-sen, Tel.: (0166) 65 21 11

Atsubetsu-Ku, Sapporo
Dr. med. Nasanori Higuchi (Orthopädie), 2-32, Atsubetsu-Minami, Shin-Sapporo, Tel.: (011) 893 11 61

Chuo-Ku, Sapporo
Dr. med. Kazuaki Asaishi (Chirurgie), Sapporo-I dai, Uni-Klinik, Minami 1-jo, Nishi 16-chome, Tel.: (011) 611 21 11

Dr. med. Kei Endo (Innere Medizin), Endo Klinik, Kita 4-jo, Nishi 6-chome, Tel.: (011) 261 77 79

Dr. med. dent. Tadashi Hinode (Zahnmedizin), Minami 1-jo, Nishi 4-chome, Tel.: (011) 231 23 09

Dr. med. Yoshihisa Koroku (Gynäkologie), Minami 2-jo, Nishi 8-chome, Tel.: (011) 231 04 80

Dr. med. Yasuaki Nakajima (Chirurgie), Kita 14-jo, Nishi 5-chome, Tel.: (011) 716 11 61

Dr. med. Miki Suzuki (Innere Medizin), Suzuki Klinik, Kosualo Building 4, Minami 2-jo, Nishi 4-chome, Tel.: (011) 251 78 20

Dr. med. Takeo Tamura (Innere Medizin), Tamura Privatklinik, Minami 2-jo, Nishi 10-chome, Tel.: (011) 271 25 10

Dr. med. Mitsou Tsuru (Neuro-Chirurgie), Kita 22-jo, Nishi 15-chome, Hokkaido-Kinen Byouin, Tel.: (011) 717 21 31

Chuo-Ku, Wakkanai
Dr. med. Mutsuhiko Miyata (Chirurgie), Shiritsu-Byouin, 11-5, 4-chome, Tel.: (0162) 23 27 71

Higashi-Ku, Sapporo
Dr. med. Sei-Ichi Tamura (Gynäkologie), Kita 22-jo, Higashi 6-chome, Tamura San-Fujin-Ka, Tel.: (011) 721 12 55

Hon-Cho, Teine-Ku, Sapporo
Dr. med. Mamoru Yamaguchi (Kinderarzt), 2-22, 2-jo, 4-chome, Tel.: (011) 685 13 31

Kita-ku, Sapporo
Dr. med. Takehiko Odani (Innere Medizin), Odani Privatklinik, Kita 23-jo, Nishi 4-chome, Tel.: (011) 736 25 88

Dr. med. Shigenori Suzuki (Gynäkologie), Kita 13-jo, Nishi 5-chome, Hokudai-Iryou-Tondai, Tel.: (011) 716 21 11

Kobe, Osaka
Dr. med. Geoffry Barraclough (Allgemeinmedizin), Ninomiya Pearl Mansion (4th Floor), 23-11, 4-chome, Ninomiya-cho, Chuo-Ku, Tel.: (078) 241 28 96

Dr. med. Fukunishi (Gynäkologie), Kokuritsu Kobe Byoin, 1 Nishiochiati 3-chome, Suma-ku, Tel.: (078) 791 01 11

Dr. med. Michiyuki Kita (HNO), Hazama Hospital, 7-20, Chayano-cho, Ashiya-shi, Tel.: (0797) 31 33 87

Midorigaoka, Asahikawa
Dr. med. Hayime Yoshioka (Kinderarzt), 5-3-11, Nishi-Garaku 4-sen, Uni-Klinik, Tel.: (0166) 65 21 11

Mikasa
Dr. med. Mamoru Sakuraba (Gynäkologie), 496, Miyamoto-Cho, Mikasa Shiritsu-Byouin, Tel.: (01267) 2 31 31

Nishi-Ku, Sapporo
Dr. med. Bun-Ichiroy Kawamura (Plastische Chirurgie), 7-17, 2-jo, 4-chome, Nijuu-Yon-Ken, Tel.: (011) 641 75 11

Dr. med. Ryouji Segawa (HNO),
2-3, 1-jo, 7-chome, Yamanoie,
Tel.: (011) 611 59 32

Nishinomiya
Dr. med. Akio Nakajima
(HNO), Tendo-cho 26-9,
Tel.: (0798) 65 00 11

Osaka-fu
Dr. med. Yaoshiaki Ikemura
(Psychiatrie und Neurologie),
Mihara Krankenhaus (Di., Mi.,
Do., Sa.), Imai 380, Mihara-cho,
Minamikawachi-gun,
Tel.: (0723) 61 06 00

Shiroishi-Ku, Sapporo
Dr. med. Akio Kawamura
(Chirurgie), 6-jo, 6-Chome,
Higashi-Sapporo, Hokuyu
Byouin, Tel.: (011) 865 01 11

Tokyo
Dr. med. Peter Seez
(Allgemeinmedizin), Tokyo
Medical + Surgical Clinic, Mori-
Builing 32, 3-4-30 Shiba-koen,
Tel.: (03) 436 30 28

Toyonaka-shi
Dr. med. Masayuki Miki
(Chirurgie), Hattori-Kotobuki-
cho 2-18-1, Tel.: (06) 862 31 23

Wakamatsu, Otary
Dr. med. Tatsuhito Tonooka
(Kinderazt), 2-1, 1-Chome,
Otary Shiritsu-Byouin, Shouni-
Ka, Tel.: (0134) 25 12 11

KONSULARISCHE HILFEN

Es wird immer zunächst die telefonische Kontaktaufnahme empfohlen.
Materielle Hilfe wird in der Regel gewährt, wenn die Notlage auf andere Weise nicht behoben werden kann.
Arzt-, Medikamenten- und Krankenhauskosten können unter bestimmten strengen Bedingungen nach Unfällen und akuten Erkrankungen im Notfall als finanzielle Überbrückungshilfe verauslagt werden.
Informationshilfen können ggf. auch von den örtlichen Lufthansa-Büros in: Tokyo (03) 580 21 21, Osaka (06) 856 73 01 gegeben werden.

Bundesrepublik Deutschland

Botschaft
Tokyo, 5-10, 4-chome Minami Azabu, Minato-ku,
Tel.: (013) 473 01 51, 473, 42 43

Generalkonsulat
Kobe-shi, Chuo-Ku, Goko-dori 8 chome 1-6, Kokusai Kaikan,
Tel.: (078) 232 12 12-15

Honorarkonsulate
Fukuoka, Tel.: (092) 633 22 11
Nagoya, Tel.: (052) 951 82 11
Sapporo, Tel.: (011) 251 11 11

Österreich

Botschaft
Tokyo, 1-1-20 Moto Azabu, Minato-ku, Tel.: (013) 451 82 81,

Honorargeneralkonsulat
Osaka, 1-3, Kyutaro-machi 4-chome, Chuo-Ku,
Tel.: (06) 241 30 11

Honorarkonsulat
Hokkaido, Tel.: (011) 261 79 64

Schweiz

Tokyo, 9-12 Minami-Azabu 5-chome, Minato-ku,
Tel.: (03) 473 01 21

Generalkonsulat
Osaka, „Dokita-Daibiru" Bldg., 7th Floor, 2-5, Dojima 1-chome, Kita-ku, Tel.: (06) 344 76 71/3

JUGOSLAWIEN [serbokroatisch]

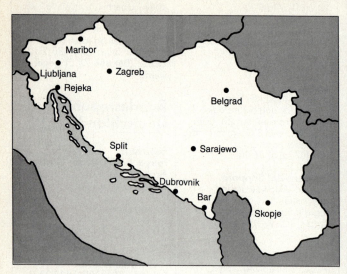

VOR DER REISE

Schutzimpfungen werden im internationalen Reiseverkehr nach den WHO-Bestimmungen von Jugoslawien nicht verlangt.
Diarrhoe (Reisedurchfall) ist bei Reisen in heiße Länder ein besonderes Risiko in den ersten Tagen, solange die Gewöhnung des Reisenden an die veränderten Klima- und Lebensumstände noch nicht erfolgt ist. Strenge Eßdisziplin und strikte Hygiene sind die beste Vorsichtsmaßnahme. In Jugoslawien ist in den Sommermonaten mit heißen und schwülen Klimawerten zu rechnen.
Bei Aufenthalten in Jugoslawien gewähren die gesetzlichen Krankenkassen „Leistungsaushilfen". Mit Jugoslawien besteht ein Abkommen über soziale Sicherheit. Es ist vor der Reise der Krankenschein Ju 6 von der gesetzlichen Krankenkasse anzufordern. Alle Leistungen müssen sofort bezahlt werden. Es sei denn, Sie lassen sich von der für Ihren Aufenthaltsort zuständigen jugoslawischen Krankenversicherungsgemeinschaft unter Vorlage Ihres Krankenscheines Ju 6 eine Bescheinigung über die Inanspruchnahme von Sachleistungen in Gesundheitseinrichtungen ausstellen. In Slowenien ist für ärztliche Leistungen eine Selbstbeteiligung zu erbringen. Für verordnete Arzneimittel ist immer eine Selbstbeteiligung zu tragen. Eine Kostenerstattung erfolgt über die eigene gesetzliche Krankenkasse. Alle Kostenbelege unbedingt aufbewahren.

Beachten Sie ggf. auch den Abschluß einer Auslandsreise-Krankenversicherung, um weitere Risiken, wie z.B. mögliche Krankenrücktransportkosten abzudecken. Die Beiträge einer Auslandsreise - Krankenversicherung sind im Verhältnis zu den Gesamtkosten einer Auslandsreise unbedeutend. Eine Jahres-Reise-Krankenversicherung kostet je Person zwischen DM 9,– und DM 24,–.

NOTRUF UND RETTUNGSWACHT

Die Notrufnummern in Jugoslawien lauten für die Polizei 92, Feuerwehr 93 und Ambulanz 94.
Der ADAC-Notruf ist in Belgrad von 9-17 Uhr (an Sonn- und Feiertagen von 9-13 Uhr) erreichbar unter der Rufnummer (011) 40 11 11; sowie vom 1. Juni bis 30. September in Pula unter (052) 7 67 61, in Split unter (058) 56 38 88, in Zagreb unter (041) 52 66 68.
Darüberhinaus sind in Deutschland Tag und Nacht der ADAC-Notruf in München (9949-89-22 22 22) und der AvD-Notruf Frankfurt / Main (9949-69-66 06 300) erreichbar.
Die Notrufstationen sorgen ggf. auch für Hilfen der Rettungswacht. Die Deutsche Rettungsflugwacht/Deutsche Zentrale für Luftrettung ist rund um die Uhr unter der Rufnummer 9949-711-70 10 70 in Stuttgart-Flughafen; die Schweizerische Rettungsflugwacht REGA unter der Rufnummer 9941-1- 383 11 11 in Zürich erreichbar.

DEUTSCH-SPRECHENDE ÄRZTE IN JUGOSLAWIEN

In den Ferien- und Erholungsgebieten sprechen Ärzte und Zahnärzte häufig auch deutsch. Ausführliche Adreßmeldungen erreichten uns bis Redaktionsschluß nicht.

Zagreb 41000
Dr. med. Branco Pevalek (Allgemeinmedizin), Doma H. Z. Centar, Runjanenova 2,
Tel.: wurde nicht gemeldet

Dr. med. Tonci Vuinac (Allgemeinmedizin), Upravitely Hitne Pomoci, Djordjiceva 26,
Tel.: wurde nicht gemeldet.

KONSULARISCHE HILFEN

Arzt-, Medikamenten- und Krankenhauskosten können unter bestimmten strengen Bedingungen nach Unfällen und akuten Erkrankungen im Notfall als finanzielle Überbrückungshilfe von den Konsulaten veranlagt werden.
Informationshilfen können ggf. auch von den örtlichen Lufthansa-Büros gegeben werden:
Belgrad, (011) 60 67 71, App. 2606,
Ljubljana, (061) 2 36 92,
Zagreb, (041) 52 62 66

Bundesrepublik Deutschland

Botschaft
Belgrad 11000, Ulica Kneza Milosa 74-76, Tel.: (011) 64 57 55

Generalkonsulat
Zagrab 41001, Proleterskin Brigada 64, Tel.: (041) 51 92 00

Österreich

Botschaft
Belgrad 11000, Sime Markovica 2, Tel.: (011) 63 59 55

Generalkonsulate
Ljubljana 61000, Strekljeva 5, Tel.: (061) 21 34 36

Zagreb 41000, Jabukovac 39, Tel.: (041) 27 33 92

Schweiz

Botschaft
Belgrad 11001, Bircaninova 27, Tel.: (011) 64 68 99

Generalkonsulat
Zagreb 41000, Bogoviceva 3, Tel.: (041) 42 15 73

KAMERUN [französisch]

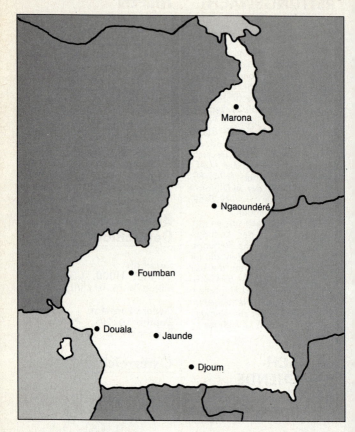

VOR DER REISE

Schutzimpfungen werden im internationalen Reiseverkehr nach den WHO-Bestimmungen von Kamerun verlangt; und zwar Malariaschutz für das ganze Land ganzjährig.
Impfungen gegen Gelbfieber sind zwingend vorgeschrieben für alle Reisenden. Ausgenommen sind lediglich Kinder unter 1 Jahr und Transitreisende, die den Flughafen in Kamerun nicht verlassen.

Die Impfungen werden in der Bundesrepublik Deutschland von Gelbfieberimpfstellen durchgeführt. Ihr Hausarzt kennt die nächstgelegene Gelbfieberimpfstelle.
In Kamerun ist allgemein ganzjährig mit warmen Klimawerten zu rechnen; im dortigen Sommer wird es schwül.
Bei Aufenthalten in Kamerun gewähren die gesetzlichen Krankenkassen keine „Leistungsaushilfen". Mit Kamerun besteht kein Abkommen über soziale Sicherheit. Alle ärztlichen Leistungen

sind sofort zu bezahlen. Vor der Reise ist es daher empfehlenswert, eine Auslandsreise-Krankenversicherung abzuschließen; auch um Risiken möglicher Krankenrücktransportkosten abzudecken.

NOTRUF UND RETTUNGSWACHT

In Kamerun gibt es landesweit die einheitliche Notruf-Nummer 23 40 20 und für den Armee-Hubschrauber 22 11 22.
Darüberhinaus sind in Deutschland Tag und Nacht der ADAC-Notruf München (0049-89-22 22 22) und der AvD-Notruf Frankfurt/Main (0049-69-66 06 300) erreichbar.
Die Notrufstationen sorgen ggf. auch für Hilfen der Rettungswacht. Die Deutsche Rettungsflugwacht/Deutsche Zentrale für Luftrettung ist rund um die Uhr unter der Rufnummer 0049-711-70 10 70 in Stuttgart-Flughafen; die Schweizerische Rettungsflugwacht REGA unter der Rufnummer 0041-1-383 11 11 in Zürich erreichbar. Beachten Sie aber, daß Krankenrücktransporte von der gesetzlichen Krankenkasse nicht bezahlt werden; eine Kostenregulierung ist durch eine Auslandsreise-Krankenversicherung abzudecken.

DEUTSCH-SPRECHENDE ÄRZTE IN KAMERUN

Jaunde
Cabinet Dentaire Adventiste (Zahnärzte), gegenüber Reisebüro Intervoyages, Tel.: 22 11 10

Dr. med. André Edou (Allgemeinmedizin), Clinique Semmelweis, Etoudi (zwischen Club Noah und Pharmacie du Palais in Etoudi), Tel.: 22 25 59, 22 18 56

Dr. med. Paul Fezeu (Innere Medizin), Avenue Kennedy (neben Maison de la Presse), Tel.: 22 33 86

Dr. med. Siméon Nguham (Allgemeinmedizin), Clinique „Chez Nous", Messa I (Madagascar, Rue Kamwa), Tel.: 23 10 96

KONSULARISCHE HILFEN

Materielle Hilfe wird in der Regel gewährt, wenn die Notlage auf andere Weise nicht behoben werden kann.
Arzt-, Medikamenten- und Krankenhauskosten können unter bestimmten strengen Bedingungen nach Unfällen und akuten Erkrankungen im Notfall als finanzielle Überbrückungshilfe von den Konsulaten verauslagt werden.

Bundesrepublik Deutschland

Botschaft
Jaunde, Rue Charles de Gaulle, Tel.: (00237) 22 05 66, 23 00 56

Außenstelle der Botschaft
Douala, Boulevard de la Liberté 47, Tel.: (00237) 42 86 00

Österreich

Botschaft
Kinshasa, 39, avenue Lubefu, Kinshasa-Gombe, Tel.: 2 21 19, 2 21 50

Schweiz

Botschaft
Jaunde, Villa Zogo Massy, Route du Mont Fébé, Quartier Bastos, Tel.: (00237) 23 28 96, 23 30 52

KANADA [englisch/ PQ französisch]

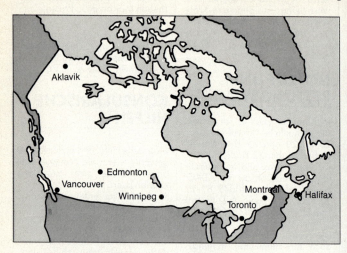

VOR DER REISE

Schutzimpfungen werden im internationalen Reiseverkehr nach den WHO-Bestimmungen von Kanada nicht verlangt.

Vor einer längeren Reise sollten Sie auf jeden Fall Ihren Zahnarzt noch einmal konsultieren, damit Ihnen möglicherweise nicht eine alte Zahnfüllung den Urlaub verdirbt.

Sollten aufgrund des Gesundheitszustandes Zweifel an der Reisefähigkeit bestehen, ist immer der Hausarzt vorher zu konsultiren. Er wird Ihnen auch sagen, ob Ihnen die Klima- oder Temperaturveränderungen bekommen.

Bei Aufenthalten in Kanada gewähren die gesetzlichen Krankenkassen keine „Leistungsaushilfen". Es besteht kein Abkommen über soziale Sicherheit. Alle Inanspruch genommenen Leistungen müssen sofort bezahlt werden. Es ist zu empfehlen, eine Kreditkarte und Reiseschecks bei asich zu haben. Vor der Reise ist es daher empfehlenswert, eine Auslandsreise-Krankenversicherung abzuschließen, auch um die Risiken möglicher Krankenrücktransportkosten abzudecken.

NOTRUF UND RETTUNGSWACHT

In Kanada gibt es landesweit die einheitliche Notruf-Nummer 911 für Polizei, Feuerwehr, Notarzt und Krankenwagen.

In Deutschland sind Tag und Nacht der ADAC-Notruf München (01149-89-22 22 22) und der AvD-Notruf Frankfurt/Main (01149-69-66 06 300) erreichbar. Die Deutsche Rettungsflugwacht/Deutsche Zentrale für Luftrettung ist rund um die Uhr unter der Rufnummer 01149-711-70 10 70 in Stuttgart-Flughafen; die Schweizerische Rettungsflugwacht REGA unter der Rufnummer 01141-1-383 11 11 in Zürich erreichbar.

DEUTSCH-SPRECHENDE ÄRZTE IN KANADA

Calgary, Alberta
Dr. med. P. O. Crossfield (Innere Medizin), 203 Medical Centre, 906 - 8 Ave. S.W., T2P 1H9, Tel.: (403) 2 63 33 202

Dr. med. Rudolf Hofmann (Allgemeinmedizin), 3104 Conrad Drive, Tel.: (403) 282 367 04

Dawson Creek B.C.
Dr. med. Friedrich W. Bohne (Allgemeinmedizin), 1025-103rd Avenue, V1G 2G6, Tel.: (604) 7 82 11 866

Edmonton, Alberta
Dr. med. L. G. Gans (Gynäkologie), 407 Prof. Building, 10830 Jasper Ave. T5J 2B3, Tel.: (403) 4 84 74 844

Dr. med. Erich von Koenigsloew (Kinderarzt), 10762 - 82 Ave., T6E 2A8, Tel.: (403) 4 33 66 444

Dr. med. W. Schulze (Gynäkologie), 318 Medical Arts. Bldg., 11010 Jasper Ave., T5K 0K9, Tel.: (403) 4 26 04 32/19 20

Dr. med. E. P. Schuster (Allgemeinmedizin), 200 Coronation Plaza, 14310 - 111 Ave., T5M 3Z7, Tel.: (403) 4 52 80 916

Dr. med. Gerry K. Schwalfenberg (Allgemeinmedizin), 15808 Stony Plain Road, T5N 3Z6, Tel.: (403) 4 83 12 622

Dr. med. H. A. J. Schwarz (Allgemeinmedizin), 234, 10230 - 142 Str., T5N 3Y6, Tel.: (403) 4 53 24 778

Dr. med. Barbara Simao (Allgemeinmedizin), 10015 - 82 Ave., T6E 1Z2, Tel.: (403) 4 39 27 092

Dr. med. G. Sollbach (Allgemeinmedizin), 503, 10240 - 124 Str., T5N 3W6, Tel.: (403) 4 88 43 36

Gloucester, Ontario K1T 1B1
Dr. med. Christiane Kuntz (Allgemeinmedizin), 3844 Albion Rd. S., Tel.: (613) 737 034 06

Hamilton
Dr. med. L. Freitag (Allgemeinmedizin), 1 Young Street, Suite 421, Medical Arts Bldg. L8N 1T8, Tel.: (416) 5 29 18 841

Letherbridge, Alberta
Dr. med. H. H. Seitz (Innere Medizin), Bigelow Fowler Clinic, 1605 Ninth Avenue South, T1J 1W2, Tel.: (403) 3 27 31 211

London
Dr. med. O. Bruckschwaiger (Allgemeinmedizin), 1661 Trafalgar Str. N5W 1X2, Tel.: (519) 4 51 48 102

Maple Ridge B.C.
Dr. med. Martin Milewski (Allgemeinmedizin), 22195 Dewdney Trunk Road, V2X 3H7, Tel.: (604) 4 63 88 77

Montreal QC
Dr. med. Mary Judith Rona (Allgemeinmedizin), 5025 Sherbrook Street West 615, H4A 1S9, Tel.: (613) 4 88 57 82

Dr. med. Joachim Brabander (Innere Medizin), 4705 Roslyn Avenue, H3W 2L3, Tel.: (514) 486 375 51

Dr. med. Oskar Schickler (Allgemeinmedizin), 5596 Park Avenue, Apt. 2, H2V 4H1, Tel.: (514) 276 880 92

Dr. med. Norbert Kazdan (Allgemeinmedizin), 5025 Sherbrooke West, Apt. 650, H4A 1S9, Tel.: (514) 486 430 03

Ottawa, Ont.
Dr. med. G. K. Bohlig (Allgemeinmedizin), 1003 Kinkwood Ave., KLZ 572, Tel.: (613) 728 438 05

Dr. med. Bernd Koch (Innere Medizin), 238 Argyle Ave., K2P 1B9, Tel.: (613) 232 542 88

Dr. med. Manfred Lapner (Kinderarzt), 101-2197 Riverside Drive, K1H 7X3, Tel.: (613) 737 312 17

Dr. med. Gerd Schneider (Allgemeinmedizin), 202-474 Holland Ave., K1Y 0Z5, Tel.: (613) 729 160 89

Pentincton B. C.
Dr. med. I. E. Hermesh (Allgemeinmedizin), Medical Arts Building, 626 Main Street, V2A 5C8, Tel.: (604) 4 92 06 222

Richmond B.C.
Dr. me. Florian Braig (HNO), 204 A - 7031 Westminster Highway V6X 1A3, Tel.: (604) 2 73 29 28

Sault Ste. Marie
Dr. med. E. Beduhn (Allgemeinmedizin), 955 Queen Str. E P6A 2G3, Tel.: (705) 2 53 40 716

Shilo, Man.
Dr. med. Marquardt (Allgeminmedizin), German Army Training Establishment, R0K 2A0, Tel.: (204) 7 65 43 87

St. John's, Neufundland
Dr. med. Frank P. Duff (Orthopädie), 67 Le Marchant Road, Tel.: (709) 7 53 76 313

Dr. med. George Fodor, Dr. med. Renate Ciskova (Kardiologie), Health & Science Centre, Prince Philip Drive, Tel.: (709) 7 37 67 191

Thunder Bay
Dr. med. J. Beyer (Allgemeinmedizin), 410 Oakdale Crescent P7E 2N1, Tel.: (807) 4 75 54 842

Toronto
Dr. med. A. Brettler (Urologie), 360 Bloor Str. W. M5S 1X1, Tel.: (416) 9 22 46 202

Dr. med. L. A. Eckert (Chirurgie), 170 Sherway Dr. M9C 1A6, Tel.: (416) 6 21 12 311

Dr. med. dent. F. Hörner (Zahnmedizin), 586 Eglington Str. E, M4P 1T2, Tel.: (416) 4 89 37 233

Dr. med. G. Jarvis (Augenarzt), 2917 Bloor Str. W. M8X 1B4, Tel.: (416) 2 39 44-433

Dr. med. K. Kuch (Psychiatrie), 10 Roxborough Str. W. M5R 1T8, Tel.: (416) 9 60 03 072

Dr. med. A. Lang (Allgemeinmedizin), 220 Greenwood Aven, M4L 2R2, Tel.: (416) 4 63 66 422

Dr. med. M. Tyndel (Psychiatrie, Neurologie), 170 St. George Str. M5R 2M8, Tel.: (416) 9 22 54 261

Vancouver B.C.
Dr. med. B. O'Brian (Allgemeinmedizin), 460-3184 West Divedway V6K 2E1, Tel.: (604) 7 31 55 14

Dr. med. dent. Karl Denk (Zahnmedizin), 250 - 25th Street, Tel.: (604) 9 22 01 44, 9 22 37 22

Dr. med. dent. K. H. Gemeinhardt (Zahnmedizin), 1701 West Broadway, Tel.: (604) 9 22 06 574

Dr. med. Gerhard Helmel (Allgemeinmedizin), 213-1940 Lonsdale Avenue, Tel.: (604) 9 87 42 111

Dr. med. Dietmar E. Raudszus (Allgemeinmedizin), 505-1160 Burrard Street, V6Z 2E8, Tel.: (604) 685 00 46, 684 26 411

Dr. med. Ray M. Schilling (Allgemeinmedizin), 109-20103 - 40th Avenue V3A 2W3, Tel.: (604) 5 30 21 333

Victoria B.C.
Dr. med. W. Billung-Meyer (Allgemeinmedizin), 3461 Cook Street, V8X 1B3, Tel.: (604) 3 86 83 582

Windsor
Dr. med. G. Henkel (Dermatologie), 1558 Quellette Av. N8X 1K7, Tel.: (519) 2 53 85 077

Winnipeg 1555
Dr. med. Helga Sickert (Allgemeinmedizin), S. Mary's Road, Medow Wodd, M. Centre R2M 3W2, Tel.: (204) 2 55 26 221

Dr. med. E. Tramer (Allgemeinmedizin), 293 Selkirk Avenue, Tel.: (204) 5 89 00 022

KONSULARISCHE HILFEN

Materielle Hilfe wird in der Regel gewährt, wenn die Notlage auf andere Weise nicht behoben werden kann.
Arzt-, Medikamenten- und Krankenhauskosten können unter bestimmten strengen Bedingungen nach Unfällen und akuten Erkrankungen im Notafll als finanzielle Überbrückungshilfe von den Konsulaten verauslagt werden.
Informationshilfen können ggf. auch von den örtlichen Lufthansa-Büros gegeben werden:
Montreal, 514-288 02 05
Ottawa, 613-236 06 13
Toronto, 416-676 36 08
Vancouver, 604-683 13 13

Bundesrepublik Deutschland

Botschaft
Ottawa, Ontario K1N 8V4,
Waverly St. 1,
Tel.: (613) 2 32 11 01

Generalkonsulate
Edmonton, Alberta T5J 2J6,
10004-104 Avenue,
Tel.: (403) 4 22 61 75

Montreal, PQ, H3G 2A3,
3455 rue de la Montagne,
Tel.: (514) 2 86 18 20

Toronto, Ontario, M5S 2T1,
77 Admiral Road,
Tel.: (416) 9 25 28 13

Vancouver, B.C., V6C 2A2,
325 Howe Street,
Tel.: (604) 6 84 83 77

Honorarkonsulate
Calgary, Alberta,
Tel.: (403) 2 69 59 00
Halifax, Nova Scotia,
Tel.: (902) 4 20 15 99
Kitchener, Ontario,
Tel.: (519) 5 76 86 50
Regina, Saskatchewan,
Tel.: (306) 5 86 87 62
St. John's, Neufundland,
Tel.: (709) 7 53 77 77
Winnipeg, Manitoba,
Tel.: (204) 9 47 09 58

Österreich

Botschaft
Ottawa, Ontario, K1N 6M7,
445 Wilbrod Street,
Tel.: (613) 5 63 14 44

Honorarkonsulate
Calgary, Alberta,
Tel.: (403) 2 83 65 26
Halifax, Nova Scotia,
Tel.: (902) 4 29 82 00
Montreal, P.Q.,
Tel.: (514) 8 45 86 61
Toronto, Ontario,
Tel.: (416) 8 63 06 49
Vancouver, B. C.,
Tel.: (604) 6 83 75 71

Schweiz

Botschaft
Ottawa, Ontario, K1N 8E6,
5. Av. Marlborough,
Tel.: (613) 2 35 18 37

Generalkonsulate
Montreal, PQ, H3G 1C4,
1572 Av. Dr. Penfield,
Tel.: (514) 9 32 71 81

Toronto, Ontario, M5J 1V6,
100 University Avenue,
Tel.: (416) 5 93 53 71

Vancouver, B.C., V6C 3E1,
790-999 Canada Place,
Tel.: (604) 6 84 22 31

KENIA [englisch]

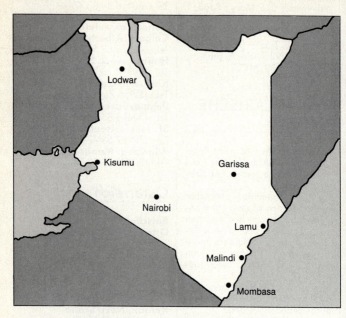

VOR DER REISE

Schutzimpfungen werden im internationalen Reiseverkehr nach den WHO-Bestimmungen von Kenia verlangt; und zwar Malariaschutz ist ganzjährig für das gesamte Land vorgeschrieben. Es ist daher auf jeden Fall eine Woche vor der Reise mit der Malariaprophylaxe zu beginnen. In Kenia ist jedoch mit einer Chloroquin-Resistenz zu rechnen. Die Konsultation des Hausarztes vor der Reise ist erforderlich.

Impfungen gegen Gelbfieber sind zwingend für Reisende, die sich innerhalb der letzten 6 Tage vor ihrer Ankunft in Kenia in Infektionsgebieten in Afrika oder Südamerika aufgehalten haben. Die Impfungen werden in der Bundesrepublik Deutschland von Gelbfieberimpfstellen durchgeführt. Ihr Hausarzt kennt die nächstgelegene Gelbfieberimpfstelle.

Diarrhoe (Reisedurchfall) ist bei Reisen in heiße Länder ein besonderes Risiko in den ersten Tagen, solange die Gewöhnung des Reisenden an die veränderten Klima- und Lebensumstände noch nicht erfolgt ist. Strenge Eßdisziplin und strikte Hygiene sind die beste Vorsichtsmaßnahme.

Bei Flugreisen sind beim Rückflug aus wärmeren Regionen unbedingt Pullover und wärmere Kleidung zu tragen, denn häufig kommen Reisende „aufgeheizt" an Bord und setzen sich durch die Klimatisierung im Flugzeug einem „Temperaturschock" aus, der meistens mit einer kräftigen Erkältung endet.

Bei Aufenthalten in Kenia gewähren die gesetzlichen Krankenkassen keine „Leistungsaushilfen". Mit Kenia besteht kein Abkommen über soziale Sicherheit.

NOTRUF UND RETTUNGSWACHT

In Kenia gibt es landesweit die einheitliche Notruf-Nummer 999 für die Polizei.
Darüberhinaus sind in Deutschland Tag und Nacht der ADAC-Notruf München (00049-89-22 22 22) und der AvD-Notruf Frankfurt/Main (00049-69-66 06 300) erreichbar.
Die Notrufstationen sorgen ggf. auch für Hilfen der Rettungswacht. Die Deutsche Rettungsflugwacht/Deutsche Zentrale für Luftrettung ist rund um die Uhr unter der Rufnummer 00049-711-70 10 70 in Stuttgart-Flughafen; die Schweizerische Rettungsflugwacht REGA unter der Rufnummer 00041-1-383 11 11 in Zürich erreichbar. Beachten Sie aber, daß Krankenrücktransporte von der gesetzlichen Krankenkasse nicht bezahlt werden; eine Kostenregulierung ist durch eine Auslandsreise-Krankenversicherung abzudecken.

DEUTSCH-SPRECHENDE ÄRZTE IN KENIA

Malindi
Frau Dr. med. Karla Dreifuß, (Allgemeinmedizin), P.O.Box 600
Tel.: nicht gemeldet

Nairobi
Dr. med. N. H. Bhanji (Allgemeinmedizin), Jubilee Ins. Wabera Street,
Tel.: (02) 23 09 51 / 72 39 89

Dr. med. B. Kyambi (Allgemeinmedizin), Nairobi Hospital, Laborat. Consulting,
Tel.: (02) 72 26 30

Dr. med. A. Meyerhold (Allgemeinmedizin), Bruce House, 3rd. Floor, Tel.: (02) 33 38 67

KONSULARISCHE HILFEN

Es wird immer zunächst die telefonische Kontaktaufnahme empfohlen.
Materielle Hilfe wird in der Regel gewährt, wenn die Notlage auf andere Weise nicht behoben werden kann.
Arzt-, Medikamenten- und Krankenhauskosten können unter bestimmten strengen Bedingungen nach Unfällen und akuten Erkrankungen im Notfall als finanzielle Überbrückungshilfe von den Konsulaten verauslagt werden.
Informationshilfen können ggf. auch vom örtlichen Lufthansa-Büro gegeben werden:
Nairobi, 02-33 58 19

Bundesrepublik Deutschland

Botschaft
Nairobi, Harambee Ave., Embassy House,
Tel.: (02) 2 66 61/63, 2 70 69

Honorarkonsulat
Mombasa, Tel.: (011) 31 47 32

Österreich

Botschaft
Nairobi, 2nd Floor, City House, Corner Wabera Street/Standard Street, Tel.: (02) 2 82 81

Honorarkonsulat
Mombasa, Tel.: (011) 31 26 87, 31 33 86

Schweiz

Nairobi, International House, Mama Ngina Street, 7th Floor,
Tel.: (02) 2 87 35/6

MADAGASKAR [französisch]

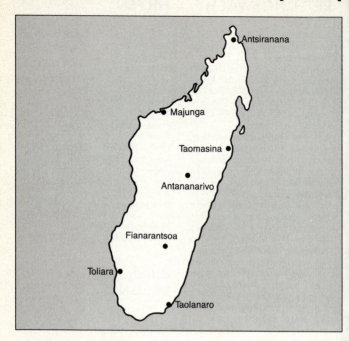

VOR DER REISE

Schutzimpfungen werden im internationalen Reiseverkehr nach den WHO-Bestimmungen von Madagaskar verlangt; und zwar Malariaschutz ist ganzjährig für das gesamte Land vorgeschrieben. Es ist daher auf jeden Fall eine Woche vor der Reise mit der Malariaprophylaxe zu beginnen. Auf Madagaskar ist jedoch mit einer Chloroquin-Resistenz zu rechnen.
Die Konsultation des Hausarztes vor der Reise ist erforderlich.
Impfungen gegen Gelbfieber sind zwingend für Reisende, die sich innerhalb der letzten 6 Tage vor Ihrer Ankunft auf Madagaskar in Infektionsgebieten in Afrika oder Südamerika aufgehalten haben. Die Impfungen werden in der Bundesrepublik Deutschland von Gelbfieberimpfstellen durchgeführt. Ihr Hausarzt kennt die nächstgelegene Gelbfieberimpfstelle.
Cholera-Schutzimpfungen werden nur für Reisende empfohlen, die aus Gebieten kommen, die als Infektionsgebiegte angesehen werden (Länder in Afrika und Südostasien).
Diarrhoe (Reisedurchfall) ist bei Reisen in heiße Länder ein besonderes Risiko in den ersten Tagen, solange die Gewöhnung des Reisenden an die veränderten Klima- und Lebensumstände noch nicht erfolgt ist. Strenge Eßdisziplin und strikte Hygiene sind die beste Vorsichtsmaßnahmen.
Bei Flugreisen sind beim Rückflug aus wärmeren Regionen unbedingt Pullover und wärmere Kleidung zu tragen, denn häufig

kommen Reisende „aufgeheizt" an Bord und setzen sich durch die Klimatisierung im Flugzeug einem „Temperaturschock" aus, der meistens mit einer kräftigen Erkältung endet.

Bei Aufenthalten auf Madagaskar gewähren die gesetzlichen Krankenkassen keine „Leistungsaushilfen". Mit Madagaskar besteht kein Abkommen über soziale Sicherheit. Vor der Reise ist es daher empfehlenswert, eine Auslandsreise-Krankenversicherung abzuschließen.

NOTRUF UND RETTUNGSWACHT

Auf Madagaskar gibt es landesweit keine einheitliche Notruf-Nummer. Die örtlichen Notruf-Nummern sind dem Telefonbuch zu entnehmen.

Darüberhinaus sind in Deutschland Tag und Nacht der ADAC-Notruf München (0049-89-22 22 22) und der AvD-Notruf Frankfurt/Main (0049-69-66 06 300) erreichbar.

Die Notrufstationen sorgen ggf. auch für Hilfen der Rettungswacht. Die Deutsche Rettungsflugwacht/Deutsche Zentrale für Luftrettung ist rund um die Uhr unter der Rufnummer 0049-711-70 10 70 in Stuttgart-Flughafen; die Schweizerische Rettungsflugwacht REGA unter der Rufnummer 0041-1-383 11 11 in Zürich erreichbar.

DEUTSCH-SPRECHENDE ÄRZTE AUF MADAGASKAR

Antananarivo
Dr. med. Lala Arison (Allgemeinmedizin, Chirurgie), Clinique Mpitsabo Mikambana 24/24, Tel.: (02) 2 35 551

Antalaha
Dr. med. dent. Bernd Zschocke (Zahnmedizin), Tel.: Bei Redaktionsschluß nicht genannt

KONSULARISCHE HILFEN

Es wird immer zunächst die telefonische Kontaktaufnahme empfohlen.

Materielle Hilfe wird in der Regel gewährt, wenn die Notlage auf andere Weise nicht behoben werden kann.

Arzt-, Medikamenten- und Krankenhauskosten können unter bestimmten strengen Bedingungen nach Unfällen und akuten Erkrankungen im Notfall als finanzielle Überbrückungshilfe von den Konsulaten verauslagt werden.

Informationshilfen können ggf. auch vom örtlichen Lufthansa-Büro gegeben werden:
Antananarivo, 02-2 20 27

Bundesrepublik Deutschland

**Botschaft
Antananarivo,** 101, Làlana Pastora Rabeony Hans (Ambodirotra), Tel.: (012) 2 38 02/03, 1 16 91

Österreich

Auf Madagaskar wird Österreich durch seine Botschaft in Addis Abeba/Äthiopien, Tel.: 00251-1-71 21 44, vertreten.

Schweiz

**Botschaft
Antananarivo,**
Solombavambahoaka Frantsay 77, Tel.: (012) 2 28 46

MALAYSIA [englisch]

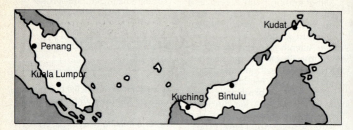

VOR DER REISE

Schutzimpfungen werden im internationalen Reiseverkehr nach den WHO-Bestimmungen von Malaysia verlangt; und zwar Malariaschutz ist ganzjährig nur für die Region Sabah vorgeschrieben; es besteht Chloroquinresistenz. Städte in anderen Regionen und die Küstenregionen sind frei von Malaria. Es ist daher für Reisen in die Region Sabah auf jeden Fall eine Woche vor der Reise mit der Malariaprophylaxe zu beginnen. Es besteht Chloroquinresistenz.

Impfungen gegen Gelbfieber sind zwingend für Reisende, die sich innerhalb der letzten 6 Tage vor ihrer Ankunft in Malaysia in Infektionsgebieten in Afrika oder Südamerika aufgehalten haben.
Mit Malaysia besteht kein Abkommen über soziale Sicherheit. Es ist empfehlenswert, eine Auslandsreise - Krankenversicherung abzuschließen, die die Risiken eines Rücktransportes einschließt.

NOTRUF UND RETTUNGSWACHT

Die Notrufnummern in Malaysia lauten für die Polizei, Feuerwehr und Ambulanz 999.
Deutsche Zentrale für Luftrettung, DRK-Flugdienst und Schweizerische Rettungsflugwacht REGA siehe S. 23ff.

DEUTSCH-SPRECHENDER ARZT IN MALAYSIA

Kuala Lumpur
Dr. med. Henry Tung
(Allgemeinmedizin), Jalan Sultan Ismail
Mezzanine Fl. 4,
Tel.: (03) 422 03 11

KONSULARISCHE HILFEN

In akuten Notfällen können Überbrückungshilfen von den Konsulaten verauslagt werden. Informationshilfen können ggf. auch vom örtlichen Lufthansa-Büro gegeben werden:
Kuala Lumpur, 03-746 44 37

Bundesrepublik Deutschland:

Botschaft Kuala Lumpur,
No. 3 Jalan U Thant,
Tel.: (03) 242 96 66

Honorarkonsulat Penang,
Tel.: (04) 83 69 26

Österreich: Botschaft
Kuala Lumpur, 7th Floor, MUI Plaza Building, Jalan P. Ramlee,
Tel.: (03) 24 84 277, 24 84 359

Schweiz: Botschaft
Kuala Lumpur, 16, Pesiaran Madge, Tel.: (03) 24 80 622

MALEDIVEN [englisch]

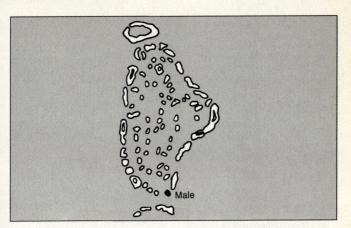

VOR DER REISE

Schutzimpfungen werden im internationalen Reiseverkehr nach den WHO-Bestimmungen von den Malediven verlangt; und zwar
Impfungen gegen Gelbfieber sind zwingend für Reisende, die sich innerhalb der letzten 6 Tage vor ihrer Ankunft auf den Malediven in Infektionsgebieten in Afrika oder Südamerika aufgehalten haben.

Malariaschutz ist nicht vorgeschrieben, lediglich empfohlen. Bei Aufenthalten auf den Malediven gewähren die gesetzlichen Krankenkassen keine „Leistungsaushilfen". Vor der Reise ist es daher empfehlenswert, eine Auslandsreise-Krankenversicherung abzuschließen.

NOTRUF UND RETTUNGSWACHT

Die Notrufnummern auf den Malediven lautet für die Ambulanz 32-45 08/09.

Die Deutsche Rettungsflugwacht/ Deutsche Zentrale für Luftrettung ist rund um die Uhr unter der Rufnummer 0049-711-70 10 70 in Stuttgart-Flughafen erreichbar.

DEUTSCH-SPRECHENDE ÄRZTE AUF DEN MALEDIVEN

Malé
Dr. med. Mohamed Firdous (Allgemeinmedizin), Central Hospital, Tel.: (32) 2 40 41/2 92 74
Swiss Flying Ambulanz (Notfallärzte), 2, Fareed Heemagy, Tel.: (32) 45 08/45 09

KONSULARISCHE HILFEN

Auf den Malediven werden diplomatisch die Bundesrepublik Deutschland und die Schweiz durch ihre Botschaften in Colombo/Sri Lanka (D: 0094-1-58 04 31; CH: 0094-1-54 76 63); Österreich durch ihre Botschaft in New Delhi/Indien (0091-11-60 12 36) vertreten.

MALTA [italienisch]

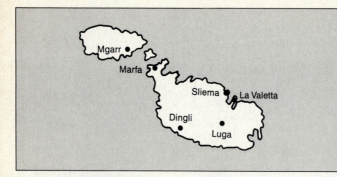

VOR DER REISE

Schutzimpfungen werden im internationalen Reiseverkehr nach den WHO-Bestimmungen von Malta gegen Gelbfieber verlangt für Reisende, die sich innerhalb der letzten 6 Tage vor ihrer Ankunft auf Malta in Infektionsgebieten in Afrika oder Amerika aufgehalten haben. Malariaprophylaxe ist nicht erforderlich. Bitte den Abschluß einer Auslandsreise-Krankenversicherung beachten (siehe auch Seite 14).

NOTRUF UND RETTUNGSWACHT

Auf Malta gibt es landesweit die einheitlichen Notruf-Nummern 191 für Polizei, Feuerwehr 199 sowie Notarzt 196.
Deutsche Zentrale für Luftrettung, DRK-Flugdienst und Schweizerische Rettungsflugwacht REGA siehe S. 23ff.

DEUTSCH-SPRECHENDE ÄRZTE AUF MALTA

La Valletta / St. Julian
Frau Dr. med. Bussutil-Zeidler (Allgemeinmedizin), Antal – St. Georges Bay, Tel.: (06) 33 17 701

La Valletta
Dr. med. Antony Zammit (Chirurgie, Allgemeinmedizin), St. Luke's Hospital,
Tel.: Mo. (06) 49 21 512,
Di. 82 46 991, Mi. 64 53 463,
Do. 62 19 281, Sa. 48 71 622

KONSULARISCHE HILFEN

In akuten Notfällen können Überbrückungshilfen von den Konsulaten verauslagt werden.

Bundesrepublik Deutschland

Botschaft
La Valletta, „Il Piazetta"
Entrance B, Tower Road, Sliema,
Tel.: (06) 33 65 31, 33 65 20

Österreich

Honorargeneralkonsulat
La Valletta, 34 Frederick Street,
Tel.: Central (06) 22 91 82,

Schweiz

Generalkonsulat
La Valletta, 6 Zachary-Street,
Tel.: (06) 22 77 50

MAROKKO [arabisch]

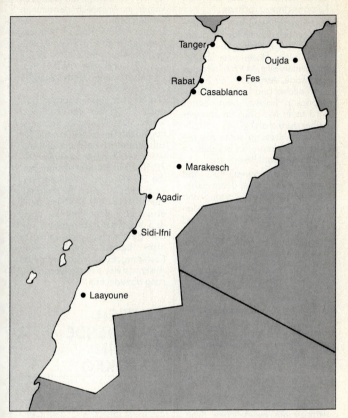

VOR DER REISE

Schutzimpfungen werden im internationalen Reiseverkehr nach den WHO-Bestimmungen von Marokko nicht verlangt.
Malariainfektionsgefahr besteht jedoch von Mai bis Oktober in ländlichen Regionen einiger Provinzen. Es ist daher sinnvoll, eine Woche vor der Reise mit der Malariaprophylaxe zu beginnen. Die Konsultation des Hausarztes vor der Reise ist erforderlich.
Diarrhoe (Reisedurchfall) ist bei Reisen in heiße Länder ein besonderes Risiko in den ersten Tagen, solange die Gewöhnung des Reisenden an die veränderten Klima- und Lebensumstände noch nicht erfolgt ist. Strenge Eßdisziplin und strikte Hygiene sind die beste Vorsichtsmaßnahme.

Dies ist umso wichtiger, wenn man sich im Trekking oder Camping in besonders einfachen Lebensbedingungen befindet. Lassen Sie die heimischen Gewohnheiten nicht außer acht; Obst ist vor dem Verzehr zu waschen, und verzichten Sie auf Leitungswasser als Trinkwasser.

In Marokko ist in den Sommermonaten mit heißen und schwülen Klimawerten zu rechnen.

Zum klimaangepaßten Verhalten gehört auch die richtige Kleidung. Tragen Sie bei Hitze z. B. keine zu engen Jeans, Hosen oder Schuhe. Im Zweifelsfall geht Wohlbefinden vor Mode. Achten Sie auch darauf, Pullover und Jacken im Reisegepäck zu haben, denn abends wird es in Marokko im Sommer früher dunkel als bei uns und kühler. Badekleidung sollte nie am Körper trocknen. So beugen Sie Erkältungskrankheiten vor.

In der Hitze können Fuß- und Fingerschwellungen durch geringere körperliche Belastung und Hochlegen der Beine vermieden werden. Überwärmung und Wasserverlust des Körpers lassen Erschöpfung entstehen und können zum Hitzschlag führen; Kopfbedeckung, Schatten und Trinken (kein Alkohol) beugen hier vor. Bei Flugreisen sind beim Rückflug aus wärmeren Regionen unbedingt Pullover und wärmere Kleidung zu tragen, denn häufig kommen Reisende „aufgeheizt" an Bord und setzen sich durch die Klimatisierung im Flugzeug einem „Temperaturschock" aus, der meistens mit einer kräftigen Erkältung endet.

Bei Aufenthalten in Marokko gewähren die gesetzlichen Krankenkassen nur bedingte „Leistungsaushilfen". Mit Marokko besteht ein Abkommen über soziale Sicherheit. Vor der Reise ist es aber empfehlenswert, eine Auslandsreise-Krankenversicherung abzuschließen.

NOTRUF UND RETTUNGSWACHT

In Marokko gibt es landesweit die einheitliche Notruf-Nummer 19 für Polizei; Feuerwehr, Notarzt und Krankenwagen 15. Außerdem haben viele Krankenhäuser einen Tag- und Nacht-Notfalldienst, der in extremen Notfällen immer in Anspruch genommen werden kann.

Darüberhinaus sind in Deutschland Tag und Nacht der ADAC-Notruf München (0049-89-22 22 22) und der AvD-Notruf Frankfurt/Main (0049-69-66 06 300) erreichbar.

Die Notrufstationen sorgen ggf. auch für Hilfen der Rettungswacht. Die Deutsche Rettungsflugwacht/Deutsche Zentrale für Luftrettung ist rund um die Uhr unter der Rufnummer 0049-711-70 10 70 in Stuttgart-Flughafen; die Schweizerische Rettungsflugwacht REGA unter der Rufnummer 0041-1-383 11 11 in Zürich erreichbar. Beachten Sie aber, daß Krankenrücktransporte von der gesetzlichen Krankenkasse nicht bezahlt werden; eine Kostenregulierung ist durch eine Auslandsreise-Krankenversicherung abzudecken.

DEUTSCH-SPRECHENDE ÄRZTE IN MAROKKO

Agadir
Dr. med. Mouloud Akerbib (Allgemeinmedizin), 8, rue Souk El Had, Q. J., Tel.: (08) 2 31 566

Casablanca
Dr. med. Mustapha Hadjihalilovic (Allgemeinmedizin), 47, Avenue Hassan II., Tel.: 27 49 98

Prof. Dr. med. Mohamed Elorhaqui (Stoffwechselkrankheiten), 15, rue Reitzer,
Tel.: (02) 27 72 51, 26 57 71

Fès
Ute Pech-Oussadden,
Dr. med. Abdelmalek Oussadden (Gynäkologie), Clinique Zalagh, 15, Rue Mohamed Diouri, Tel.: (06) 2 29 511

Marakech
Dr. med. Gertrud Michaelis (Allgemeinmedizin), 7, rue Ibn, Sina Gueliz
Tel.: nicht gemeldet

Nador
Frau Herta Sidali (Apotheke), Pharmacie Centrale, 26 b, Rue Al Kaissaria, Tel.: (060) 26 971

Rabat
Dr. med. Boubker Allioua (Gynäkologie), 29, Rue Patrice Lumumba, Tel.: (07) 3 43 822

Dr. med. Hilda Dalinger-Allioua (Kinderheilkunde), 10, Zankat Youssef Ben Tachfine,
Tel.: (07) 6 07 404

Dr. med. dent. Ghita Kabbage (Zahnmedizin), 19, rue Benzerte, Tel.: (07) 6 03 885

Dr. med. dent. Thon Tat Ngo (Zahnmedizin), 2, rue Moulay Slimane, Tel.: (07) 6 96 041

Salé
Dr. med. Moystad (Chirurgie), Clinique Beauséjour, Rue de la Gare, Tel.: (07) 8 06 672

Dr. med. Nour-Eddine Zine-Eddine (Allgemeinmedizin), 874, Rue Gharnata, Charia Hassan El Ouazzani, Hay Essalam - Secteur 3, Tel.: (07) 8 81 491

Tanger
Dr. med. Emfadal Stitou (Innere Medizin), 20, Rue duPrince Héritier, Tel.: (09) 3 43 394

KONSULARISCHE HILFEN

Es wird immer zunächst die telefonische Kontaktaufnahme empfohlen.

Materielle Hilfe wird in der Regel gewährt, wenn die Notlage auf andere Weise nicht behoben werden kann.

Arzt-, Medikamenten- und Krankenhauskosten können unter bestimmten strengen Bedingungen nach Unfällen und akuten Erkrankungen im Notfall als finanzielle Überbrückungshilfe von den Konsulaten verauslagt werden.

Informationshilfen können ggf. auch von den örtlichen Lufthansa-Büros gegeben werden:
Casablanca, 02-33 96 88
Tanger, 09-3 96 45

Bundesrepublik Deutschland

Botschaft
Rabat, 7, Zankat Madnine, Tel.: (07) 6 96 62, 6 96 97, 6 96 85, 6 83 75, 6 84 15

Generalkonsulate
Casablanca, 42, Avenue des Forces de l'Armée Royale, Tel.: (02) 31 48 72, 31 48 74, 31 43 27

Vizekonsulat
Tanger, Tel.: (09) 38 70 00

Österreich

Botschaft
Rabat, 2 Zankat Tiddas, Tel.: (07) 6 40 03, 6 16 98

Honorarkonsulat
Casablanca,
Tel.: (09) 22 10 83, 22 32 82, 26 69 04

Schweiz

Botschaft
Rabat, Square de Berkane, Tel.: (07) 6 69 74, 6 75 12

Generalkonsulat
Casablanca, 79 Avenue Hassan II., Tel.: (02) 26 02 11, 27 02 15

MAURITIUS [englisch]

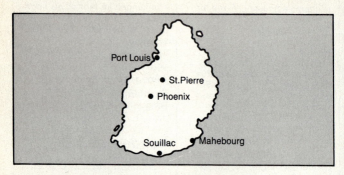

VOR DER REISE

Schutzimpfungen werden im internationalen Reiseverkehr nach den WHO-Bestimmungen von Mauritius verlangt; und zwar Malariaschutz ist ganzjährig für das gesamte Land vorgeschrieben. Es ist daher auf jeden Fall eine Woche vor der Reise mit der Malariaprophylaxe zu beginnen. Impfungen gegen Gelbfieber sind zwingend für Reisende, die sich innerhalb der letzten 12 Monate vor ihrer Ankunft auf Mauritius in Infektionsgebieten in Afrika oder Südamerika aufgehalten haben. Die Impfungen werden in der Bundesrepublik Deutschland von Gelbfieberimpfstellen durchgeführt.
Bitte den Abschluß einer Auslandsreise-Krankenversicherung beachten (siehe auch S. 14).

NOTRUF UND RETTUNGSWACHT

In Port Louis auf Mauritius gibt es die einheitliche Notruf-Nummer 999 für Polizei, Feuerwehr, Notarzt und Krankenwagen.
Für die übrigen Orte auf Mauritius gilt die Notrufnummer 9999. Deutsche Zentrale für Luftrettung, DRK-Flugdienst und Schweizerische Rettungsflugwacht REGA siehe S. 23ff.

DEUTSCH-SPRECHENDER ARZT AUF MAURITIUS

Port Louis
Dr. med. Jean-Claude Lan Cheong Wah (Kinderheilkunde), 75, Sir Seewoosagur Ramgoolam Street, Tel.: 08 16 67

KONSULARISCHE HILFEN

In allen Notfällen können Überbrückungshilfen von den Konsulaten verauslagt werden.

Bundesrepublik Deutschland

**Honorargeneralkonsulat
Port Louis**, 60, Desforges Street, Tel.: (08) 2 06 66

Österreich

**Honorarkonsulat
Port Louis**, c/o Rogers & Co. ltd., Rogers House, 5 President John Kennedy Str., Tel.: (08) 68 01

Schweiz

Honorarkonsulat Port Louis, 2 Jules Koenig, Tel.: (08) 8 87 63

MEXIKO [spanisch]

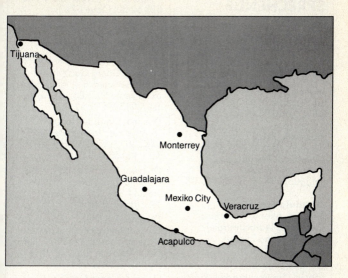

VOR DER REISE

Schutzimpfungen werden im internationalen Reiseverkehr nach den WHO-Bestimmungen von Mexiko verlangt; und zwar Malariaschutz ist ganzjährig für viele Gebiete vorgeschrieben. Es ist daher auf jeden Fall eine Woche vor der Reise mit der Malariaprophylaxe zu beginnen. Impfungen gegen Gelbfieber sind zwingend für Reisende, die sich innerhalb der letzten 6 Monate vor ihrer Ankunft in Mexiko in Infektionsgebieten in Afrika oder Südamerika aufgehalten haben. Die Impfungen werden in der Bundesrepublik Deutschland von Gelbfieberimpfstellen durchgeführt.

Diarrhoe (Reisedurchfall) ist bei Reisen in heiße Länder ein besonderes Risiko in den ersten Tagen, solange die Gewöhnung des Reisenden an die veränderten Klima- und Lebensumstände nicht erfolgt ist. Strikte Eßdisziplin ist die beste Vorsichtsmaßnahme.

Bei Aufenthalten in Mexiko gewähren die gesetzlichen Krankenkassen keine „Leistungsaushilfen". Mit Mexiko besteht kein Abkommen über soziale Sicherheit. Vor der Reise ist es daher empfehlenswert, eine Auslandsreise-Krankenversicherung abzuschließen, um ggf. auch die Risiken eines Kranken-Rücktransportes abzudecken.

NOTRUF UND RETTUNGSWACHT

In Mexiko gibt es landesweit die einheitliche Notruf-Nummer 08 für Polizei; Feuerwehr, Notarzt und Krankenwagen erreicht man unter 06.

Die Deutsche Rettungsflugwacht/ Deutsche Zentrale für Luftrettung ist rund um die Uhr unter der Rufnummer 9849-711- 70 10 70 in Stuttgart-Flughafen; die Schweizerische Rettungsflugwacht REGA unter der Rufnummer 9841- 1-383 11 11 in Zürich erreichbar.

DEUTSCH-SPRECHENDE ÄRZTE IN MEXIKO

Acapulco, GRO
Dr. med. Rogelia Lopez de Alsmann (Hautkrankheiten), Edificio Abed, Costera M. Aleman 211 4° piso, Tel.: (0748) 2 68 15

Bosques de las Lomas
Dr. med. dent. Ralf G. Müller (Zahnmedizin), Bosque de Duraznos 69-001,
Tel.: (05) 596 09 59, 596 59 08

Guadalajara
Dr. med. Alfonso Alcántara Guzman (Neurochirurgie), Manuel Acuna 2545-A,
Tel.: (036) 30 21 81

Dr. med. Francisco Garcia Maciel (Neurochirurgie), Ruben Dario 662, Tel.: (036) 41 13 36, 42 04 92

Dr. med. Siegfried Korkowski Naumann (Innere Medizin), Munguia 70, Tel.: (036) 25 08 76

Dr. med. Jaime Aceves Salmón (Gynäkologie), Venezuela, 294 Tel.: (036) 26 24 00, 25 71 07

Dr. med. dent. Rainer Spiess (Zahnmedizin), Av. Beethoven, Tel.: (036) 51 04-2

Mazatlan
Dr. med. Jose Castillo Fisher (Allgemeinmedizin), Angel Flores Ote. 88, Sinaloa,
Tel.: (0678) 1 23 56

Dr. med. Naval Pablo Tarcicio Uribe (Allgemeinmedizin), Ave. Camaron Sabalo y R. T. Loaiza Local 24, Zona Dorada, Sinaloa, Tel.: (0678) 4 29 98

Mexico City
Dr. med. Enrique Behn-Eschenburg (Innere Medizin), Av. Augusto Rodin 185-302,
Tel.: (05) 563 70 00

Dr. med. Paul Clever (Allgemeinmedizin), Radio VIP: 533 62 20, Clave L 763,
Tel.: (05) 551 13 39

Dr. med. Kurt Ellinghaus (HNO), Eugenio Sue 355,
Tel.: (05) 545 49 29, 545 70 60

Dr. med. Georg Gartz (Allgemeinmedizin), Rio Madeira Poniente 507, Col. del Valle,
Tel.: (083) 35 02 52

Dr. med. Gerardo Heinze (Psychiatrie), Insurgentes Sur 1783-102, Col. Guadalupe Inn.,
Tel.: (05) 534 68 28

Dr. med. dent. Alejandro Hellemann (Zahnmedizin), Providencia 334-306, Col. del Valle,
Tel.: (05) 523 55 40

Dr. med. Eduardo Holschneider (Orthopädie), Hospital Mocel, 2° piso, Consultorio 213, Calle Gelati 29, Tel.: (05) 277 31 11 App. 173, 519 96 14

Dr. med. Gerda Iwersen (Kinderheilkunde), Calle Oso 127-206, Col. del Valle, Tel.: (05) 524 85 63

Dr. med. Roberto Kretschmer (Kinderheilkunde), Prado Sur 290, Lomas de Chapultepec,
Tel.: (05) 540 30 70

Dr. med. Miguel Neuhaus (Allgemeinmedizin), Sierra Leona 345, Lomas de Chapultepec, Tel.: (05) 540 23 76, 520 19 64

Dr. med. Roberto Richheimer Wohlmuth (Kinderheilkunde), Torre de Consultorios, Hospital ABC, Sur 136,
Tel.: (05) 272 27 24

Dr. med. dent. Walter Schwedhelm (Zahnmedizin), Ignacio Esteva 19, Col. Tacubaya,
Tel.: (05) 515 16 46, 515 14 50

Dr. med. Juan Semo, Assistencia Medica Internacional (Allgemeinmedizin), Shakespeare 30-6, Tel.: (05) 254 77 77

Dr. med. Pablo Steimle (Allgemeinmedizin, Chirurgie), Alabama 15,
Tel.: (05) 523 32 16, 536 67 71

Dr. med. Alexander Veerkamp (Orthopädie, Unfallchirurgie), Durango 33-61, Col. Roma, Tel.: (05) 514 71 00, 595 71 47

Dr. med. Carlos Walther (Gynäkologie), Hospital Inglés, Sur 36, 201, Torre Medico, 307, Tel.: (05) 272 33 92, 272 33 36

89000 Tampico
Beneficencia Espanola (Allgemeinmedizin), Avenida de Dalgo 3909,
Tel.: (0121) 13 17 84, 13 20 91

22420 Tijuana, B.C.
Dr. med. Raul Ahumada (Hautkrankheiten), Blvd. Agua Caliente 4558, Suite 1303 Torres de Agua Caliente,
Tel.: (0668) 86 54 062

Dr. med. Franzisco Contreras (Chirurgie), Hospital Ernesto Contreras, Paseo Playas de Tijuana 1-A,
Tel.: (0668) 80 18 501

Dr. med. Juan Fuentes (Allgemeinmedizin), Blvd. Agua Caliente 1386,
Tel.: (0668) 86 14 633

Dr. med. Abel Mellado (Radiologie), Cascada 21, Playasde Tijuana, Tel.: (80 19 274

KONSULARISCHE HILFEN

Materielle Hilfe wird in der Regel gewährt, wenn die Notlage auf andere Weise nicht behoben werden kann.
Arzt-, Medikamenten- und Krankenhauskosten können unter bestimmten strengen Bedingungen nach Unfällen und akuten Erkrankungen im Notfall als finanzielle Überbrückungshilfe von den Konsulaten verauslagt werden.
Informationshilfen können ggf. auch von den örtlichen Lufthansa-Büros gegeben werden:
Guadalajara, 036-16 31 75,
Mexico City, 05-571 27 02

Bundesrepublik Deutschland

Botschaft
Mexico City, Calle Lord Byron 737, Col. Polanco Chapultepec, Tel.: (05) 545 66 55/59

Honorarkonsulate
Cancun,
Tel.: (0988) 3 02 00, 3 18 38
Guadalajara,
Tel.: (036) 13 14 14, 13 26 09, 13 96 23

Mazatlán, Tel.: (0678) 2 38 78, 2 28 09, 1 20 77

Mérida, Tel.: (0992) 1 21 77

Monterrey, Tel.: (083) 51 37 37

Tampico, Tel.: (0121) 298 17, 297 84

Tijuana, Tel.: (0668) 85 52 15, 85 69 50

Veracruz, Tel.: (0293) 38 03 67, 38 05 99, 38 06 43

Österreich

Botschaft
Mexico City, Campos Eliseos 305, Col. Polanco,
Tel. (05) 5 40 34 15

Honorarkonsulate
Acapulco, Tel.: (0748) 2 2166, 3 29 79
Guadalajara,
Tel.: (036) 23 05 11, 23 07 57
Monterrey, Tel.: (083) 56 90 15
Tijuana, Tel.: (066) 86 36 55

Schweiz

Botschaft
Mexico City, Calle Hamburgo 66-4°, Tel.: (05) 514 17 27, 514 43 23, 533 07 35/6/7

NAMIBIA

[englisch]

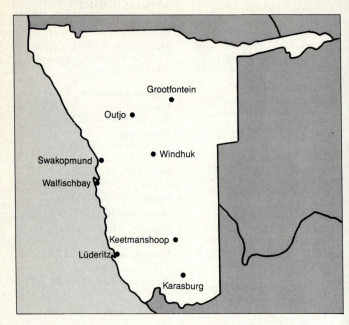

VOR DER REISE

Schutzimpfungen werden im internationalen Reiseverkehr nach den WHO-Bestimmungen von Namibia verlangt; und zwar Malariaschutz ist in der Zeit von November bis Mai im Ovamboland und im Caprivizipfel erforderlich. Es besteht auch Chloroquinresistenz. Es ist daher auf jeden Fall eine Woche vor der Reise mit der Malariaprophylaxe zu beginnen. Die Konsultation des Hausarztes vor der Reise ist erforderlich.

Impfungen gegen Gelbfieber sind zwingend für Reisende, die sich innerhalb der letzten 6 Tage vor ihrer Ankunft in Namibia in Infektionsgebieten in Afrika oder Südamerika aufgehalten haben. In Namibia ist ganzjährig überwiegend mit heißen Klimawerten zu rechnen. Klimaangepaßtes Verhalten ist also nicht außer acht zu lassen.

Bei Aufenthalten in Namibia gewähren die gesetzlichen Krankenkassen keine „Leistungsaushilfen". Vor der Reise ist es daher empfehlenswert, eine Auslandsreise-Krankenversicherung abzuschließen; um auch weitere Risiken, wie z. B. mögliche Krankenrücktransportkosten abzudecken.

NOTRUF UND RETTUNGSWACHT

In Namibia gibt es eine einheitliche Notrufnummer 10111 für die Polizei. Die Rufnummern für Feuerwehr, Notarzt usw. sind von Ort zu Ort unterschiedlich und müssen jeweils den Telefonbüchern entnommen werden. Folgende Ambulanzen/Krankenhäuser (auch deutschsprechend) sind erreichbar:

Aranos, 06642-27
Gobabis, 0681-29 69 / 29 40
Grootfontein, 06731-21 41
Karasburg, 06342-28 / 167
Keetmanshoop, 0631-33 88
Lüderitz, 06331-22 66 / 24 46
Maltahöhe, 06632-27
Mariental, 0661-23 03 / 20 92
Okahandja, 06221-27 39
Omaruru, 062232-51 / 37
Oshakati, 06752-9
Otjiwarongo, 0651-24 91
Outjo, 06542-44 / 250
Rehoboth, 06271-32 10
Rundu, 067372-25
Swakopmund, 0641-57 31
Tsumeb, 0671-30 01
Usakos, 062242-13 / 67
Windhoek, 061-203 91 11

Die Deutsche Rettungsflugwacht/Deutsche Zentrale für Luftrettung ist rund um die Uhr unter der Rufnummer 0949-711-70 10 70 in Stuttgart-Flughafen erreichbar.

DEUTSCH-SPRECHENDE ÄRZTE IN NAMIBIA

Swakopmund 9000
Dr. med. dent. M. Dreyer (Zahnmedizin), Bismarckzentrum,
Tel.: (0641) 58 340

Frau Dr. med. H. Ganschow (Gynäkologie),
Tel.: (0641) 5 20 01

Dr. med. R. Moesel (Allgemeinmedizin), Tel.: (0641) 5 20 01

Windhoek 9000
Dr. med. L. Burger (Radiologie), SWA-MED-Zentrum,
Tel.: (061) 37 54 73

Dr. med. dent. J. Munz (Zahnmedizin), Carl List Gebäude 404, Tel.: (061) 3 65 204

Dr. med. Rohn (Allgemeinmedizin), 6 Slater Street, Tel.: (061) 22 86 26

Dr. med. S. Rüdiger (Allgemeinmedizin), Catholic Hospital, Tel.: (061) 3 55 533

Dr. med. dent. M. Schier (Zahnmedizin), Atlantik House, Tel.: (061) 22 87 43

Dr. med. G. Scholtz (Allgemeinmedizin), SWA-MED-Building, Tel.: (061) 22 29 02

Dr. med. W. Tanneberger (Gynäkologie), SWA-MED-Building 17, Tel.: (061) 33 30 11

Dr. med. M. Weimann (Allgemeinmedizin), SWA-MED-Building 22, Tel.: (061) 22 24 48

KONSULARISCHE HILFEN

Arzt-, Medikamenten- und Krankenhauskosten können unter bestimmten strengen Bedingungen nach Unfällen und akuten Erkrankungen im Notfall als finanzielle Überbrückungshilfe von den Konsulaten verauslagt werden. Informationshilfen können ggf. auch vom örtlichen Lufthansa-Büro gegeben werden:
Windhoek, 061-22 66 62

Bundesrepublik Deutschland

Botschaft
Windhoek 9000, Uhlandstraße 11, Tel.: (061)22 92 17

Österreich

Generalkonsulat
Windhoek 9000, von Eckenbrecher Street 10,
Tel.: (061) 22 23 59

Schweiz

keine Botschaft, wird noch durch das Konsulat in Kapstadt/Südafrika vertreten, Tel. 0027-21-26 10 40

NEPAL [englisch]

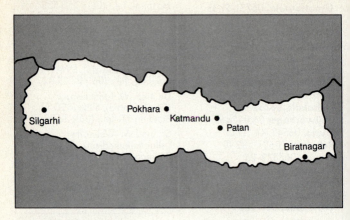

VOR DER REISE

Schutzimpfungen werden im internationalen Reiseverkehr nach den WHO-Bestimmungen von Nepal verlangt; und zwar
Malariaschutz ist ganzjährig erforderlich für die ländlichen Gebiete der Terai Distrikte (einschl. der bewaldeten Gebiete und Vorberge) von Bara, Dhanukha, Kapilvastu, Mahotari, Parsa, Rautahat, Rupendehi, Sarlahi und besonders entlang der indischen Grenze. Es ist auf jeden Fall eine Woche vor der Reise mit der Malariaprophylaxe zu beginnen. Mit einer Chloroquin-Resistenz ist zu rechnen.

Eine Impfung gegen Gelbfieber ist zwingend vorgeschrieben für Reisende, die sich innerhalb der letzten 6 Tage in Infektionsgebieten in Afrika oder Südamerika aufgehalten haben; ausgenommen sind lediglich Transitreisende, die den Flughafen in Nepal nicht verlassen.

Diarrhoe (Reisedurchfall) ist bei Reisen in heiße Länder ein besonderes Risiko in den ersten Tagen, solange die Gewöhnung des Reisenden an die veränderten Klima- und Lebensumstände noch nicht erfolgt ist. Strenge Eßdisziplin und strikte Hygiene sind die besten Vorsichtsmaßnahmen.

Bei Aufenthalten in Nepal gewähren die gesetzlichen Krankenkassen keine "Leistungsaushilfen". Es wird daher empfohlen, vor der Reise eine Auslandsreise-Krankenversicherung abzuschließen, um auch Risiken der möglichen Hubschrauberbergung und Krankenrücktransportkosten abzudecken.

Auslandsreise-Krankenversicherungen übernehmen jedoch keine Kosten, wenn

a) die Behandlung im Ausland ein Grund der Auslandsreise war,

b) die Behandlung bereits vor der Reise begonnen wurde,

c) die Behandlung innerhalb der Zeit einer Auslandsbeschäftigung liegt oder

d) die Leistungen von Ihrer gesetzlichen Krankenversicherung zu tragen sind.

Im Vergleich zu den Gesamtkosten einer Reise sind die entsprechenden Beiträge unbedeutend.

Insbesondere die Trekking-Urlauber sollten sich bei der Botschaft registrieren lassen, da Deutschland bei nötigen Bergungen nicht in Vorleistung tritt und damit erst begonnen wird, wenn die Kostenfrage abgeklärt ist.

NOTRUF UND RETTUNGSWACHT

In Nepal gibt es keine einheitlichen Notrufnummern. Man erreicht in Kathmandu die Feuerwehr unter 22 11 77, in Patan unter 52 11 11.

Erreichbar sind in Deutschland Tag und Nacht der ADAC-Notruf unter 0049 - 89 - 22 22 22 und der AvD-Notruf Frankfurt/Main unter 0049 - 69 - 66 06 300.

Die Notruf-Stationen sorgen nötigenfalls auch für Hilfen der Rettungsflugwacht. Die Deutsche Rettungsflugwacht/Deutsche Zentrale für Luftrettung ist rund um die Uhr unter der Rufnummer 0049 - 711 - 70 10 70 in Stuttgart Flughafen; die Schweizerische Rettungsflugwacht REGA unter der Nummer 0041 - 1 -383 11 11 in Zürich erreichbar.

DEUTSCH-SPRECHENDE ÄRZTE IN NEPAL

Kathmandu

Dr. med. Michael Frank (Allgemeinmedizin), BIR-Hospital, Tel.: (01) 211 11 99, 215 27 25, 223 80 70

Dr. med. Basanta Lall Shrestha (Allgemein- und Tropenmedizin), Chetrapati, Tel.: (01) 220 43 21

Patan

Dr. med. Silvia Scholz (Gynäkologie), Patan Hospital, Tel.: 521 55 34, 522 28 61,

Dr. med. Shanker P. Suri (Kinderarzt), Hargan's Nursing Home, Jawalakhel, Tel.: 523 02 04

KONSULARISCHE HILFEN

Es wird immer zunächst die telefonische Kontaktaufnahme empfohlen.

Materielle Hilfe wird in der Regel gewährt, wenn die Notlage auf andere Weise nicht behoben werden kann.

Arzt-, Medikamenten- und Krankenhauskosten können unter bestimmten strengen Bedingungen nach Unfällen und akuten Erkrankungen im Notfall als finanzielle Überbrückungshilfe verauslagt werden.

Bundesrepublik Deutschland

Botschaft

Kathmandu, Kanti Path, Kingsway, Tel.: (01) 22 17 30, 22 17 63, 22 29 02

Österreich

Honorarkonsulat

Kathmandu, „Kupondole" Patan beim Summit-Hotel, Tel.: (01) 52 14 25

Schweiz

Die Schweiz wird durch die Botschaft in Neu Delhi, Indien vertreten.

NEUSEELAND [englisch]

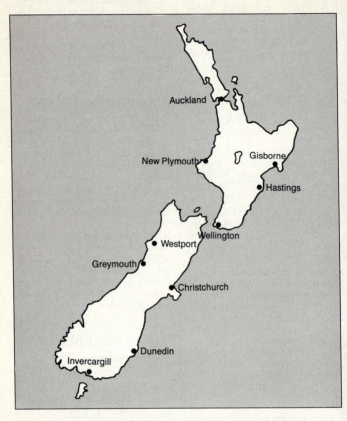

VOR DER REISE

Schutzimpfungen werden im internationalen Reiseverkehr nach den WHO-Bestimmungen von Neuseeland nicht verlangt. Besondere Gesundheitsrisiken bestehen nicht.

Mit Neuseeland besteht kein Abkommen über soziale Sicherheit. Von Ihrer gesetzlichen Krankenkasse können Sie sich den Auslandskrankenschein (Anspruchsbescheinigung E 111) ausstellen lassen. Risiken möglicher Krankenrücktransportkosten sind durch eine Auslandsreise-Krankenversicherung abzudecken.

Auslandsreise - Krankenversicherungen übernehmen jedoch keine Kosten, wenn
a) die Behandlung im Ausland ein Grund der Auslandsreise war,
b) die Behandlung bereits vor der Reise begonnen wurde,
c) die Behandlung innerhalb der Zeit einer Auslandsbeschäftigung liegt oder
d) die Leistungen von Ihrer gesetzlichen Krankenversicherung zu tragen sind.

Im Vergleich zu den Gesamtkosten einer Reise sind die entsprechenden Beiträge unbedeutend.

NOTRUF UND RETTUNGSWACHT

In Neuseeland gibt es landesweit die einheitliche Notruf-Nummer 111 für Polizei, Feuerwehr, Notarzt und Krankenwagen. Außerdem haben viele Krankenhäuser einen Tag- und Nacht-Notfalldienst, der in extremen Notfällen immer in Anspruch genommen werden kann.

Darüberhinaus sind in Deutschland Tag und Nacht der ADAC-Notruf München (0049-89-22 22 22) und der AvD-Notruf Frankfurt/Main (0049-69-66 06 300) erreichbar.

Die Notrufstationen sorgen ggf. auch für Hilfen der Rettungswacht. Die Deutsche Rettungsflugwacht/Deutsche Zentrale für Luftrettung ist rund um die Uhr unter der Rufnummer 0049-711-70 10 70 in Stuttgart-Flughafen; die Schweizerische Rettungsflugwacht REGA unter der Rufnummer 0041-1-383 11 11 in Zürich erreichbar.

DEUTSCH-SPRECHENDE ÄRZTE IN NEUSEELAND

Rarotonga / Cook Islands
Dr. med. Horst Runge (Allgemeinmedizin), General Hospital
Tel.: nicht gemeldet

Wellington / Neuseeland
Dr. med. E. Philipp (Allgemeinmedizin), St. Johns House, 99 The Terrace, Tel.: (04) 73 75 711

Dr. med. O. L. Winter (Allgemeinmedizin), 179 The Terrace, Tel.: (04) 72 85 274

KONSULARISCHE HILFEN

Es wird immer zunächst die telefonische Kontaktaufnahme empfohlen.

Materielle Hilfe wird in der Regel gewährt, wenn die Notlage auf andere Weise nicht behoben werden kann; dies gilt auch für den Nachweis ärztlicher und klinischer Hilfen.

Arzt-, Medikamenten- und Krankenhauskosten können unter bestimmten strengen Bedingungen nach Unfällen und akuten Erkrankungen im Notfall als finanzielle Überbrückungshilfe von den Konsulaten verauslagt werden.

Bundesrepublik Deutschland

Botschaft
Wellington, 90-92 Hobson Street, Thorndon,
Tel.: (04) 73 60 63/634

Honorarkonsulate
Auckland, Tel.: (09) 77 34 60
Christchurch, Tel.: (03) 79 31 93

Österreich

Honorargeneralkonsulat
Wellington, 18th Floor, Pastoral House, 23 The Terrace,
Tel.: (04) 72 40 99

Honorarkonsulat
Auckland, Tel.: (09) 54 54 57

Schweiz

Botschaft
Wellington, 22-24 Panama Street, 7th Floor,
Tel.: (04) 72 15 93/4

NICARAGUA [spanisch]

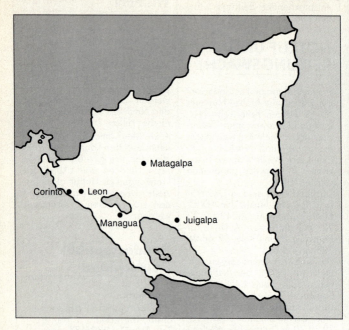

VOR DER REISE

Schutzimpfungen werden im internationalen Reiseverkehr nach den WHO-Bestimmungen von Nicaragua verlangt; und zwar Malariaschutz ist in der Zeit von Juni bis Dezember für alle ländlichen Gebiete sowie für die Außenbezirke der Städte Bluefields, Bonanza, Chinandega, León, Puerto Cabeza, Rosita und Siuna erforderlich. Es ist auf jeden Fall eine Woche vor der Reise mit der Malariaprophylaxe zu beginnen. Eine Impfung gegen Gelbfieber ist vorgeschrieben für Reisende, die sich innerhalb der letzten 6 Tage in Infektionsgebieten in Afrika oder Südamerika aufgehalten haben. Ausgenommen sind lediglich Transitreisende, die den Flughafen in Nicaragua nicht verlassen sowie Kinder unter einem Jahr.

Bei Aufenthalten in Nicaragua gewähren die gesetzlichen Krankenkassen keine „Leistungsaushilfen". Es wird daher empfohlen, vor der Reise eine Auslandsreise-Krankenversicherung abzuschließen, um auch Risiken möglicher Krankenrücktransportkosten abzudecken.

NOTRUF UND RETTUNGSWACHT

In Nicaragua gibt es landesweit keine einheitlichen Notrufnummern. In Managua gelten 74040 für Polizei, 22410 für Feuerwehr und 51761 für Krankenwagen. Erreichbar sind in Deutschland Tag und Nacht der ADAC-Notruf unter 0049 - 89 - 22 22 22 und der AvD-Notruf Frankfurt/Main unter 0049 - 69 - 66 06 300.

Die Notruf-Stationen sorgen nötigenfalls auch für Hilfen der Rettungswacht. Die Deutsche Rettungsflugwacht/Deutsche Zentrale für Luftrettung ist rund um die Uhr unter der Rufnummer 0049 - 711 - 70 10 70 in Stuttgart Flughafen; die Schweizerische Rettungsflugwacht REGA unter der Rufnummer 0041-1-383 11 11 in Zürich erreichbar.

DEUTSCH-SPRECHENDE ÄRZTE IN NICARAGUA

Managua

Hospital Aleman „Karl Marx" (Allgemeinmedizin), Carretera Norte, de la Siemens SA 2 1/2 cuadr. al sur, Tel.: (02) 40 70 10/ 43 09 99

Dr. med. Irina Bluemel (Innere Medizin), Carretera Sur km 8.5 (Embajada Alemana), Tel.: (02) 58 34 32 / 58 27 40 / 58 23 71

Dr. med. Klaus Lüttje (Allgemeinmedizin), Frente a Loteria Popular, Camino de Oriente, Tel.: (02) 66 32 601 / 66 32 866

Dr. med. Hetty Muyzert (Nl.) (Allgemeinmedizin), Reparto Las Colinas, Carretera Masaya km 8, Tel.: (02) 74 50 61

Dr. med. Carlos Vanzetti-Fuchs (Neurochirurgie), Lenin Fonseca, Reparto Las Brisas, Tel.: (02) 66 65 411, -456, -469, -473, -482-, 490, -503, -517

Dr. med. Jaime Villavicencio (Innere Medizin), Centro Diagnostico Clinico, Barrio Bolonia, Tel.: (02) 70 56 81 / 23 05 43

Esteli

Dr. med. Ursula Weibler (Allgemeinmedizin), Centro de Salud Ocotal / Hospital, Tel.: nicht gemeldet

Siúna

Dr. med. Klaus Helber (Allgemeinmedizin), Centro de Salud de Siúna, Tel.: nicht gemeldet

KONSULARISCHE HILFEN

Es wird immer zunächst die telefonische Kontaktaufnahme empfohlen.

Materielle Hilfe wird in der Regel gewährt, wenn die Notlage auf andere Weise nicht behoben werden kann.

Arzt-, Medikamenten- und Krankenhauskosten können unter bestimmten strengen Bedingungen nach Unfällen und akuten Erkrankungen im Notfall als finanzielle Überbrückungshilfe verauslagt werden.

Bundesrepublik Deutschland

Botschaft
Managua, Bolonia, de la Plaza Espana, 2 cuadras al Norte (contiguo a la Optica Nicaragüense), Tel.: (02) 2 50 26, 2 54 92, 2 33 43

Honorarkonsulat
Corinto, Tel.: 416

Österreich

Honorarkonsulat
Managua, Büro des Rates für techn. Zus.-Arbeit d. Botschaft Mexico, Tel.: (02) 7 05 67

Schweiz

Honorarkonsulat
Managua, Tel.: (02) 7 41 73

NIEDERLANDE [niederländisch]

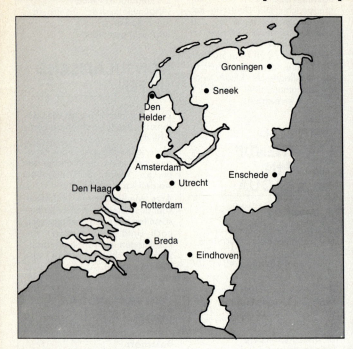

VOR DER REISE

Schutzimpfungen werden im internationalen Reiseverkehr nach den WHO-Bestimmungen von den Niederlanden nicht verlangt. Besondere Gesundheitsrisiken bestehen nicht.

Sollten aufgrund des Gesundheitszustandes Zweifel an der Reisefähigkeit bestehen, ist immer der Hausarzt vorher zu konsultieren.

Von Ihrer gesetzlichen Krankenkasse können Sie sich den Auslandskrankenschein (Anspruchsbescheinigung E 111) ausstellen lassen. Der Vordruck E 111 sollte doppelt ausgestellt werden, und zwar ggf. für den behandelnden Arzt und für die Apotheke. Die Inanspruchnahme allgemeinärztlicher Leistungen ist kostenlos, wenn ein Vertragsarzt des ANOZ (Ziekenfonds) konsultiert wird. Eigenbeteiligungen sind notwendig bei fachärztlichen Behandlungen und Medikamenten. Risiken möglicher Krankenrücktransportkosten sind durch eine Auslandsreise-Krankenversicherung abzudecken.

NOTRUF UND RETTUNGSWACHT

In den Niederlanden gibt es landesweit die einheitliche Notruf-Nummer 0611. Außerdem haben Krankenhäuser einen Tag- und Nacht-Notfalldienst, der in extremen Notfällen immer in Anspruch genommen werden kann.

Darüberhinaus sind in Deutschland Tag und Nacht der ADAC-Notruf München (0949-89-22 22 22) und der AvD-Notruf Frankfurt/Main (0949-69-66 06 300) erreichbar.

Die Notrufstationen sorgen ggf. auch für Hilfen der Rettungswacht. Die Deutsche Rettungsflugwacht/Deutsche Zentrale für Luftrettung ist rund um die Uhr unter der Rufnummer 0949-711-70 10 70 in Stuttgart-Flughafen; die Schweizerische Rettungsflugwacht REGA unter der Rufnummer 0941-1-383 11 11 in Zürich erreichbar.

DEUTSCH-SPRECHENDE ÄRZTE IN DEN NIEDERLANDEN

Nach den uns vorliegenden Informationen sprechen die Ärzte in den Niederlanden überwiegend deutsch. Die folgenden Anschriften sind daher nur eine kleine gegengeprüfte Auswahl.

1071 Amsterdam
Dr. med. de Cler (Allgemeinmedizin), de Lairessestraat 52, Tel.: (020) 73 48 294

Dr. med. Verhoeff (Allgemeinmedizin), de Lairesestraat 166/hs, Tel.: (020) 66 21 888

1105 Amsterdam
Dr. med. Herman Kramer (Allgemeinmedizin), Oudezijds Voorburgwal 151, Tel.: (020) 22 74 711

2517 Den Haag
Keemink (Physiotherapie), Mimosastrat 4, Kijkduin, Tel.: (070) 68 89 57

2517 Den Haag
Dr. med. J. H. Beyer (Kardiologie), Bonovo-Nebo-Ziekenhuis, Tel.: (070) 12 43 65

Van Egmont (Physiotherapie), Ruigrok, Van Alkemadelaan 356, Tel.: (070) 24 34 70

Frau Dr. med. B. C. van Erp-Rattunde (Allgemeinmedizin), Waldeck Pyrmontkade 896, Tel.: (070) 46 35 372

Dr. med. B. E. Glasenburg (HNO), Bronvo-Nebo-Ziekenhuis, Tel.: (070) 12 44 081

Dr. med. de Groot (Allgemeinmedizin), Kapelweg 2, Tel.: (07) 55 41 19

Frau Dr. med. J. P. Holm (Gynäkologie), Statenslaan 29, Tel.: (070) 52 00 593

Dr. med. Kauer (Urologie), Ziekenhuis Bronovo, Bronovolaan 5, Tel.: (070) 12 41 362

Dr. med. A. Notowicz (Dermatologie), Westeinde Ziekenhuis, Lijnbaan 32, Tel.: (070) 88 93 93

Dr. med. W. B. van Oostrum (Orthopädie), Bronvo-Nebo-Ziekenhuis, Tel.: (070) 12 41 411

Dr. med. H. P. Sleeboom (Innere Medizin), Ziekenhuis Leyenburg, Leyweg 275, Tel.: (070) 59 23 00

Dr. med. Sanders (Orthopädie), Westeinde Ziekenhuis, Lijnbaan 32, Tel.: (070) 88 93 93

Dr. med. dent. F. W. B. Sonneveld (Zahnmedizin), Stadhouserslaan 10, Tel.: (070) 46 86 804

Dr. med. Waalkens, Rot-Kreuz-Krankenhaus, Sportlaan 600, Tel.: (070) 60 80 688

2518 Den Haag
Haagse Tandartsen-Praktijk (Zahnmedizin), Anna Paulownastraat 103, Tel.: (070) 65 46 46

2545 Den Haag
Dr. med. H. J. Rhee (Dermatologie), Ziekenhuis Leyenburg, Leyweg 275, Tel.: (070) 59 25 32

Dr. med. Rijntjes (HNO), Ziekenhuis Leyenburg, Leyweg 275, Tel.: (070) 59 26 024

Dr. med. A. J. M. Sauter (Orthopädie), Ziekenhuis Leyenburg, Leyweg 275, Tel.: (070) 59 23 93

2564 Den Haag
D.P.C. Feij (Zahnmedizin),
Mient 167, Tel.: (070) 23 07 013

2585 Den Haag
Dr. med. dent. J. E. Weyerman
(Zahnmedizin), van Stolkweg
34, Tel.: (070) 55 27 51

2597 Den Haag
Dr. med. H.G. Smit (Allgemeinmedizin), Maurits de Brouwweg
13, Tel.: (070) 55 61 274

2582 Den Haag
Dr. med. dent. R.R.R. Altman
(Zahnmedizin), Frankenslag
347, Tel.: (070) 52 11 925

3016 Rotterdam
Dr. med. P.E. Sandel
(Allgemeinmedizin), Maasstraat
13, Tel.: (010) 41 22 974

3062 Rotterdam
Dr. med. R.W.M. Buers (Allgemeinmedizin), Voorschoterlaan
58, Tel.: (010) 41 23 946

3181 Rozenburg
Dr. med. Veldhuizen (Allgemeinmedizin), Gladiolenlaan 17,
Tel.: (01819) 12 0192

KONSULARISCHE HILFEN

Es wird immer zunächst die telefonische Kontaktaufnahme empfohlen.
Materielle Hilfe wird in der Regel gewährt, wenn die Notlage auf andere Weise nicht behoben werden kann.
Arzt-, Medikamenten- und Krankenhauskosten können unter bestimmten strengen Bedingungen nach Unfällen und akuten Erkrankungen im Notfall als finanzielle Überbrückungshilfe von den Konsulaten verauslagt werden.
Informationshilfen können ggf. auch vom örtlichen Lufthansa-Büro gegeben werden:
Amsterdam, 020-601 01 03

Bundesrepublik Deutschland

Botschaft
2517 Den Haag, Groot Hertoginnelaan 18-20,
Tel.: (070) 42 06 00

Außenstelle: 3016 Rotterdam
Parklaan 36, Tel.: (010) 4 36 51 33

Generalkonsulat
1007 Amsterdam, de Lairessestraat 172, Tel.: (020) 73 62 45/47, 62 33 94

Honorarkonsulate
5613 Eindhoven,
Tel.: (040) 44 77 25

8901 Leuwarden,
Tel.: (058) 94 84 94

6202 Maastricht,
Tel.: (043) 21 82 02

4380 Vlissingen,
Tel.: (088) 22 65

Österreich

Botschaft
2597 JG Den Haag, van Alkemadelaan 342, 2509 Den Haag,
Tel.: (070) 24 54 70-71-72

Honorargeneralkonsulat
1017 XJ Amsterdam-C,
Weteringschans 106,
Tel.: (020) 26 80 33

Schweiz

Botschaft
2500 GX Den Haag,
Lange Voorhout 42,
Tel.: (070) 64 28 31-2

Generalkonsulate
1007 DB Amsterdam,
Joh. Vermeerstraat 16,
Tel.: (020) 664 42 31, 664 38 11, 664 43 61

3013 AK Rotterdam,
c/o A. Reinstein, Groothandelsgebouw, Stationsplein 45,
Tel.: (010) 413 50 70

NORWEGEN [norwegisch]

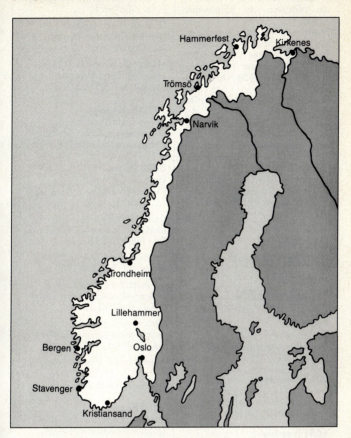

VOR DER REISE

Schutzimpfungen werden im internationalen Reiseverkehr nach den WHO-Bestimmungen von Norwegen nicht verlangt.
Besondere Gesundheitsrisiken bestehen nicht. Mit Norwegen gibt es kein Abkommen über soziale Sicherheit, so daß die Inanspruchnahme ärztlicher Leistungen immer sofort bezahlt werden muß. Denken Sie daher an den Abschluß einer Auslandsreise-Krankenversicherung, um ggf. auch Risiken möglicher Krankenrücktransportkosten abzudecken.

NOTRUF UND RETTUNGSWACHT

In Norwegen gibt es landesweit keine einheitlichen Notruf-Nummern. Für Notarzt und Krankenwagen in Oslo, Bodoe, Bergen und Trondheim gilt die Rufnummer 003; in Süd-Norwegen und

Stavanger die Rufnummer 51700; in Südost-Norwegen 705570; am Nordkap die Rufnummer 72731.
Erreichbar in Deutschland sind Tag und Nacht der ADAC-Notruf München unter 09549-89-22 22 22 und der AvD-Notruf Frankfurt unter 09549-69-66 06 300.
Die Notrufstationen sorgen nötigenfalls auch für Hilfen der Rettungswacht. Die Deutsche Rettungsflugwacht/Deutsche Zentrale für Luftrettung ist rund um die Uhr unter der Rufnummer 09549-711-70 10 70 in Stuttgart-Flughafen; die Schweizerische Rettungsflugwacht REGA unter der Rufnummer 09541-1-383 11 11 in Zürich erreichbar.

DEUTSCH-SPRECHENDE ÄRZTE IN NORWEGEN

9500 Alta
Kommunelege I (Allgemeinmedizin), Alta Helsesenter, Tel.: (084) 34 222

5061 Arendal
Dr. med. Eivind Hannàs (Chirurgie/Urologie), Havneg. 6, Tel.: (041) 21 56 44

6051 Bamble
Dr. med. Magnar Kleiven (Allgemeinmedizin), Bolig Herum Stathelle, Tel.: (03) 97 63 029

9990 Batsfjord
Frau Dr. med. Beate Lupton (Allgemeinmedizin), Batsfjord Helsesenter, Tel.: (085) 83 11 61

5024 Bergen
Dr. med. Svein Asting (Allgemeinmedizin), Strandg. 6, Tel.: (05) 31 07 306

Dr. med. Stein Blomberg (Allgemeinmedizin), Osbygget OS, Tel.: (05) 30 00 981

Dr. med. Trond Hatlebrokke (Allgemeinmedizin), Nygardsg. 8, Tel.: (05) 96 10 154

Dr. med. Berge Tveiten (Augenheilkunde), Markev. 2a, Tel.: (05) 32 21 892

Medisinske Senter A/S (Innere Medizin), Sandslittaugen 1 Sandsli, Tel.: (05) 22 89 501

9980 Berlevag
Dr. med. Ulf Soderberg (Allgemeinmedizin), Berlevag Helsesenter, Tel.: (085) 81 11 65

8000 Bodoe
Dr. med. Tor Anvik (Allgemeinmedizin), Storgt. 54, Tel.: (081) 25 16 45

Dr. med. Rolf Aune (Allgemeinmedizin/Chirurgie), Tallbugt.10, Tel.: (081) 28 35 51

Dr. med. Hans Dybwik (HNO), Storgt. 17, Tel.: (081) 239466

Dr. med. Bernt-Inge Embra (Allgemeinmedizin), Legeveien 1, Tel.: (081) 26 52 02

Dr. med. Johan A. Hernes (Allgemeinmedizin), Slattlia 4, Tel.: (081) 60 76 61

Frau Dr. med. Mari K. Johansen (Allgemeinmedizin), Storgt. 54, Tel.: (081) 25 16 22

9210 Boemlo
Dr. med. Olav Kjell Thorsland (Allgemeinmedizin), Finnas, Tel.: (054) 25 26 54

3012 Brevik
Dr. med. Per Johannesen (Allgemeinmedizin), Torvet, Tel.: (03) 57 11 152

5096 Farsund
Dr. med. Harald Johannessen (Innere Medizin), Tel. (043) 90 93 91

9040 Grimstad
Dr. med. Inger-Tori (Allgemeinmedizin), Storg. 40, Tel.: (041) 43 47 71

9600 Hammerfest
Dr. med. Geir Clausen
(Allgemeinmedizin), Strandgt.
71, Tel.: (084) 11 17 71

9690 Havoysund
Dr. med. Karl Stensland
(Allgemeinmedizin), Havoysund
Helsesenter, Tel.: (084) 23 10 11

9750 Honningsvag
Dr. med. Erik Langfeldt
(Allgemeinmedizin), Legesentret, Tel.: (084) 72 95 54

9730 Karasjok
Dr. med. Kjell Petter Tonnesen
(Allgemeinmedizin), Karasjok
sykestue, Tel.: (084) 66 10 44

7082 Kattem
Dr. med. Leif Kibsgaard
(Allgemeinmedizin), Rypeveien
25, Tel.: (07) 84 50 045

9520 Kautokeino
Dr. med. Oivind Vandbakk
(Allgemeinmedizin), Kautokeino
sykestue, Tel.: (084) 56 20 14

9790 Kjoellefjord
Dr. med. Lars Lien
(Allgemeinmedizin), Kjoellefjord
helsesenter, Tel.: (084) 48 40 59

4611 Kristiansund Süd
Dr. med. Samusi Mathisen
(Innere Medizin), Henr. Wergelandsg. 19, Tel.: (042) 24 037
Dr. med. dent Ludvig Wirsching
jun. (Zahnmedizin), Gyldenloves g 1 c, Tel.: (042) 23 39 82

9620 Kvalsund
Dr. med. Egil Henriksen
(Allgemeinmedizin), Kvalsund
helsestasjon og legesenter,
Tel.: (084) 15 23 15

7066 Lillesand
Dr. med. Arvid Hanche-Olsen
(Urologie), Blikksund Hovàg,
Tel.: (041) 74 15 05

4860 Mrendal
Dr. med. Arne O. Christensen
(Innere Medizin), Havneg. 1,
Tel.: (041) 23 58 41

3410 Notodden
Dr. med. dent. Hans Hafskolt
(Zahnmedizin), Teleg. 31
Tel.: (036) 14 40 01
Dr. med. Torleiv Haugen
(Allgemeinmedizin), Storg. 60,
Tel.: (036) 11 48 51

9550 Oeksfjord
Dr. med. Eystein Straume
(Allgemeinmedizin), Oeksfjord
Helsesenter, Tel.: (084) 58 10 42

0581 Oslo 5
Oslo Private Sykehus AS
(Allgemeinmedizin/Chirurgie),
Hjalmar Brantings Vei 8, Okern,
Tel.: (02) 65 06 102

3620 Risoer
Dr. med. Jorgen Halvorsen
(Allgemeinmedizin), Tjenng. 9,
Tel.: (041) 51 90 82

9610 Rypefjord
Rypefjord Helsestasjon (Allgemeinmedizin), Tel.: (084) 18 28 06

3201 Sandefjord
Dr. med. Jorgen Bakken Eriksen
(Allgemeinmedizin), Skiringssalv. 24, Tel.: (034) 66 77 74
Dr. med. Bjorn R. Nordvik
(Allgemeinmedizin), Skiringssalv
24, Tel.: (034) 66 77 74
Dr. med. Tore A. Prestgaard
(Allgemeinmedizin), Landstadsgt. 27, Tel.: (034) 66 76 36

3700 Skien
Dr. med. Paul Gloersen
(HNO), Richard Nordraaks g
Sor 5, Tel.: (03) 52 09 565

4012 Stavanger
Legevagt, Ärzteteam, Rugalandsgate, Tel.: (04) 53 33 333

9845 Tana
Dr. med. Jovna Lavir
(Allgemeinmedizin), Tana Helsesenter, Tel.: (085) 28 09 44

7075 Tiller
Frau Dr. med. Regina Kibsgaard
(Allgemeinmedizin), Tonstadbrinken 211, Tel.: (07) 88 83 355

7006 Trondheim
Dr. med. Harald Russwurm (Orthopädie/Chirurgie), Regionsykehuset, Tel.: (07) 91 28 811

9800 Vadsoe
Dr. med. Per Jakob Bolstad (Allgemeinmedizin), Vadsoe Helsesenter, Tel.: (085) 51 69 11

9820 Varangerbotn
Dr. med. Arne Skogholt (Allgemeinmedizin), Legekontoret i Nesseby, Tel.: (085) 58 06 66

9950 Vardoe
Dr. med. Aage Hegge Hansen (Allgemeinmedizin), Vardoe Helsesenter, Tel.: (085) 87 54 11

KONSULARISCHE HILFEN

Materielle Hilfe wird in der Regel gewährt, wenn die Notlage auf andere Weise nicht behoben werden kann.
Arzt-, Medikamenten- und Krankenhauskosten können unter bestimmten strengen Bedingungen nach Unfällen und akuten Erkrankungen im Notfall als finanzielle Überbrückungshilfe von den Konsulaten verauslagt werden.
Informationshilfen können ggf. auch vom örtlichen Lufthansa-Büro gegeben werden:
Oslo, 072-53 49 94.

Bundesrepublik Deutschland

Botschaft
0258 Oslo 2, Oscarsgate 45, Tel.: (072) 55 20 10

Honorarkonsulate
6002 Alesund,
Tel.: (071) 24 078

5004 Bergen,
Tel.: (05) 32 38 43

8000 Bodoe,
Tel.: (081) 20 031

1630 Fredrikstad,
Tel.: (032) 11 70 00

5501 Haugesund,
Tel.: (047) 23 588

9900 Kirkenes,
Tel.: (085) 91 244

4630 Kristiansand,
Tel.: (042) 92 340

6500 Kristiansund,
Tel.: (073) 71 111

3200 Sandefjord,
Tel.: (034) 62 390

3700 Skien,
Tel.: (035) 5954 66

4012 Stavanger,
Tel.: (04) 52 25 94

9000 Tromsoe,
Tel.: (083) 87 575

7041 Trondheim,
Tel.: (07) 52 11 20

Österreich

Botschaft
0264 Oslo 2, Oscarsgate 45, Tel.: (072) 55 23 49, 55 63 48

Honorargeneralkonsulat
0351 Oslo, Ullern Allé 10, Tel.: (072) 52 33 01

Honorarkonsulat
5000 Bergen,
Tel.: (075) 31 20 61

Schweiz

Botschaft
0268 Oslo, Bygdoey Allé 78, Tel.: (072) 43 05 90

PHILIPPINEN [englisch]

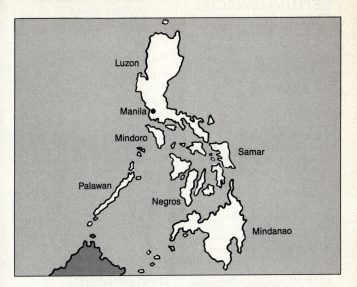

VOR DER REISE

Schutzimpfungen werden im internationalen Reiseverkehr nach den WHO-Bestimmungen von den Philippinen verlangt; und zwar

Malariaschutz ist ganzjährig für das gesamte Land in Gebieten unterhalb 600 m vorgeschrieben. Hiervon ausgenommen sind städtische Gebiete sowie die Provinzen Bohol, Catanduanes, Cebu und Leyte. Es ist auf jeden Fall eine Woche vor der Reise mit der Malariaprophylaxe zu beginnen. Auf den Philippinen ist jedoch mit einer Chloroquin-Resistenz zu rechnen. Die Konsultation des Hausarztes vor der Reise ist erforderlich.

Impfungen gegen Gelbfieber sind zwingend für Reisende, die sich innerhalb der letzten 6 Tage vor ihrer Ankunft auf den Philippinen in Infektionsgebieten in Afrika oder Südamerika aufgehalten haben.

Eine Aids-Test-Bescheinigung wird verlangt bei Aufenthalten von mehr als 6 Monaten.

Diarrhoe (Reisedurchfall) ist bei Reisen in heiße Länder ein besonderes Risiko in den ersten Tagen, solange die Gewöhnung des Reisenden an die veränderten Klima- und Lebensumstände noch nicht erfolgt ist. Strenge Eßdisziplin und strikte Hygiene sind die beste Vorsichtsmaßnahme. Auf den Philippinen ist überwiegend mit heißen und schwülen Klimawerten während des ganzen Jahres zu rechnen.

Bei Aufenthalten auf den Philippinen gewähren die gesetzlichen Krankenkassen keine „Leistungsaushilfen". Mit den Philippinen besteht kein Abkommen über soziale Sicherheit. Vor der Reise ist es daher empfehlenswert, eine Auslandsreise-Krankenversicherung abzuschließen; auch um Risiken möglicher Krankenrücktransportkosten abzudecken.

NOTRUF UND RETTUNGSWACHT

Auf den Philippinen gibt es landesweit keine einheitliche Notfallrufnummer. Die Notfallrufnummern sind den Telefonbüchern zu entnehmen.
Für Manila gelten folgende Notrufnummern:
Polizei 59 90 11
Feuerwehr 58 11 76
Krankenwagen 50 30 11
Darüberhinaus sind in Deutschland Tag und Nacht der ADAC-Notruf München (0049-89-22 22 22) und der AvD-Notruf Frankfurt/Main (0049-69-66 06 300) erreichbar.
Die Notrufstationen sorgen ggf. auch für Hilfen der Rettungswacht. Die Deutsche Rettungsflugwacht/Deutsche Zentrale für Luftrettung ist rund um die Uhr unter der Rufnummer 0049-711-70 10 70 in Stuttgart-Flughafen; die Schweizerische Rettungsflugwacht REGA unter der Rufnummer 0041-1-383 11 11 in Zürich erreichbar.

DEUTSCH-SPRECHENDE ÄRZTE AUF DEN PHILIPPINEN

Davao / Mindanao
Dr. med. Jose Piongco (Chirurgie, Allgemeinmedizin), Tel.: (035) 64 12 75

Manila
Dr. med. Heinz Varwig (Innere und Allgemeinmedizin) 7. Stock Hongkong & Shanghai Bank Bldg., 6780 Ayala Avenue, Tel.: (02) 810 08 201 / 817 33 999

Dr. med. Antero Delos Reyes (Orthopädie), Makati Medical Center, corn. Amorsolo/de la Rosa Streets, Tel.: (02) 815 99 111/ 85 27 800

Frau Dr. med. Genevieve Huang (Dermatologie), Suite 24, San Antonio Plaza Arcade, Tel.: (02) 817 56 135

KONSULARISCHE HILFEN

Materielle Hilfe wird in der Regel gewährt, wenn die Notlage auf andere Weise nicht behoben werden kann.
Arzt-, Medikamenten- und Krankenhauskosten können unter bestimmten strengen Bedingungen nach Unfällen und akuten Erkrankungen im Notfall als finanzielle Überbrückungshilfe von den Konsulaten verauslagt werden.

Bundesrepublik Deutschland

Botschaft
Manila, 6th Floor, Solid Bank Building, 777 Paseo de Roxas, Makati,
Tel.: (02) 86 49 00, 86 49 06/09

Österreich

Botschaft
Manila, 4th Floor, Prince-Building, 117 Rada Street, Legaspi Village, Makati,
Tel.: (02) 81 79 191

Honorargeneralkonsulat
Manila, Ayala Avenue, Makati, Tel.: (02) 89 30 11

Schweiz

Botschaft
Manila, 18th Floor, Solidbank Building, 777, Paseo de Roxas, Makati, Tel.: (02) 819 02 02

PORTUGAL [portugiesisch]

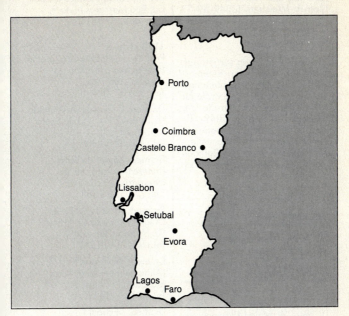

VOR DER REISE

Schutzimpfungen werden im internationalen Reiseverkehr nach den WHO-Bestimmungen von Portugal für Reisende nach den Azoren und Madeira verlangt; und zwar gegen Gelbfieber für Reisende, die sich innerhalb der letzten 6 Tage vor ihrer Ankunft in Infektionsgebieten in Afrika oder Amerika aufgehalten haben. Die Impfungen werden in der Bundesrepublik Deutschland von Gelbfieberimpfstellen durchgeführt. Der Hausarzt kennt die nächstgelegene Gelbfieberimpfstelle.

Vergessen Sie nicht, sich vor Reiseantritt von Ihrer Krankenkasse einen Auslandskrankenschein (Anspruchsbescheinigung E 111) ausstellen zu lassen.

Allerdings sind Eigenleistungen erforderlich; das gilt auch für Laborleistungen und Medikamente.

Denken Sie ggf. auch an den Abschluß einer Auslandsreise-Krankenversicherung, um weitere Risiken, wie z. B. mögliche Krankenrücktransportkosten abzudecken. Beachten Sie bei Ihren Reisevorbereitungen auch, daß es in den Sommermonaten bis in den September in Portugal zeitweise schwül ist. Klimaangepaßtes Verhalten ist also nicht außer acht zu lassen und der geeignete Sonnenschutz darf nicht vernachlässigt werden.

NOTRUF UND RETTUNGSWACHT

In Portugal gibt es landesweit die einheitliche Notruf-Nummer für Notarzt/Krankenwagen und Feuerwehr 115.

Darüberhinaus sind in Deutschland Tag und Nacht der ADAC-Notruf München (0049-89-22 22 22) und der AvD-Notruf Frankfurt/Main (0049-69-66 06 300) erreichbar.

Die Notrufstationen sorgen ggf. auch für Hilfen der Rettungswacht. Die Deutsche Rettungsflugwacht/Deutsche Zentrale für Luftrettung ist rund um die Uhr unter der Rufnummer 0049-711-70 10 70 in Stuttgart-Flughafen; die Schweizerische Rettungsflugwacht REGA unter der Rufnummer 0041-1-383 11 11 in Zürich erreichbar.

DEUTSCH-SPRECHENDE ÄRZTE IN PORTUGAL

8200 Albufeira/Faro
Dr. med. W. Melo (Allgemeinmedizin), Vale St. Maria, Blocog-CR-C, Tel.: (089) 52 87 94

8000 Faro
Dr. med. Jose Gemballa (Allgemeinmedizin), Clinic Medica Pe Da Cruz LDA/Largo Pe Da Cruz 21, Tel.: (089) 20 18 262

9600 Funchal/Madeira
Dr. med. Marcelino Fernandes De Sousa (Augenheilkunde), Rua 31 de Janeiro 81a/4. Rechis Tel.: (091) 20 67 71

8400 Lagoa/Faro
Dr. med. Pertel (Allgemeinmedizin), Clinica Monte Carvoeiro, Tel.: (082) 57 72 03

8600 Lagos/Faro
Dr. med. Johannsen-Traia De Luz (Allgemeinmedizin), Vila Belo Horizonte Ispiche, Tel.: (082) 69 41 65

Dr. med. W. Steinhausen (Zahnmedizin), Clinica Dentaria, Rua Marreros Neto 9, Tel.: (082) 63 57 03

1100 Lisboa
Prof. Dr. med. Eduardo Coelho (Innere Medizin) ,Rua do Alecrim, 105-1 Esq., Tel.: (01) 32 38 435

Dr. med. F. Gomes De Almeida (Zahnmedizin), Rua de Santa Marta, 43 E-1, Tel.: (01) 52 33 989

Dr. med. Xavier de Brito (Innere Medizin), Av. da Liberdade, 202-1r/Esq., Tel.: (01) 52 22 588

Dr. med. Joao Jesus Freire (Allgemeinmedizin), Praceta Dr. Nunes P. Torres, 12-1, Tel.: (01) 714 10 292

Dr. med. Wolfgang Kurt Gruner (Allgemeinmedizin), Rua Marques da Fronteira, 74-1 Tel.: (01) 68 02 121

Dr. med. Michael Knoch (Allgemeinmedizin), P.O. Box 1420, Tel.: (01) 90 40 679

Dr. med. Max Korn (Chirurgie), Rua D. Joao V. 4r/c Dto., Tel.: (01) 65 22 876

Dr. med. Manuel Eugenio Machado de Macedo (Chirurgie), Av. da Republica, 85-Ar/c, Tel.: (01) 76 98 197

Dr. med. Mario Pinto Simoes (Psychiatrie), Rua Morais Soares, 138-1, Tel.: (01) 52 99 877

Frau Dr. med. Le Clercq (Allgemeinmedizin), Rua Antonio da Nola, Tel.: (01) 28 22 634

9500 Ponta Delgada/Azoren
Dr. med. Jose Luis Botcuo Machado (Allgemeinmedizin), Rua Dos Manais 59, Tel.: (096) 23 46 62

Dr. med. Josef Louis Machado (Allgemeinmedizin), Rua Dos Manais 98, Tel.: (096) 26 32 95

4300 Porto
Dr. med. Manuel Lopes De Azevedo Fernandes (Psychiatrie), Av. Fernao de Magalhaes, 1145-1, Tel.: (02) 56 76 025

Dr. med. M. A. Enes (Orthopädie), Av. da Boavista, 80-1, Tel.: (02) 69 01 294

Dr. med. Raul Guimaraes Lopes (Psychiatrie), Rua da Alegria, 742, Tel.: (02) 56 83 266

Dr. med. Wilhelm Osswald (Dermatologie), Rua Sa da Bandeira, 562-1 D, Tel.: (02) 31 57 562

Dr. med. Eduardo Rodrigues Pereira (Psychiatrie), Rua Antonio Cardoso, 523-hab. 11-1-D, Tel.: (02) 69 19 747

Dr. med. Pedro Castro Silva (Augenheilkunde), Rua Miguel Bombarda, 31, Tel.: (02) 22 61 18

Dr. med. Miguel Vilaca (Zahnmedizin), Rua Conde Ferreira, 137-3, Tel.: (02) 56 53 679

1100 Sao Petro do Estoril
Dr. med. Gabriel Rodrigues (Innere Medizin), Lote 7, 2 Dto.-Alto do Murtal, Tel.: (01) 452 12 483

KONSULARISCHE HILFEN

Materielle Hilfe wird in der Regel gewährt, wenn die Notlage auf andere Weise nicht behoben werden kann.

Arzt-, Medikamenten- und Krankenhauskosten können unter bestimmten strengen Bedingungen nach Unfällen und akuten Erkrankungen im Notfall als finanzielle Überbrückungshilfe von den Konsulaten verauslagt werden.

Informationshilfen können ggf. auch vom örtlichen Lufthansa-Büro gegeben werden:
Lisboa, 01-88 05 28.

Bundesrepublik Deutschland

Botschaft
1001 Lisboa, Campo dos Mártires da Pátria, 38, Tel.: (01) 56 39 61

Konsulat
4100 Porto, Rua do Campo Alegre 276-4, Tel.: (02) 65 132

Honorarkonsulate
8000 Faro, Tel.: (089) 22 050

9001 Funchal/Madeira, Tel.: (091) 20 338

9500 Ponta Delgada/Azoren, Tel.: (096) 23 935

Österreich

Botschaft
1297 Lisboa, Rua das Amoveiras 70, Tel.: (01) 65 41 61

Honorarkonsulate
8501 Portimao, Tel.: (082) 25 041

4000 Porto, Tel.: (02) 38 47 57

9001 Funchal/Madeira, Tel.: (091) 21 057

9500 Ponta Delgada/Azoren, Tel.: (096) 27 687

Schweiz

Botschaft
1399 Lisboa, Travessa do Patrocinio 1, Tel.: (01) 67 31 21

SCHWEDEN

[schwedisch]

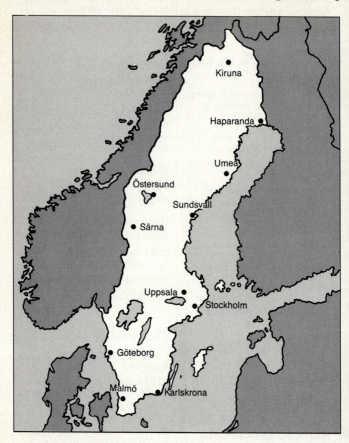

VOR DER REISE

Schutzimpfungen werden im internationalen Reiseverkehr nach den WHO-Bestimmungen von Schweden nicht verlangt. Besondere Gesundheitsrisiken bestehen nicht. In den Sommermonaten sollten Sie Mückenschutzmittel auf keinen Fall vergessen. Sollten aufgrund des Gesundheitszustandes Zweifel an der Reisefähigkeit bestehen, ist der Hausarzt vorher zu konsultieren.

Auf jeden Fall empfiehlt es sich, vor längeren Reisen eine Tetanus-Schutzimpfung bei Ihrem Hausarzt vornehmen zu lassen; denn bereits kleinste Hautverletzungen können eine Infektion und Wundstarrkrampf auslösen.

Dialyse-Patienten werden ganz sicher vor der Reise die Nutzung ensprechender Ferien-Dialyse-Zentren abklären. Trotzdem kann es Situationen geben, die eine medizinische Versorgung ungeplant notwendig machen (siehe deutschsprechende Ärzte).

Mit Schweden besteht ein Abkommen über Soziale Sicherheit. Eine Anspruchsbescheinigung Ihrer gesetzlichen Krankenkasse muß für deutsche Staatsangehörige nicht vorgelegt werden. Als Nachweis gelten Paß oder Personalausweis.

Ärztliche Leistungen und Sachleistungen werden von der für den Aufenthalt zuständigen Allgemeinen Versicherungskasse (Försäkringskassan) erbracht, und zwar durch deren Ambulatorien sowie durch private Allgemeinärzte, die der Allgemeinen Versicherungskasse angeschlossen sind. Es sind jedoch Eigenbeteiligungen erforderlich. Mögliche Risiken von Krankenrücktransportkosten sind jedoch durch Abschluß einer Auslandsreise-Krankenversicherungs abzudecken.

NOTRUF UND RETTUNGSWACHT

In Schweden gibt es landesweit die einheitlichen folgenden Notruf-Nummern: für Notarzt/Krankenwagen, Polizei und Feuerwehr 90 000. Außerdem haben Krankenhäuser einen Tag- und Nacht-Notfalldienst, der in extremen Notfällen immer in Anspruch genommen werden kann. Erreichbar in Deutschland sind Tag und Nacht der ADAC-Notruf München unter 00949-89-22 22 22 und der AvD-Notruf Frankfurt unter 00949-69-66 06 300.

Die Notrufstationen sorgen nötigenfalls auch für Hilfen der Rettungswacht. Die Deutsche Rettungsflugwacht/Deutsche Zentrale für Luftrettung ist rund um die Uhr unter der Rufnummer 00949-711-70 10 70 in Stuttgart-Flughafen; die Schweizerische Rettungswacht REGA unter der Rufnummer 00941-1-383 11 11 in Zürich erreichbar.

DEUTSCH-SPRECHENDE ÄRZTE IN SCHWEDEN

77401 Avesta
Dr. med. Emil R. J. Meister (Allgemeinmedizin), Lasarettet Kir Klinik, Tel.: (0226) 8 70 000

26700 Bjuv
Dr. med. Bernd H. P. Ludwig (Orthopädie), Läkarstationen, Tel.: (042) 22 26 921

41717 Göteborg
Dr. med. Anders Aberg (Innere Medizin), Olof Wijksgatan 3, Tel.: (031) 81 09 45/91 20 45

Dr. med. Odd Hernes (HNO), Ekelundsgatan 10, Tel.: (031) 11 80 595

Dr. med. Fredrik Holmer (Allgemeinmedizin/Innere Medizin), Lorenbergsgatan 19, Tel.: (031) 18 09 891

Dr. med. Heinz Bernhard Jaup (Innere Medizin), Lundby SJH Med. Klinik, Tel.: (031) 65 70 001

Dr. med. Allan Julin (Allgemeinmedizin), Ladämnesgatan 26, Tel.: (031) 25 12 00

Dr. med. Göran Gison Lind (Allgemeinmedizin/Innere Medizin), Geijersgatan 7A, Tel.: (031) 16 01 01

Dr. med. Jacob Nauclèr (Urologie), Carlanderspaltsen, Tel.: (031) 20 04 402

Dr. med. Lars Nilsson (Immunologie), Guld Hed Storget, Tel.: (031) 41 321

Dr. med. Kurt K. A. Swolin (Kinderheilkunde), Sahlgrenska SJH Kvinno Klinik, Tel.: (031) 60 10 001

Dr. med. Per Westerberg (Allgemeinmedizin/Chirurgie), Djurgärdsgatan 11 B, Tel.: (031) 14 20 751

69300 Degerfors
Dr. med. Hans A. Kristoferson
(Allgemeinmedizin), Hälso-
centralen Box 80,
Tel.: (0586) 5 65 62

25240 Helsingborg
Dr. med. Henrik W. P. Lüdtke
(Innere Medizin), Helmfeltsg 15,
Tel.: (042) 11 31 005

14186 Huddinge
Dr. med. Peter Christian Bistoletti
(Allgemeinmedizin), Huddinge
SJH Kvinno Klinik,
Tel.: (08) 746 23 00

Dr. med. Ingrid Hahn
(Augenheilkunde), Huddinge
SJH Ögonklinik,
Tel.: (08) 746 32 00

Dr. med. Dieter B. W. Lockner
(Innere Medizin), Huddinge SJH
Med. Klinik, Tel.: (08) 746 45 52

29200 Karlshamn
Dr. med. Heinrich Karl Quilisch
(Allgemeinmedizin), Fogde-
lyckeg 22a, Tel.: (0454) 16 88 33

69101 Karlskoga
Dr. med. Hans-Peter F. Klinkert
(Allgemeinmedizin), Lasarettet
Med. Klinik, Tel.: (0586) 6 60 00

37100 Karlskrona
Dr. med. Hjalmar W. J. Jansen
(Urologie/Chirurgie), Lasarettet
Urolog Klinik,
Tel.: (0455) 8 94 855

29185 Kristianstad
Dr. med. Friedrich Karl Mertens
(Augenheilkunde), Sjukhuset
Ögonklinik, Tel.: (044) 13 17 005

Dr. med. Joachim H. E. Riebe
(Innere Medizin), Sjukhuset
Lungklinik, Tel.: (044) 13 14 804

73101 Köping
Dr. med. Wolfgang K. L. Meyer
(Allgemeinmedizin), Lasarettet
Kvinno Klinik,
Tel.: (0221) 2 60 005

58225 Linköping
Dr. med. Ake Hjalmers
(Allgemeinmedizin), St. Larsga-
tan 33, Tel.: (013) 13 43 004

Dr. med. Eberhard D. Varenhorst
(Chirurgie/Urologie), Regions-
jukhuset Urolog Klinik,
Tel.: (013) 19 10 001

22185 Lund
Dr. med. Reiner K. E. Brümmer
(Chirurgie), Lasarettet Ortoped-
klinik, Tel.: (040) 17 28 555

Dr. med. Hans J. W. Gippert
(Innere Medizin), Lars SJH Med.
Klinik, Tel.: (046) 17 55 100

Dr. med. Martin L. O. Lindgren
(Kinderheilkunde), Lasarettet
Onkologisk Klinik,
Tel.: (040) 17 27 122

21401 Malmö
Dr. med. Asta Alice E. Fels
(Augenheilkunde), Malmö Allm
SJH Ögonklinik,
Tel.: (040) 33 27 404

Dr. med. Stefan Furgyik
(Kinderheilkunde), Malmö Allm
SJH Kvinno Klinik,
Tel.: (040) 33 21 001

Dr. med. Walter Schleimer
(HNO), Bygghälsan Ö Prome-
naden 7 B, Tel.: (040) 33 10 100

43142 Mölndal
Dr. med. Wolfgang F. Greeven
(Allgemeinmedizin), Pomonaga-
tan 3, Tel.: (0522) 9 20 001

57100 Nässjö
Dr. med. Franz E. W. Düppe
(Allgemeinmedizin), Esplanaden
7, Tel.: (0380) 1 22 604

60182 Norrköping
Dr. med. Wilhelm G. R. Prinz
(Innere Medizin), Lasarettet
Langvklinik, Tel.: (011) 22 20 004

70009 Örebro
Dr. med. Otto A. Bärdel von
Werder (Psychiatrie), Regions-
jukhuset Psyk. Klinik,
Tel.: (019) 15 27 755

36010 Ryd
Dr. med. Johann Posch
(Allgemeinmedizin), Distrläk-
mott, Tel.: (0459) 8 09 505

66100 Säffle
Dr. med. Jürgen R. K. Ewald
(Innere Medizin), Sjukhuset Med.
Klinik, Tel.: (0533) 8 10 005

12748 Skärholmen
Dr. med. Hans Dietrich Kunze
(Allgemeinmedizin), Läkarhuset,
Tel.: (08) 740 52 808

15186 Södertälje
Dr. med. Robert Paul Ludwig
(Allgemeinmedizin), Sjukhuset,
Tel.: (0755) 24 00 00

11140 Stockholm
Dr. med. Björn Barr (HNO),
Tel.: (08) 729 19 622

Dr. med. Klaus T. Bewersdorff
(Innere Medizin), Grafiska Häl-
sovcentr Kammakarg 9 A,
Tel.: (08) 718 61 000

Dr. med. Lena Brömster (Augenheilkunde), Tel.: (08) 44 24 908

Dr. med. Karl Dyrssen
(Neurologie),
Tel.: (08) 729 19 70

Dr. med. Lars Engstedt (Innere
Medizin), Tel.: (08) 80 11 80

Dr. med. Melita Steiner (Innere
Medizin), Läkarhuset Odenga-
tan 69, Tel.: (08) 729 19 00

Dr. med. Johan Stenbeck
(Allgemeinmedizin),
Tel.: (08) 756 32 334

Dr. med. Maria Trang
(Allgemeinmedizin),
Tel.: (08) 756 10 698

85186 Sundsvall
Dr. med. Matthias Conrad
(Allgemeinmedizin), Sjukhuset,
Tel.: (060) 18 22 611

Dr. med. Manfred Ivar Salzberg
(Innere Medizin), Bygghälsan
Lasarettsgatan 17,
Tel.: (060) 12 52 868

23300 Svedala
Dr. med. Martin August Kess
(Allgemeinmedizin), Läkstn
Parkg 8, Tel.: (040) 40 60 00

27300 Tomelilla
Dr. med. Othmar Wilhelm Puch
(Allgemeinmedizin), Distrläk-
mott, Tel.: (0417) 1 25 700

52300 Ulricehamn
Dr. med. Franz Pokorny
(Chirurgie), Sjukstugan,
Tel.: (0321) 2 91 866

90110 Umea
Dr. med. Walter Rapp
(Allgemeinmedizin), Kranken-
haus Umedalens SJH,
Tel.: (090) 16 04 00,

Dr. med. Sten-Hermann Schmidt
(HNO), Regionsjukhuset Öron
Klinik, Tel.: (090) 10 10 00

75014 Uppsala 14
Dr. med. Hagen Göller
(Augenheilkunde), Akademiska
SJH Ögonklinik,
Tel.: (018) 66 51 284

Dr. med. Wolfgang E.
Rauschning (Chirurgie, Orthopädie), Akademiska SJH Orto-
pedklin., Tel.: (018) 66 44 555

59200 Vadstena
Dr. med. Ella Stroh (Psychiatrie),
Birgittas SJH Psyk Klinik,
Tel.: (0143) 7 70 000

46201 Vänersborg
Dr. med. Fritjof Sannum
(Allgemeinmedizin), Lasarettet
Kvinno Klinik,
Tel.: (0521) 7 60 000

13900 Värmdö
Dr. med. Karl Emil Zellner
(Chirurgie), ASPV 3 Björkvik 1,
Tel.: (0766) 4 54 47

42166 Västra Frölunda
Dr. med. Marien Holm
(Augenarzt), Niklas Gatan 7,
Tel.: (031) 68 22 33

35101 Växjö
Dr. med. Jürgen R. V. Timm (Chirurgie), Sigfrids Hälsovcentral Fack, Tel.: (0470) 8 80 44

66050 Valberg
Dr. med. Hubert J. Strube (Allgemeinmedizin), Karlstads Läkardt, Tel.: (054) 10 50 00

62100 Visby
Dr. med. Wolfgang Dietrich Rutz (Psychiatrie), Olofs SJH Psyk. Klinik, Tel.: (0498) 6 80 00

KONSULARISCHE HILFEN

Materielle Hilfe wird in der Regel gewährt, wenn die Notlage auf andere Weise nicht behoben werden kann.

Arzt-, Medikamenten- und Krankenhauskosten können unter bestimmten strengen Bedingungen nach Unfällen und akuten Erkrankungen im Notfall als finanzielle Überbrückungshilfe von den Konsulaten verauslagt werden.

Informationshilfen können ggf. auch von den örtlichen Lufthansa-Büros gegeben werden:

Göteborg, 031-94 13 27
Malmö, 040-71 71 0
Stockholm, 0760-6 10 10

Bundesrepublik Deutschland

Botschaft
11527 Stockholm, Skarpögatan 9, Tel.: (08) 63 13 80

Generalkonsulat
40121 Göteborg, Drottninggatan 63, Tel.: (031) 17 83 65

Honorarkonsulate
30104 Halmstad,
Tel.: (035) 11 86 90

25220 Helsingborg,
Tel.: (042) 11 24 98

55112 Jönköping,
Tel.: (036) 16 91 20

39231 Kalmar,
Tel.: (0480) 26 100

65021 Karlstad,
Tel.: (054) 11 57 10

58223 Linköping,
Tel.: (013) 14 60 30

95400 Lulea,
Tel.: (0920) 53 852

21224 Malmö,
Tel.: (040) 38 03 80

60224 Norrköping,
Tel.: (011) 12 47 15

85188 Sundsvall,
Tel.: (060) 19 30 00

23101 Trelleborg,
Tel.: (010) 5 48 95

45150 Uddevalla,
Tel.: (0522) 3 60 00

62156 Visby,
Tel.: (0489) 1 77 98

Österreich

Botschaft
11458 Stockholm, Kommendörsgatan 35, Tel.: (08) 23 34 90

Honorarkonsulate
41254 Göteborg,
Tel.: (031) 16 10 78

20311 Malmö,
Tel.: (040) 79 945

Schweiz

Botschaft
11458 Stockholm, Birger Jarlsgatan 64, Tel.: (08) 23 15 50

SEYCHELLEN [englisch/französisch]

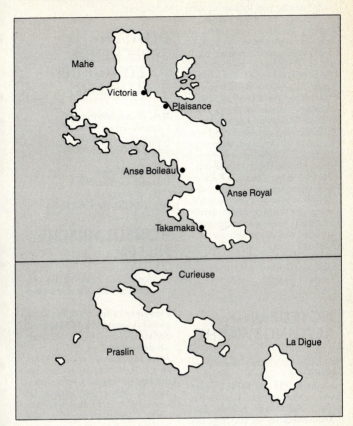

VOR DER REISE

Schutzimpfungen werden im internationalen Reiseverkehr nach den WHO-Bestimmungen von den Seychellen nicht verlangt.

Besondere Gesundheitsrisiken bestehen nicht. Mit den Seychellen gibt es kein Abkommen über soziale Sicherheit, so daß die Inanspruchnahme ärztlicher Leistungen immer sofort bezahlt werden muß. Denken Sie daher an den Abschluß einer Auslandsreise-Krankenversicherung, um ggf. auch Risiken möglicher Krankenrücktransportkosten abzudecken.

Beachten Sie bei Ihren Reisevorbereitungen auch, daß die Seychellen ganzjährig überwiegend heiße und zeitweise schwüle Klimawerte haben. Klimaangepaßtes Verhalten ist also nicht außer acht zu lassen und der geeignete Sonnenschutz darf nicht vernachlässigt werden. Zum klimaangepaßten Verhalten gehört auch die richtige Kleidung. Tragen Sie bei Hitze z. B. keine zu engen Jeans, Hosen oder Schuhe. Im

Zweifelsfall geht Wohlbefinden vor Mode. Achten Sie auch darauf, Pullover und Jacken für kühle Abende im Reisegepäck zu haben. Badekleidung sollte nie am Körper trocknen. So beugen Sie Erkältungskrankheiten vor.
In der Hitze können Fuß- und Fingerschwellungen durch geringere körperliche Belastung und Hochlegen der Beine vermieden werden. Überwärmung und Wasserverlust des Körpers lassen Erschöpfung entstehen und können zum Hitzschlag führen; Kopfbedeckung, Schatten und Trinken (kein Alkohol) beugen hier vor.
Bei Flugreisen sind beim Rückflug aus wärmeren Regionen unbedingt Pullover und wärmere Kleidung zu tragen, denn häufig kommen Reisende „aufgeheizt" an Bord und setzen sich durch die Klimatisierung im Flugzeug einem „Temperaturschock" aus, der meistens mit einer kräftigen Erkältung endet.

NOTRUF UND RETTUNGSWACHT

Auf den Seychellen gibt es landesweit die einheitliche Notrufnummer 999 für Polizei, Feuerwehr, Notarzt und Krankenwagen. Außerdem haben viele Krankenhäuser einen Tag- und Nacht-Notfalldienst, der in extremen Notfällen immer in Anspruch genommen werden kann. Darüberhinaus sind in Deutschland Tag und Nacht der ADAC-Notruf München (049-89-22 22 22) und der AvD-Notruf Frankfurt/Main (049-69-66 06 300) erreichbar.
Die Notrufstationen sorgen ggf. auch für Hilfen der Rettungswacht. Die Deutsche Rettungsflugwacht/Deutsche Zentrale für Luftrettung ist rund um die Uhr unter der Rufnummer 049-711-70 10 70 in Stuttgart-Flughafen; die Schweizerische Rettungsflugwacht REGA unter der Rufnummer 041-1-383 11 11 in Zürich erreichbar.

DEUTSCH- SPRECHENDE ÄRZTE AUF DEN SEYCHELLEN

Res. Glacis/Mahe
Dr. med. Simon Gütl
(Allgemeinmedizin),
Tel.: 2 44 00, App. 6039

Victoria/Mahe
Dr. med. Graham Pinn
(Innere Medizin),
Tel.: 2 44 00, App. 4018

KONSULARISCHE HILFEN

Es wird immer zunächst die telefonische Kontaktaufnahme empfohlen.
Materielle Hilfe wird in der Regel gewährt, wenn die Notlage auf andere Weise nicht behoben werden kann.
Arzt-, Medikamenten- und Krankenhauskosten können unter bestimmten strengen Bedingungen nach Unfällen und akuten Erkrankungen im Notfall als finanzielle Überbrückungshilfe verauslagt werden.

Bundesrepublik Deutschland

Honorarkonsulat
Victoria, Story Building, Royal Street, Tel.: (00248) 2 23 06

Österreich/Schweiz

werden durch ihre Botschaften in Nairobi/Kenia vertreten.
(A: 0254-2-2 82 81
CH: 0254-2-2 87 35)

SIMBABWE [englisch]

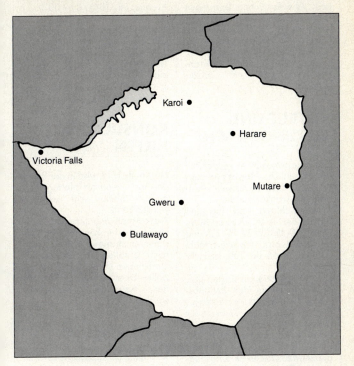

VOR DER REISE

Schutzimpfungen werden im internationalen Reiseverkehr nach den WHO-Bestimmungen von Simbabwe verlangt; und zwar Malariaschutz ist ganzjährig für alle Gebiete unter 1200 m vorgeschrieben. Es ist daher auf jeden Fall eine Woche vor der Reise mit der Malariaprophylaxe zu beginnen. Es ist mit einer Chloroquin-Resistenz zu rechnen. Die Konsultation des Hausarztes vor der Reise ist erforderlich.

Impfungen gegen Gelbfieber sind zwingend vorgeschrieben für Reisende, die sich innerhalb der letzten 6 Tage vor ihrer Ankunft in Simbabwe in Infektionsgebieten in Afrika oder Südamerika aufgehalten haben.

Die Impfungen werden in der Bundesrepublik Deutschland von Gelbfieberimpfstellen durchgeführt. Ihr Hausarzt kennt die nächstgelegene Gelbfieberimpfstelle.

In Simbabwe ist allgemein ganzjährig mit warmen Klimawerten zu rechnen; im dortigen Sommer wird es schwül.

Diarrhoe (Reisedurchfall) ist bei Aufenthalten in heißen Ländern ein besonderes Risiko. Strenge Eßdisziplin und strikte Hygiene sind die beste Vorsichtsmaßnahme.

Bei Aufenthalten in Simbabwe gewähren die gesetzlichen Krankenkassen keine „Leistungsaushilfen. Mit Simbabwe besteht kein Abkommen über soziale Sicherheit. Alle ärztlichen Leistungen sind sofort zu bezahlen. Vor der Reise ist es daher empfehlenswert, eine Auslandsreise-Krankenversicherung abzuschließen; auch um Risiken möglicher Krankenrücktransportkosten abzudecken.

NOTRUF UND RETTUNGSWACHT

In Simbabwe gibt es landesweit die einheitliche Notruf-Nummer 99 für Polizei, Feuerwehr, Notarzt und Krankenwagen.
In Deutschland sind Tag und Nacht der ADAC-Notruf München (110-49-89-22 22 22) und der AvD-Notruf Frankfurt/Main (110-49-69-66 06 300) erreichbar.
Die Notrufstationen sorgen ggf. auch für Hilfen der Rettungswacht. Die Deutsche Rettungsflugwacht/Deutsche Zentrale für Luftrettung ist rund um die Uhr unter der Rufnummer 110-49-711-70 10 70 in Stuttgart-Flughafen; die Schweizerische Rettungsflugwacht REGA unter der Rufnummer 110-41-1-383 11 11 in Zürich erreichbar. Beachten Sie aber, daß Krankenrücktransporte von der gesetzlichen Krankenkasse nicht bezahlt werden; eine Kostenregulierung ist durch eine Auslandsreise - Krankenversicherung abzudecken.

DEUTSCH-SPRECHENDE ÄRZTE IN SIMBABWE

Harare

Dr. med. Hörstmann (Chirurgie), 40 North Avenue,
Tel.: (04) 79 32 223

Dr. med. George Zwonnikoff (Innere Medizin), 60 Baines Avenue, Tel.: (04) 70 64 00 1

Der Deutsche Entwicklungshilfedienst German Volunteers,
124 Union Avenue,
Tel.: (04) 73 67 994
gibt Auskunft über deutschsprechende Ärzte in jedem Landesteil.

KONSULARISCHE HILFEN

Materielle Hilfe wird in der Regel gewährt, wenn die Notlage auf andere Weise nicht behoben werden kann.
Arzt-, Medikamenten- und Krankenhauskosten können unter bestimmten strengen Bedingungen nach Unfällen und akuten Erkrankungen im Notfall als finanzielle Überbrückungshilfe von den Konsulaten verauslagt werden.

Bundesrepublik Deutschland

Botschaft
Harare, 14, Samora Machel Avenue,
Tel.: (04) 73 19 55/58

Österreich

Botschaft
Harare, 30, Samora Machel Avenue (New Shell House),
Room 216,
Tel.: (04) 70 29 21/22

Schweiz

Botschaft
Harare, Lanark Road 9, Belgravia,
Tel.: (04) 70 39 97/8

SINGAPUR

[englisch]

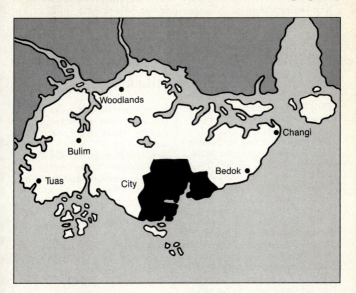

VOR DER REISE

Schutzimpfungen werden im internationalen Reiseverkehr nach den WHO-Bestimmungen von Singapur verlangt; und zwar Impfungen gegen Gelbfieber sind zwingend für Reisende, die sich innerhalb der letzten 12 Monate vor ihrer Ankunft in Singapur in Infektionsgebieten in Afrika oder Südamerika aufgehalten haben. Die Impfungen werden in der Bundesrepublik Deutschland von Gelbfieberimpfstellen durchgeführt. Ihr Hausarzt kennt die nächstgelegene Gelbfieberimpfstelle.

Der internationale Impfpaß ist erhältlich bei Impfstellen, Ärzten, Apotheken, Reisebüros und Krankenkassen.

Diarrhoe (Reisedurchfall) ist bei Reisen in heiße Länder ein besonderes Risiko in den ersten Tagen, solange die Gewöhnung des Reisenden an die veränderten Klima- und Lebensumstände noch nicht erfolgt ist. Strenge Eßdisziplin und strikte Hygiene sind die beste Vorsichtsmaßnahme. In Singapur ist überwiegend mit heißen und schwülen bis sehr schwülen Klimawerten während des ganzen Jahres zu rechnen. Zur Vorbeugung gegen Diarrhoe helfen z.B. Hefepräparate, die lebende Keime enthalten. Sie schaffen ein ungünstiges Milieu für Krankheitserreger im Darm. Aber auch die Verbesserung der Verdauungsenzyme und Magensäure verringert das Durchfallrisiko.

Bei Aufenthalten in Singapur gewähren die gesetzlichen Krankenkassen keine „Leistungsaushilfen". Mit Singapur besteht kein Abkommen über soziale Sicherheit. Vor der Reise ist es daher empfehlenswert, eine Auslandsreise-Krankenversicherung abzuschließen; auch um Risiken möglicher Krankenrücktransportkosten abzudecken. Im Vergleich zu den

Gesamtkosten einer Reise sind die Beiträge zur Auslandsreise-Krankenversicherung unbedeutend.

NOTRUF UND RETTUNGSWACHT

Die Notrufnummern in Singapur lauten für die Polizei 999, Feuerwehr und Ambulanz 995.
Darüberhinaus sind in Deutschland Tag und Nacht der ADAC-Notruf München (00549-89-22 22 22) und der AvD-Notruf Frankfurt/Main (00549-69-66 06 300) erreichbar.
Die Notrufstationen sorgen ggf. auch für Hilfen der Rettungswacht. Die Deutsche Rettungsflugwacht/Deutsche Zentrale für Luftrettung ist rund um die Uhr unter der Rufnummer 00549-711-70 10 70 in Stuttgart-Flughafen; die Schweizerische Rettungsflugwacht REGA unter der Rufnummer 00541-1-383 11 11 in Zürich erreichbar.

DEUTSCH-SPRECHENDE ÄRZTE IN SINGAPUR

Singapur
Dr. med Kho Jeng Hoei (Innere Medizin), Raffles Medical Group, 9 Battery Road 02-11, Straits Trading Building, Tel.: 535 22 222, Notfall: 535 88 331

Dr. med. Colin Evans (HNO, Zahnmedizin), 3 Mount Elizabeth 15-03, Mt. Elizabeth Medical Centre, Tel.: 734 23 641

Dr. med. Kusuma W. Lee (Gynäkologie), 304 Orchard Road 06-51, Lucky Plaza, Tel.: 736 04 052

Dr. med. dent. Lilian Leong (Zahnmedizin), Atria Pan Dental Group, Wisma Atria 11-02, Orchard Road, Tel.: 733 31 333

KONSULARISCHE HILFEN

Materielle Hilfe wird in der Regel gewährt, wenn die Notlage auf andere Weise nicht behoben werden kann.
Arzt-, Medikamenten- und Krankenhauskosten können unter bestimmten strengen Bedingungen nach Unfällen und akuten Erkrankungen im Notfall als finanzielle Überbrückungshilfe von den Konsulaten verauslagt werden.
Informationshilfen können ggf. auch vom örtlichen Lufthansa-Büro gegeben werden:
Singapur, 000-542 55 22.

Bundesrepublik Deutschland

Botschaft
Singapur, 545 Orchard Road, Far East, Shopping Centre, No. 14-01, Tel.: 737 13 55

Österreich

Honorargeneralkonsulat
Singapur, Shaw Centre, 1 Scotts Road Nr. 22-04, Tel.: 23 54 088-89

Schweiz

Botschaft
Singapur,1. Swiss Club Link , Tel.: 468 57 88

SPANIEN

[spanisch]

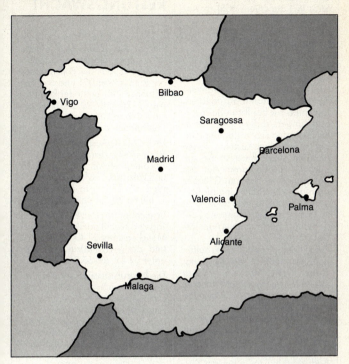

VOR DER REISE

Schutzimpfungen werden im internationalen Reiseverkehr nach den WHO-Bestimmungen von Spanien nicht verlangt. Dies gilt auch für die Kanarischen Inseln. Malariaschutz ist dort ebenfalls nicht erforderlich.
Ein besonderes Risiko bei Reisen in wärmere Länder ist in den ersten Tagen die Diarrhoe (Reisedurchfall), solange die Gewöhnung des Reisenden an die veränderten Klima- und Lebensumstände noch nicht erfolgt ist. Strenge Eßdisziplin und strikte Hygiene sind die besten Vorsichtsmaßnahmen. Dies ist umso wichtiger, wenn man sich im Trekking oder Camping in besonders einfachen Lebensbedingungen befindet. Lassen Sie die heimischen Gewohnheiten nicht außer acht; Obst ist vor dem Verzehr zu waschen, und verzichten Sie auf Leitungswasser als Trinkwasser.

Hin und wieder werden aus den Mittelmeerländern auch durch Gliederfüßler übertragene Krankheiten gemeldet; wie Fleckfieber (durch Zecken), Westnilfieber (durch Stechmücken) und Sandfliegenfieber (durch Kleinmücken).

Vergessen Sie nicht, sich vor Reiseantritt von Ihrer Krankenkasse einen Auslandskrankenschein (Anspruchsbescheinigung E 111) ausstellen zu lassen. Ärztliche Leistungen können Sie dann über das für Ihren Aufenthaltsort zuständige medizinische Zentrum des INSALUD (in Andalusien: SAS, in Katalonien: ICS) in Anspruch nehmen. Die Inanspruchnahme privatärztlicher Leistungen muß sofort bezahlt werden.

Denken Sie ggf. auch an den Abschluß einer Auslandsreise-Krankenversicherung, um weitere Risiken, wie z. B. mögliche Krankenrücktransportkosten abzudecken.

Beachten Sie bei Ihren Reisevorbereitungen, daß es in den Sommermonaten bis in den September in fast allen Küstenregionen Spaniens sehr schwül ist; dies gilt auch für die Balearen. Auf den Kanaren ist es noch im Oktober sehr schwül. Klimaangepaßtes Verhalten ist also nicht außer acht zu lassen und der geeignete Sonnenschutz darf nicht vernachlässigt werden.

Zum klimaangepaßten Verhalten gehört auch die richtige Kleidung. Tragen Sie bei Hitze z. B. keine zu engen Jeans, Hosen oder Schuhe. Im Zweifelsfall geht Wohlbefinden vor Mode. Achten Sie auch darauf, Pullover und Jacken im Reisegepäck zu haben, denn abends wird es in Spanien im Sommer früher dunkel als bei uns und kühler. Badekleidung sollte nie am Körper trocknen. So beugen Sie Erkältungskrankheiten vor.

In der Hitze können Fuß- und Fingerschwellungen durch geringere körperliche Belastung und Hochlegen der Beine vermieden werden. Überwärmung und Wasserverlust des Körpers lassen Erschöpfung entstehen und können zum Hitzschlag führen; Kopfbedeckung, Schatten und Trinken (kein Alkohol) beugen hier vor. Bei Flugreisen sind beim Rückflug aus wärmeren Regionen unbedingt Pullover und wärmere Kleidung zu tragen, denn häufig kommen Reisende „aufgeheizt" an Bord und setzen sich durch die Klimatisierung im Flugzeug einem „Temperaturschock" aus, der meistens mit einer kräftigen Erkältung endet.

NOTRUF UND RETTUNGSWACHT

In Spanien gibt es für die Notfallhilfe landesweit keine einheitliche Rufnummer; jedoch sind landesweit erreichbar die Polizei unter der Rufnummer 091 und der Vergiftungsnotfall unter der Rufnummer 91-26 20 04 20. Die regionalen Notfallhilfen sind dem Telefonbuch zu entnehmen.

Der ADAC-Auslandsnotruf in Spanien ist zu erreichen in: Alicante, Telefon 65/522 10 46 und Valencia, Telefon 6/360 05 04 täglich 9-17 Uhr in der Zeit vom 1. Juli bis 30. September.

Erreichbar in Deutschland sind Tag und Nacht der ADAC-Notruf München unter 07 49-89-22 2222 und der AvD-Notruf Frankfurt unter 07 49-69-66 06 300.

Die Notrufstationen sorgen nötigenfalls auch für Hilfen der Rettungswacht. Die Deutsche Rettungsflugwacht/Deutsche Zentrale für Luftrettung ist rund um die Uhr unter der Rufnummer 0749-711-70 10 70 in Stuttgart-Flughafen; die Schweizerische Rettungsflugwacht REGA unter der Rufnummer 0741-1-383 1 11 in Zürich erreichbar.

DEUTSCH-SPRECHENDE ÄRZTE IN SPANIEN

03520 Altea
Dr. med. Ernst Schmitz (Allgemeinmedizin), Calle Conde de Altea 54, 4,
Tel.: (65) 584 21 502

38002 Bajamar/Tenerife
Dr. med. Severiano Morcillo Herrea (Innere Medizin), Carrera General 135,
Tel.: (22) 54 21 765

08001 Barcelona
Dr. med. Felipe Bastos Mora (Unfallchirurgie), Calle Balmes, 85,5°, Tel.: (3) 253 68 802

Dr. med. dent. Carlos Boehm (Zahnmedizin), Diagonal, 598, Tel.: (3) 200 03 799

Dr. med. Werner Brill Kremer (Orthopädie-Sportmedizin), Calle Iradier, 3, Tel.: (3) 205 56 165

Prof. Dr. med. P. Corretero Gonzalez (Urologie), Calle Lauria, 116, 2°, 1ª, Tel.: (3) 257 83 578

Dr. med. dent. Edmundo Eckart (Zahnmedizin), Calle Balmes 380, 2°, Tel.: (3) 247 26 299

Dr. med. Enrique Low-Maus (Innnere Medizin-Kardiologie), Calle Londres, 1, 5°, 3ª, Tel.: (3) 230 41 232

Dr. med. Pere Pujol Dahme (Allgemeinmedizin), Calle Calvet 19, 2°, 2ª, Tel.: (3) 200 47 144

Dr. med. Victor M. Trilla Sanchez (Gynäkologie), Paseo Manuel Girona, 59, b 2°, Tel.: (3) 203 93 754

03500 Benidorm
Notarztklinik, Avenida Almendros, 37, 1. rechts, Tel.: (65) 585 74 133

Dr. med. Ernst Schmitz (Allgemeinmedizin), Clinica Benidorm, Tel.: (65) 585 38 502

48930 Bilbao
Dr. med. José M. Burzaco (Gynäkologie), Calle Peres Galdos 2, Tel.: (4) 432 40 315

Dr. med. Miguel Urigüen (Neurologie), Calle Colon de Larreategui 15/3, Tel.: (4) 424 00 225

03710 Calpe
Dr. med. Maria Lalis (Allgemeinmedizin, Innere Medizin), Calle los Almendros 23, 1. Etage E, Tel.: (65) 583 24 223

46010 Castellon
Dr. med. Rodriguez Caravaca Gil (Allgemeinmedizin), Pintor Zurbarán, 11, Tel.: (64) 20 40 422

Dr. med. Fawaz Kanaan Kanawati (Innere Medizin), M. Servet, 23-9, Tel.: (64) 23 58 191

Dr. med. dent. Jose Luis Vidal Jove (Zahnmedizin), Villavieja, 4-18, Tel.: (64) 23 33 092

08950 Esplugas de Llobregat
Dr. med. Lionel Valdés Loma (Gastroenterologie), Laureano Miró, 325, 2°, Tel.: (3) 371 01 721

29680 Estepona/Málaga
Dr. med. dent. Valentin Garcia Amigo (Zahnmedizin), Avenida de España 60, Tel.: (52) 80 08 428

17600 Figueras
Dr. med. Joaquin Vila Moner (Allgemeinmedizin-Gynäkologie), Clinica St. Cruz, Calle Sta. Leocardia, Tel.: (72) 50 36 507

17600 Gerona
Dr. med. N. Negre Frigola (Allgemeinmedizin), Calle Fontanillas, 5 1°, 2ª, Tel.: (72) 21 46 686

07800 Ibiza
Dr. med. Pedro Labarga-Aglava (Allgemeinmedizin), Tel.: (71) 31 03 682

38002 Javea
Dr. med. Barbara Kreisel (Allgemeinmedizin), Playa Arenal 9, Tel.: (22) 579 41 300

38010 La Paz/Puerto de la Cruz
Dr. med. Hartmut Krahn (Allgemeinmedizin), Calle Gariolle, Tel.: (22) 38 51 593

35010 Las Palmas de G. C.
Dr. med. Octavio Roca, Queen Victoria Hospital, Paseo de la Cornisa, Tel.: (28) 25 42 432

Dr. med. Winter Althaus (Allgemeinmedizin), Calle Pmochoso 7, Tel.: (28) 23 42 093

28001 Madrid
Dr. med. Francisco Berchi Garcia (Innere Medizin/Chirurgie), Calle Orense 66, 2° B,
Tel.: (1) 572 08 615

Dr. med. dent. A. S. Galiano Vigliocco (Zahnmedizin), Calle Fortuny 47, 2°,
Tel.: (1) 419 32 006

Dr. med. Fermin Galindez Iglesias (Augenheilkunde), Calle Maldonado 28,
Tel.: (1) 431 81 929

Dr. med. Fernando Paz Espeso (Innere Medizin), Calle Carácas 10, Tel.: (1) 419 99 003

Dr. med. dent Enrique Schmidt Lopez, (Zahnmedizin), Calle Padre Damian 5, Tel.: (1) 458 75 008

Dr. med. J. Antonio Velasco Collazo, Diagnostik-Zentrum, Calle Rodriguez Marin 46,
Tel.: (1) 250 09 449

29001 Málaga
Dr. med. Don Saloador Almansa de Cara (Innere Medizin), Baseo de Sancha 3, Tel.: (52) 21 41 661

Dr. med. Diego Narbona Marcez (Gynäkologie), Cistaer 5, Tel.: (52) 21 69 062

Dr. med. Aser Seara-Vasquez, Clinica Santa Elena, Torremolinos, Tel.: (52) 38 62 667

Dr. med. Alcala Hernandez (Allgemeinmedizin),
Tel.: (52) 38 34 077

29600 Marbella
Dr. med. Amin Faiyad (Innere Medizin), Policlinica Andalusia, Tel.: (52) 82 07 000

Dr. med. Alberto Stolzenburg (Gynäkologie), Clinico Picasso, Tel.: (52) 86 39 794

Dr. med. Christia Wiesner, (Innere Medizin), Daseo Maritimo 7/II, Tel.: (52) 77 54 433

07800 Pacoronte/Tenerife
Dr. med. J. C. Tomey (Allgemeinmedizin), Residencia Flores y Sol 10, Tel.: (22) 56 32 609

07000 Palma de Mallorca
Dr. med. Juan E. Brazis (Innere Medizin), Españolet 55, Tel.: (71) 23 16 477

Dr. med. F. Busquets Riudavets (Chirurgie), Ramón Berenguer III, 20 (I), Tel.: (71) 25 34 955

Dr. med. P. Cardell Vicens (Innere Medizin), Cecilio Metelo 3, Tel.: (71) 21 32 435

Dr. med. dent. L. Mulet Amengual (Zahnmedizin), Poeta Tous y Maroto 6, 3°,
Tel.: (71) 22 12 044

Dr. med. F. Torrente Blanch, (Innere Medizin), Avda. Juan March Ordinas 8,
Tel.: (71) 25 35 342

07000 Peñiscola
Dr. med. Jose M. Gonzales Griego (Kinderheilkunde), Ed. Torre Hirta 5, Tel.: (64) 48 07 984

38002 Puerto de la Cruz/Tenerife
Dr. med. Martin Fernandez (Innere Medizin), Plaza del Charco 6, Tel.: (22) 38 01 056

Inge C. Heinz (Allgemeinmedizin), Calle Virud 3, Tel.: (22) 38 12 074

Dr. med. Renate Hengst-Teiss (Allgemeinmedizin), Avenida Generalisimo 7,
Tel.: (22) 38 10 623

07800 San Antonio/Ibiza
Dr. med. Miguel Picarzo (Allgemeinmedizin), Avenida Dr. Fleming, Tel.: (71) 34 15 08

35010 Santa Cruz de la Palma
Dr. med. Roland Klassert (Allgemeinmedizin), Avda. el Puende 27, Tel.: (22) 41 23 022

38002 Santa Cruz de Tenerife
Dr. med. Francisco de la Rosa-Mesa (Innere Medizin), 18. de Julio 26, Tel.: (22) 28 13 166

Dr. med. Jaoier Harache Hernandez (Gynäkologie), Rambla General Franco 155, Tel.: (22) 28 01 081

Dr. med. Emilio Reimer Conzalez (Innere Medizin), Hospital Universario, Tel.: (22) 64 10 115

41007 Sevilla
Dr. med. Bernabeu Ruiz (Innere Medizin), Núcleo San Estanislao 8, 12°, Tel.: (54) 457 96 235

43005 Tarragona
Dr. med. Antonio M. Rabadan Fornies (Gynäkologie), Pere Martell, 9, 7-3, Tel.: (77) 21 62 804

Dr. med. Asuncion Sola Urbez (Allgemeinmedizin), P. Companys, 12-B, 6-4, Tel.: (77) 21 13 012

Dr. med. Walter Zavarise Ischia (Allgemeinmedizin), Ramón y Cajal, 1-2, Tel.: (77)-60 38 133

38002 Tenerife
Dr. med. Manuel Toledo Trujillo (Allgemeinmedizin), Urbanization Guajara - La Laguna, Tel.: (22) 25 74 544

43030 Tortosa
Dr. med. Manuel Massoni Santanach (Gynäkologie), Despuig 13, 5-2, Tel.: (77) 44 51 192

46010 Valencia
Dr. med. Fernando Bonilla (Gynäkologie), Calle Navarro Reverter 11, Tel.: (6) 351 54 773

Dr. med. Rincon de Arellano (Innere Medizin), Jorge Juan 6, 1ª, Tel.: (6) 35 14 89 77

Dr. med. José A. de Velasco (Innere Medizin), Calle Conde de Salvatierra 39, Tel.: (6) 351 39 408

Dr. med. Fernando Gomez-Ferrer Bayo (Chirurgie), Calle Cronista Carreres 10, Tel.: (6) 35 19 34 01

Dr. med. Alberto Grima Serrano (Innere Medizin), Calle Salamanca 54-5°, 10ª, Tel.: (6) 37 46 46 52

Dr. med. Jorge Kassab (Kinderheilkunde und Innere Medizin), Av. Blasco Ibañez 12, 4ª, Mislata, Tel.: (6) 350 26 262

46090 Vinaros
Dr. med. Vicente Breva Salas (Allgemeinmedizin), S. Pedro 8, 4, C, Tel.: (64) 45 51 146

08070 Zaragoza
Dr. med. Ernesto Alcañiz Andres (Gynäkologie), Po Sagasta 47, esc. A, 4° A, Tel.: (76) 27 57 008

Dr. med. Zopetti de la Pardina (Chirurgie und Traumatologie), Clinica Nstra. Sra. del Pilar, Tel.: (76) 27 57 002

KONSULARISCHE HILFEN

Materielle Hilfe wird in der Regel gewährt, wenn die Notlage auf andere Weise nicht behoben werden kann.
Arzt-, Medikamenten- und Krankenhauskosten können unter bestimmten strengen Bedingungen nach Unfällen und akuten Erkrankungen im Notfall als finanzielle Überbrückungshilfe von den Konsulaten verauslagt werden.
Informationshilfen können ggf. auch von den örtlichen Lufthansa-Büros gegeben werden:
Barcelona, 3-379 37 66,
Gran Canaria, 28-70 01 83,
Ibiza, 71-30 33 90,
Madrid, 1-205 42 40,
Màlaga, 52-23 03 13,
Tenerife, 22-77 10 14,
Valencia, 46-332 21 14

Bundesrepublik Deutschland

Botschaft
28001 Madrid, Calle de Fortuny 8, Tel.: (1) 41 99 100/50

Generalkonsulate

08037 Barcelona, Paseo de Gracia 111, Tel.: (3) 21 76 162

48930 Bilbao, Calle de Gobelas 1, Tel.: (4) 46 41 87 72

41011 Sevilla, Avènida de Ramón de Carranza 22, Tel.: (54) 45 78 114

Vicekonsulate

35010 Las Palmas de G.C., Franchy y Roca 5-2, Tel.: (28) 27 57 004

07002 Palma de Mallorca, Passeig des Born 15, Tel.: (71) 72 29 978

38002 Santa Cruz de Tenerife, Avènida de Anaga 45, Tel.: (22) 28 48 12/16

Honorarkonsulate

03001 Alicante, Piaza Calvo Sotelo 1-2, 5°, Tel.: (65) 21 70 602

04720 Almeria, Carretera de Málaga, Tel.: (51) 34 05 55

17600 Figueras, Calle Gerona 20-22, 4a, Tel.: (72) 50 59 544

07800 Ibiza, Carrer d'Antoni Jaume 2-2°-92, Tel.: (71) 31 57 634

11402 Jerez de la Frontera, C. Piazzo 10, Tel.: (56) 30 11 002

07703 Mahón/Menorca, C. Andreu 32, Tel.: (71) 36 16 68

29005 Málaga, Paseo del Limonar 26, Tel.: (52) 22 76 863

39600 Muriedas (Cantabria), Avénida de Bilbao 39, Tel.: (42) 25 04 434

20003 San Sebastian, Calle San Juan 14-1°, Tel.: (43) 42 42 021

43005 Tarragona, C. Lluis Companys 14-1°, Tel.: (77) 23 02 53

46011 Valencia, Avènida Primado Reig 70, 10°, Tel.: (46) 361 43 54

36201 Vigo, Avènida Garcia Barbón 1, Tel.: (86) 43 78 792

Österreich

Botschaft

28046 Madrid, Paseo de la Castellana 91, Tel.: (1) 45 65 40 34

Generalkonsulat

08037 Barcelona, Calle Mallorca 286, Tel.: (3) 25 73 61 41

Honorarkonsulate

48930 Bilbao, Avènida Zugazarte 37, Tel.: (94) 46 40 763

35010 Las Palmas de G.C., Calle Louis Morote 6-4, Tel.: (28) 26 11 00

29005 Malaga, Calle Occidente, Tel.: (52) 44 39 523

07002 Palma de Mallorca, Plaza Olivar 7/2/d, Tel.: (71) 71 39 49

38002 Santa Cruz de Tenerife, Calle San Francisco 17, Tel.: (22) 24 37 991

41001 Sevilla, Marqués de Paradas 26, Tel.: (54) 22 21 62

46011 Valencia, Calle Francisco Cubells 43, Tel.: (96) 36 71 658

Schweiz

Botschaft

28001 Madrid, Calle Nuñez de Balboa 35-7°, Tel.: (1) 431 34 002

Generalkonsulat

08028 Barcelona, Gran Via de Carlos III, 94-7°, Tel.: (3) 330 92 11

Konsulate

35010 Las Palmas de G.C., Calle el Cid 38/40, Tel.: (28) 27 45 444

29005 Malaga, Puerta del Mar 18-6°, Tel.: (52) 21 72 66

07012 Palma de Mallorca, Paseo de Mallorca 24, Tel.: (71) 71 25 202

SRI LANKA [englisch]

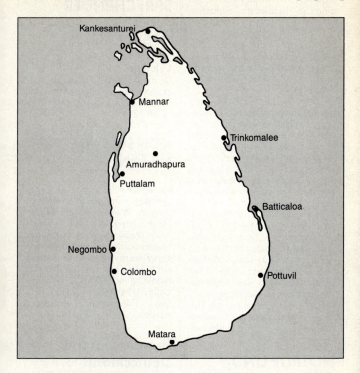

VOR DER REISE

Schutzimpfungen werden im internationalen Reiseverkehr nach den WHO-Bestimmungen von Sri Lanka verlangt; und zwar Malariaschutz ist ganzjährig für das gesamte Land vorgeschrieben. Es ist daher auf jeden Fall eine Woche vor der Reise mit der Malariaprophylaxe zu beginnen. Die Konsultation des Hausarztes vor der Reise ist erforderlich.

Impfungen gegen Gelbfieber sind zwingend für Reisende, die sich innerhalb der letzten 6 Tage vor ihrer Ankunft in Sri Lanka in Infektionsgebieten in Afrika oder Südamerika aufgehalten haben. Die Impfungen werden in der Bundesrepublik Deutschland von Gelbfieberimpfstellen durchgeführt. Ihr Hausarzt kennt die nächstgelegene Gelbfieberimpfstelle.

In Sri Lanka ist ganzjährig überwiegend mit heißen und sehr schwülen Klimawerten zu rechnen. Klimaangepaßtes Verhalten ist also nicht außer acht zu lassen und der geeignete Sonnenschutz darf nicht vernachlässigt werden. Diarrhoe (Reisedurchfall) ist bei Reisen in heiße Länder ein besonderes Risiko in den ersten Tagen, solange die Gewöhnung des Reisenden an die veränderten Klima- und Lebensumstände noch nicht erfolgt ist. Strenge Eßdisziplin und strikte Hygiene sind die beste Vorsichtsmaßnahme.

Dies ist umso wichtig, wenn man sich im Trekking oder Camping in besonders einfachen Lebensbedingungen befindet. Lassen Sie die heimischen Gewohnheiten nicht außer acht; Obst und Früchte sind vor dem Verzehr zu waschen und verzichten Sie auf Leitungswasser als Trinkwasser.

Bei Flugreisen sind beim Rückflug aus wärmeren Regionen unbedingt Pullover und wärmere Kleidung zu tragen, denn häufig kommen Reisende „aufgeheizt" an Bord und setzen sich durch die Klimatisierung im Flugzeug einem „Temperaturschock" aus, der meistens mit einer kräftigen Erkältung endet.

Bei Aufenthalten in Sri Lanka gewähren die gesetzlichen Krankenkassen keine „Leistungsaushilfen". Mit Sri Lanka besteht kein Abkommen über soziale Sicherheit. Vor der Reise ist es daher empfehlenswert, eine Auslandsreise-Krankenversicherung abzuschließen, um auch weitere Risiken wie z. B. mögliche Krankenrücktransportkosten abzudecken.

NOTRUF UND RETTUNGSWACHT

Die Notrufnummern in Sri Lanka lauten 433 333 und 422 222.
Darüberhinaus sind in Deutschland Tag und Nacht der ADAC-Notruf München (0049-89-22 22 22) und der AvD-Notruf Frankfurt/Main (0049-69-66 06 300) erreichbar.
Die Notrufstationen sorgen ggf. auch für Hilfen der Rettungswacht. Die Deutsche Rettungsflugwacht/Deutsche Zentrale für Luftrettung ist rund um die Uhr unter der Rufnummer 0049-711-70 10 70 in Stuttgart-Flughafen; die Schweizerische Rettungsflugwacht REGA unter der Rufnummer 0041-1-383 11 11 in Zürich erreichbar.

DEUTSCH-SPRECHENDER ARZT IN SRI LANKA

Colombo
Dr. med. Theva Buell (Allgemeinmedizin), 410 Bauddhaloka Mawatha, Tel.: (01) 92 41 71 / 27 08 62

KONSULARISCHE HILFEN

Materielle Hilfe wird in der Regel gewährt, wenn die Notlage auf andere Weise nicht behoben werden kann.
Arzt-, Medikamenten- und Krankenhauskosten können unter bestimmten strengen Bedingungen nach Unfällen und akuten Erkrankungen im Notfall als finanzielle Überbrückungshilfe von den Konsulaten verauslagt werden.

Bundesrepublik Deutschland

Botschaft
Colombo,
40, Alfred House Avenue,
Tel.: (01) 58 04 31

Österreich

Honorarkonsulat
Colombo,
424, Union Place,
Tel.: (01) 9 16 13

Schweiz

Botschaft
Colombo,
7-1/1, Upper Chatham Street,
Tel.: (01) 54 76 63

SÜDAFRIKA [englisch]

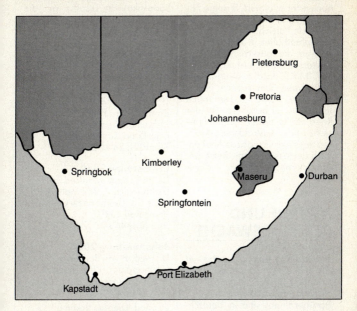

VOR DER REISE

Schutzimpfungen werden im internationalen Reiseverkehr nach den WHO-Bestimmungen von Südafrika verlangt; und zwar Malariaschutz ist ganzjährig für die Flachlandgebiete des nördlichen, östlichen und westlichen Transvaal (einschließlich Krüger-Nationalpark) sowie in den Küstenregionen Natals, nördlich Richards Bay vorgeschrieben. Es ist daher auf jeden Fall eine Woche vor der Reise mit der Malariaprophylaxe zu beginnen. Es ist jedoch mit einer Chloroquin-Resistenz zu rechnen. Die Konsulation des Hausarztes vor der Reise ist erforderlich.

Impfungen gegen Gelbfieber sind zwingend für Reisende, die sich innerhalb der letzten 6 Tage vor ihrer Ankunft in Südafrika in Infektionsgebieten in Afrika oder Südamerika aufgehalten haben. Die Impfungen werden in der Bundesrepublik Deutschland von Gelbfieberimpfstellen durchgeführt. Ihr Hausarzt kennt die nächstgelegene Gelbfieberimpfstelle.

Bei Flugreisen sind beim Rückflug aus wärmeren Regionen unbedingt Pullover und wärmere Kleidung zu tragen, denn häufig kommen Reisende „aufgeheizt" an Bord und setzen sich durch die Klimatisierung im Flugzeug einem „Temperaturschock" aus, der meistens mit einer kräftigen Erkältung endet.

In Südafrika ist allgemein ganzjährig mit warmen Klimawerten zu rechnen; im dortigen Sommer wird es schwül; sehr schwül in der Region Durban/Natal.

Diarrhoe (Reisedurchfall) ist bei Reisen in heiße Länder ein besonderes Risiko in den ersten Tagen, solange die Gewöhnung des

Reisenden an die veränderten Klima- und Lebensumstände noch nicht erfolgt ist. Strenge Eßdisziplin und strikte Hygiene sind die beste Vorsichtsmaßnahme.

Bei Aufenthalten in Südafrika gewähren die gesetzlichen Krankenkassen keine „Leistungsaushilfen". Mit Südafrika besteht kein Abkommen über soziale Sicherheit. Alle ärztlichen Leistungen sind sofort zu bezahlen. Vor der Reise ist es daher empfehlenswert, eine Auslandsreise-Krankenversicherung abzuschließen; auch um Risiken möglicher Krankenrücktransportkosten abzudecken.

NOTRUF UND RETTUNGSWACHT

In Südafrika gibt es landesweit die einheitliche Notfallrufnummer 10111 für Polizei und 999 für Notarzt und Krankenwagen.
Darüberhinaus sind in Deutschland Tag und Nacht der ADAC-Notruf München (0949-89-22 22 22) und der AvD-Notruf Frankfurt/Main (0949-69-66 06 300) erreichbar.
Die Notrufstationen sorgen ggf. auch für Hilfen der Rettungswacht. Die Deutsche Rettungsflugwacht/Deutsche Zentrale für Luftrettung ist rund um die Uhr unter der Rufnummer 0949-711-70 10 70 in Stuttgart-Flughafen; die Schweizerische Rettungsflugwacht REGA unter der Rufnummer 0941-1-383 11 11 in Zürich erreichbar.

DEUTSCH-SPRECHENDE ÄRZTE IN SÜDAFRIKA

In diesem Verzeichnis wurden auch zwei deutschsprechende Ärzte in Maseru/Lesotho berücksichtigt. (Lesotho gehört nicht zu Südafrika). In Lesotho gilt die Notfall-Rufnummer 121 und für Polizei 123.

Cape Town 8001
Dr. med. Tertius Hansmann (Allgemeinmedizin), 1029 Medipark, Foreshore,
Tel.: (021) 21 79 811

Dr. med. Jens Pieper (Allgemeinmedizin), 22 Kloofneck Road, Tamboerskloof,
Tel.: (021) 24 42 574

Cramerview 2060
Dr. med. dent. Manfred Zühlke (Zahnmedizin), 277 Main Road, Suite 113, Cramerview Centre, Bryanston 2021,
Tel.: (011) 463 27 174

Johannesburg 2001
Dr. med. P. von Bormann (Orthopädie), 1203 Medical Arts Bldg. Jeppe Street,
Tel.: (011) 29 95 312

Dr. med. Dietrich Brenner (Allgemeinmedizin), 1305 Lister Building, 193 Jeppe Street,
Tel.: (011) 33 77 76 81

Maseru/Lesotho 1000
Dr. med. T. Maseela (Allgemeinmedizin), P. O. Box 627, Tel.: (03) 31 14 794

Dr. med. Taoana (Allgemeinmedizin), P. O. Box 415, Tel.: (03) 32 43 895

Parkview 2193
Dr. med. K. D. O. Brenner (Allgemeinmedizin), Parkview Centre Tyrone Ave., Tel.: (011) 646 19 142

Pretoria 0002
Dr. med. F. Papke (Allgemeinmedizin), 510 Nedpark Medical Centre Sunnyside,
Tel.: (012) 341 60 641

Randburg 2194
Dr. med. A. Brunke (Allgemeinmedizin), 36 Judges Ave. Cresta, Tel.: (011) 678 53 752

Frau Dr. med. Marianne Renate
Stüve (Psychologie), 2 Aimee
Close President Ridge App. 1,
Tel.: (011) 787 09 371

Rosebank 2196
Dr. med. dent. O. A. Hallwachs,
(Zahnmedizin), 208 Admirals
Court, Tel.: (011) 880 10 566

Sandton 2196
Dr. med. P. von Bormann
(Orthopädie), Sandton Clinic,
Zimmer 28, Peter Place,
Tel.: (011) 706 60 544

Saxonwold 2196
Dr. med. Dagmar Erken,
Dr. med. E. H. W. Erken,
(Allgemeinmedizin, Orthopädie), 19 Methwold Road,
Tel.: (011) 646 96 013

Westville 3630
Dr. med. Arpad Romandy
(Allgemeinmedizin), 15 Hiway
Medical Centre,
Tel.: (031) 86 52 833

KONSULARISCHE HILFEN

Arzt-, Medikamenten- und Krankenhauskosten können unter bestimmten strengen Bedingungen nach Unfällen und akuten Erkrankungen im Notfall als finanzielle Überbrückungshilfe von den Konsulaten verauslagt werden. Informationshilfen können ggf. auch von den örtlichen Lufthansa-Büros gegeben werden:
Durban, 031-305 42 62
Johannesburg, 011-975 04 84
Kapstadt, 021-25 14 90

Deutschland

Botschaft
Pretoria 0083, 180, Blackwood Street, Arcadia,
Tel.: (012) 43 59 31/34

Kapstadt 8000, 825, St.
Martini Gardens, Queen Victoria Street, Tel.: (021) 24 24 10
(von Mitte Januar bis Ende Juni
eines jeden Jahres geöffnet als
Dienststelle der Botschaft Pretoria).

Generalkonsulate
Johannesburg 2001, 16, Kapteijnstreet, Tel.: (011) 725 15 19
Kapstadt 8000, 825, St. Martini Gardens, Queen Victoria
Street, Tel.: (021) 24 24 10
Durban 4001, 15th Floor, 320
West Street,
Tel.: (031) 305 56 77/79

Honorarkonsulat
Port Elizabeth, 6000,
Tel.: (041) 54 55 72

Österreich

Botschaft
Pretoria 0001, 10th Floor,
Apollo Center 405, Church
Street/Corner du Toit Street,
Tel.: (012) 322 38 49

Kapstadt 8001, Cape Town
Centre M 662, Hertzog Boulevard, Tel.: (021) 21 14 40

Honorarkonsulat
Durban 4001,
Tel.: (031) 30 49 522

Schweiz

Botschaft
Pretoria 0001, 818 George
Avenue, Arcadia,
Tel.: (012) 43 77 88

Generalkonsulat
Johannesburg 2001, Swiss
House 86, Main Street,
Tel.: (011) 838 51 02

Honorarkonsulat
Kapstadt 8000,
Tel.: (021) 26 10 40/41

SÜDKOREA

[koreanisch]

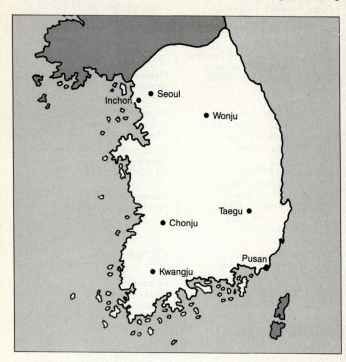

VOR DER REISE

Schutzimpfungen werden im internationalen Reiseverkehr nach den WHO-Bestimmungen von Südkorea nicht verlangt.
Bei Aufenthalten in Südkorea gewähren die gesetzlichen Krankenkassen keine „Leistungsaushilfen". Es wird daher empfohlen, vor der Reise eine Auslandsreise-Krankenversicherung abzuschließen, um auch Risiken möglicher Krankenrücktransportkosten abzudecken.

NOTRUF UND RETTUNGSWACHT

In Südkorea gibt es landesweit die einheitlichen Notrufnummern 112 für Polizei, 119 für Feuerwehr und 129 für Notarzt.

Erreichbar sind in Deutschland Tag und Nacht der ADAC-Notruf unter der Rufnummer 00149-89-22 22 22 und der AvD-Notruf Frankfurt/Main unter 00149-69-66 06 300.

Die Notruf-Stationen sorgen nötigenfalls auch für Hilfen der Rettungswacht.

Die Deutsche Rettungsflugwacht/ Deutsche Zentrale für Luftrettung ist rund um die Uhr unter der Rufnummer 00149 - 711 - 70 10 70 in Stuttgart Flughafen; die Schweizerische Rettungsflugwacht REGA unter der Nummer 00141 - 1 - 383 11 11 in Zürich erreichbar.

DEUTSCH-SPRECHENDE ÄRZTE IN SÜDKOREA

Seoul

Dr. med. dent. Kim Chul-Ok (Zahnmedizin), Room 401, Chongno Hoekwan, 71-2 Chongno -2-ga, Chongno-gu, Tel.: (02) 73 32 66 22

Dr. med. Choi Deuk-Yong (Neurochirurgie), Yongsan Hospital, 65, Hangangno -3-ga, Yongsan-Gu, Tel.: (02) 79 89 70 15

Dr. med. Sun Duk-Young (HNO), 28 Chongno -3-ga, Chongno-Gu, Tel.: (02) 76 42 23 32

Dr. med. Yoo Eun-Ho (Innere Medizin), Sacred Heart Hospital, 82-1 Pildong -2-ga, Chung-Gu, Tel.: (02) 27 53 14 11, 27 53 14 94

Dr. med. Whang Jun-Shik (Allgemeinmedizin), 423-237 Chonho-dong, Kangdong-gu, Tel.: (02) 478 29 75

Dr. med. Lee Jin-Ho (Gynäkologie), 234-25 Kuui-dong, Sungdong-gu, Tel.: (02) 44 63 35 67

Dr. med. Lee Jin-Yong (Gynäkologie), 28 Yongon-dong, Chongno-gu, Tel.: (02) 76 02 11 45

Dr. med. Kim Kil-Ryoung (HNO), Severance Hospital, 134 Shinchon-dong, Sodaemun-gu, Tel.: (02) 39 20 16 15

Dr. med. Yoo Sang-Yong (Chirurgie), St. Mary's Hospital, 62 Youido-dong, Yongdungpo-gu, Tel.: (02) 78 91 11 44

Dr. med. Ko Seung-Kun (Urologie), Hyehwa Hospital, 4 Myongnyundong -2-ga, Chongno-gu, Tel.: (02) 76 25 12 11, 76 25 12 91

Dr. med. dent. Suchul OE (Zahnmedizin), Coal Center Bldg, 7th Floor, 80-6 Susong-Dong, Chongro-Ku, Tel.: (02) 73 43 89 01

Dr. med. Lim Un (Neurochirurgie), 1 Hoegi-dong, Tongdaemun-gu, Tel.: (02) 96 22 41 14, 96 26 31 12

Dr. med. Ahn Yong-Pal (Rehabilitationsmedizin), Catholic Medical College / St. Mary's Hospital, 555 Panpo-dong, Seocho-Gu, Tel.: (02) 59 35 14 13, 59 36 12 10

Dr. med. Kim Jeong-Won (Dermatologie), 555 Panpo-dong, St. Mary's Hospital, Seocho-Gu, Tel.: (02) 59 35 14 11, 59 37 13 11

KONSULARISCHE HILFEN

Unterstützung wird im üblichen Rahmen gewährt.

Bundesrepublik Deutschland

Botschaft
Seoul, 4th Floor, Daehan Fire + Marine Insurance Building, 51-1 Namchang-Dong, Tel.: (02) 779 32 71 - 75

Honorarkonsulat
Pusan, Tel.: (051) 753 59 29

Österreich

Botschaft
Seoul, Kyobo-Bldg., 19th Floor, Room 1913, 1-1, 1-Ka, Chong-ro, Chong-ro Ku, Tel.: (02) 732 90 71 - 72

Honorarkonsulat
Seoul, Tel.: (02) 266 65 50

Schweiz

Botschaft
Seoul, 32-10 Songwol-dong, Chongro-gu, Tel.: (02) 739 95 11 / 4

TAIWAN

[chinesisch]

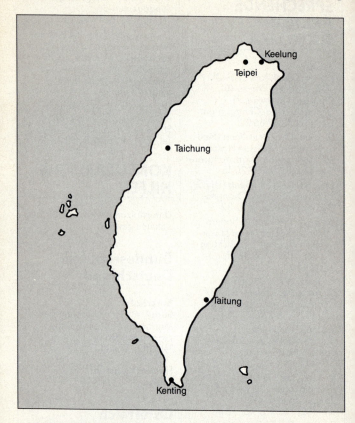

VOR DER REISE

Schutzimpfungen werden im internationalen Reiseverkehr nach den WHO-Bestimmungen von Taiwan nicht verlangt. Malariaschutz ist nicht erforderlich.

Bei Aufenthalten in Taiwan gewähren die gesetzlichen Krankenkassen keine „Leistungsaushilfen". Es wird daher empfohlen, vor der Reise eine Auslandsreise-Krankenversicherung abzuschließen, um auch Risiken möglicher Krankenrücktransportkosten abzudecken.

NOTRUF UND RETTUNGSWACHT

In Taiwan gibt es landesweit die einheitlichen Notrufnummern 100 für Polizei und 119 für Feuerwehr. Die Telefonnummern für Notärzte sind regional unterschiedlich und daher den amtlichen Fernsprechbüchern zu entnehmen.
Erreichbar sind in Deutschland Tag und Nacht der ADAC-Notruf unter 00249-89-22 22 22 und der AvD-Notruf Frankfurt/Main unter 00249 - 69 - 66 06 300.

Die Notruf-Stationen sorgen nötigenfalls auch für Hilfen der Rettungswacht. Die Deutsche Rettungsflugwacht/Deutsche Zentrale für Luftrettung ist rund um die Uhr unter 00249-711-70 10 70 in Stuttgart Flughafen; die Schweizerische Rettungsflugwacht REGA unter 00241-1-383 11 11 in Zürich erreichbar.

DEUTSCHSPRECHENDE ÄRZTE IN TAIWAN

Kaohsiung City
Dr. med. Lin-shan Liu (Allgemeinmedizin), No. 19, Tai Feng St., Ling Ya District, Tel.: (07) 25 10 99 31, 36 31 96 09

Linkou
Dr. med. Cheng-Yi Huang (Innere Medizin), Chang Gung Memorial Hospital, Linkou Medical Center, Tel.: (03) 32 81 20 00

Dr. med. Pai-tsan Huang (Innere Medizin), Chang Gung Memorial Hospital, Linkou Medical Center, Tel.: (03) 32 81 20 00

Niaosung Hsiang
Dr. med. Tsung-pin Huang (Kinderarzt), Chang Gung Memorial Hospital, No. 123, Taipei Road, Kaohsiung County, Tel.: (07) 73 17 12 31

Taichung
Dr. med. Shang-min Chiu (Neurochirurgie) Veterans General Hospital, No. 160, Sec. 3, Taichungkang Road, Tel.: (04) 35 92 52 55

Dr. med. Tu-sheng Lee (Osteologie), Veterans General Hospital, No. 160, Sec. 3, Taichungkang Road, Tel.: (04) 35 92 52 55

Taipei
Dr. med. Kuang-li Chen (Allgemeinmedizin), No. 7-1, Tung Shan St., Tel.: (02) 32 19 47 47

Dr. med. Ching-yao Chuang (Allgemeinmedizin), 2F, No. 12, Alley 2, Lane 87, Tien Mu N. Rd., Tel.: (02) 87 26 34 11, 83 46 68 28

Dr. med. Chao-Hai Huang (Allgemeinmedizin), 6F, No. 33-5, Lane 180, Kuang Fu S. Rd., Tel.: nicht bekannt

Dr. med. Wen-tsung Hung (Chirurgie), No. 14, Changtsung Road, Tel.: (02) 54 18 03 71

Dr. med. Ching Ho (Allgemeinmedizin), No. 11-3, Alley 5, Lane 217, Chung Hsiao E. Rd., Sec. 3, Tel.: (02) 71 12 33 77

Dr. med. Tao-chun Kang (Allgemeinmedizin), 5F, No. 16, Ling Kou St., Tel.: (02) 70 21 54 07, 70 82 79 54, 76 63 02 03

Dr. med. Huan-ying Lee (Allgemeinmedizin), 4F, No. 4, Alley 23, Lane 43, Pai Jen St., Hsin Tien City, Tel.: (02) 91 18 23 12

Dr. med. Chiang-feng Lien (Allgemeinmedizin), 4F, No. 48, Lane 186, Hsing Yi Rd., Tel.: (02) 87 17 41 23

Dr. med. Shu-jen Pan (Allgemeinmedizin), 5F, No. 516, Tun Hwa S. Rd., Tel.: (02) 70 89 23 10

Dr. med. Yung-shao Shen (Allgemeinmedizin), No. 17, Lane 107, Ho Ping E. Rd., Sec. 2, Tel.: (02) 70 20 29 09

Yun Ling Hsien
Dr. med. Yung-hui Yeh (Allgemeinmedizin), No. 32, Ta Tung Rd., Tou liu Chen, Tel.: (055) 322 06 32

KONSULARISCHE HILFEN

Deutschland, Österreich und die Schweiz unterhalten keine diplomatischen Beziehungen zu Taiwan. Für Informationshilfen steht ggf. das Deutsche Wirtschaftsbüro Taipei zur Verfügung:
10444 Taipei Tel.: (02) 506 90 28.

TANSANIA [englisch]

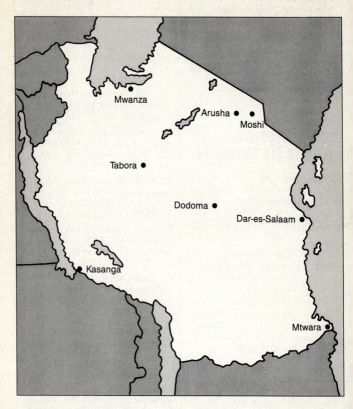

VOR DER REISE

Schutzimpfungen werden im internationalen Reiseverkehr nach den WHO-Bestimmungen von Tansania verlangt; und zwar

Malariaschutz ganzjährig für Gebiete unterhalb 1800 m. Es ist auf jeden Fall eine Woche vor der Reise mit der Malariaprophylaxe zu beginnen.

Eine Impfung gegen Gelbfieber ist zwingend vorgeschrieben für Reisende, die sich innerhalb der letzten 10 Tage in Infektionsgebieten in Afrika oder Südamerika aufgehalten haben. Allerdings wird diese Impfung trotz der Einschränkung für alle Reisenden dringend empfohlen, ausgenommen sind lediglich Transitreisende und Kinder unter einem Jahr.

Eine Cholera-Impfung ist zwingend vorgeschrieben, wenn der Besuch der Inseln Pemba oder Sansibar beabsichtigt ist.

Bei Aufenthalten in Tansania gewähren die gesetzlichen Krankenkassen keine „Leistungsaushilfen". Es wird daher empfohlen, vor der Reise eine Auslandsreise-Krankenversicherung abzuschließen, um auch Risiken möglicher Krankenrücktransportkosten abzudecken.

NOTRUF UND RETTUNGSWACHT

In Tansania gibt es landesweit die einheitliche Notrufnummer 999 für Polizei, Feuerwehr und Krankenwagen. Diese Verbindung ist jedoch erfahrungsgemäß häufig überlastet.
Eine Direktwahlmöglichkeit nach Europa besteht nicht. Der „International Operator" (Fernamt) ist unter 0900 bzw. 0901 zu erreichen. Er stellt eine Verbindung nach Deutschland zum ADAC-Notruf (89-22 22 22) und AvD-Notruf Frankfurt/Main (69 - 66 06 300) her.
Die Notruf-Stationen sorgen nötigenfalls für Hilfen der Rettungswacht. Die Deutsche Rettungsflugwacht/Deutsche Zentrale für Luftrettung ist rund um die Uhr (711 - 70 10 70) in Stuttgart Flughafen; die Schweizerische Rettungsflugwacht REGA (1 - 383 11 11) in Zürich erreichbar.

DEUTSCH-SPRECHENDE ÄRZTE IN TANSANIA

Es sind in Tansania keine deutschsprechenden Ärzte bekannt. Reisende sind gehalten, die Botschaft zu verständigen, die dann im Einzelfall über eine geeignete Behandlungsmöglichkeit entscheidet. In schweren Fällen kommt in der Regel nur eine Behandlung im benachbarten Kenia oder ein Rücktransport in das Heimatland in Betracht. Für akute Notfälle wird eine Kontaktaufnahme mit einer der folgenden Kliniken empfohlen, Grundkenntnisse der englischen Sprache sollten allerdings zur Verständigung vorhanden sein.

Dar-es-Salaam
Muhimbili Medical Centre,
Tel.: (051) 26 21 12, 28 92 00

Aga Khan Hospital,
Tel.: (051) 30 08 11,
30 08 27, 30 08 34

Klinik Dr. Khalid Khan,
Tel.: (051) 21 86 53, 35 53 44

Moshi
Kilimanjaro Christian Medical Centre (KCMC),
Tel.: (055) 2 74 11

KONSULARISCHE HILFEN

Es wird immer zunächst die telefonische Kontaktaufnahme empfohlen.
Materielle Hilfe wird in der Regel gewährt, wenn die Notlage auf andere Weise nicht behoben werden kann.
Arzt-, Medikamenten- und Krankenhauskosten können unter bestimmten strengen Bedingungen nach Unfällen und akuten Erkrankungen im Notfall als finanzielle Überbrückungshilfe verauslagt werden.

Bundesrepublik Deutschland

Botschaft
Dar-es-Salaam, NIC Investment House, Samora Avenue,
Tel.: (051) 2 32 86 - 8, 2 64 17

Österreich

Honorargeneralkonsulat
Dar-es-Salaam, Independence Avenue 20J, Tel.: (051) 2 04 17

Schweiz

Botschaft
Dar-es-Salaam, 17 Kenyatta Drive, Tel.: (051) 3 47 72,
3 49 03

THAILAND [englisch]

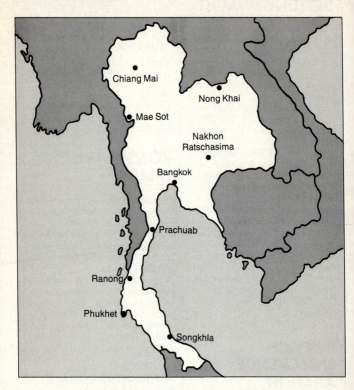

VOR DER REISE

Schutzimpfungen werden im internationalen Reiseverkehr nach den WHO-Bestimmungen von Thailand verlangt; und zwar Malariaschutz ist ganzjährig für das gesamte Land vorgeschrieben. Es ist daher auf jeden Fall eine Woche vor der Reise mit der Malariaprophylaxe zu beginnen.

Das Mittel der ersten Wahl ist Chloroquin. In Thailand ist jedoch mit einer Chloroquin-Resistenz zu rechnen. Bei Reisen von mehr als einer Woche ist daher die Malariaprophylaxe mit Mefloquin anstatt mit Chloroquin angebracht. Die Konsultation des Hausarztes vor der Reise ist erforderlich.

Impfungen gegen Gelbfieber sind zwingend für Reisende, die sich innerhalb der letzten 6 Tage vor ihrer Ankunft in Thailand in Infektionsgebieten in Afrika oder Südamerika aufgehalten haben. Die Impfungen werden in der Bundesrepublik Deutschland von Gelbfieberimpfstellen durchgeführt. Ihr Hausarzt kennt die nächstgelegene Gelbfieberimpfstelle.

Der internationale Impfpaß ist erhältlich bei Impfstellen, Ärzten, Apotheken, Reisebüros und Krankenkassen.

Diarrhoe (Reisedurchfall) ist bei Reisen in heiße Länder ein besonderes Risiko in den ersten Tagen, solange die Gewöhnung des Reisenden an die veränderten Klima- und Lebensumstände noch nicht erfolgt ist. Strenge Eßdisziplin und strikte Hygiene sind die beste Vorsichtsmaßnahme.

Dies ist umso wichtiger, wenn man sich im Trekking oder Camping in besonders einfachen Lebensbedingungen befindet. Lassen Sie die heimischen Gewohnheiten nicht außer acht; Obst ist vor dem Verzehr zu waschen, und verzichten Sie auf Leitungswasser als Trinkwasser.

In Thailand ist überwiegend mit heißen und schwülen bis sehr schwülen Klimawerten während des ganzen Jahres zu rechnen.

Zum klimaangepaßten Verhalten gehört auch die richtige Kleidung. Tragen Sie bei Hitze z. B. keine zu engen Jeans, Hosen oder Schuhe. Im Zweifelsfall geht Wohlbefinden vor Mode. Achten Sie auch darauf, Pullover und Jacken im Reisegepäck zu haben, denn abends wird es in Thailand im Sommer früher dunkel als bei uns und kühler. Badekleidung sollte nie am Körper trocknen. So beugen Sie Erkältungskrankheiten vor.

Bei Flugreisen sind beim Rückflug aus wärmeren Regionen unbedingt Pullover und wärmere Kleidung zu tragen, denn häufig kommen Reisende „aufgeheizt" an Bord und setzen sich durch die Klimatisierung im Flugzeug einem „Temperaturschock" aus, der meistens mit einer kräftigen Erkältung endet.

Bei Aufenthalten in Thailand gewähren die gesetzlichen Krankenkassen keine „Leistungsaushilfen". Mit Thailand besteht kein Abkommen über soziale Sicherheit. Vor der Reise ist es daher empfehlenswert, eine Auslandsreise-Krankenversicherung abzuschließen.

NOTRUF UND RETTUNGSWACHT

In Thailand gibt es keine einheitlichen Notruf-Nummern. Die örtlichen Notruf-Nummern sind dem Telefonbuch zu entnehmen.
Darüberhinaus sind in Deutschland Tag und Nacht der ADAC-Notruf München (0049-89-22 22 22) und der AvD-Notruf Frankfurt/Main (0049-69-66 06 300) erreichbar.
Die Notrufstationen sorgen ggf. auch für Hilfen der Rettungswacht. Die Deutsche Rettungsflugwacht/Deutsche Zentrale für Luftrettung ist rund um die Uhr unter der Rufnummer 0049-711-70 10 70 in Stuttgart-Flughafen; die Schweizerische Rettungsflugwacht REGA unter der Rufnummer 0041-1-383 11 11 in Zürich erreichbar. Beachten Sie aber, daß Krankenrücktransporte von der gesetzlichen Krankenkasse nicht bezahlt werden; eine Kostenregulierung ist durch eine Auslandsreise-Krankenversicherung abzudecken.

DEUTSCH-SPRECHENDE ÄRZTE IN THAILAND

Bangkok
Dr. med. dent. Pichian Angechampen (Zahnmedizin), 2749/1 Soi Chokdee, Rama IV Road, Tel.: (02) 258 01 474

Frau Dr. med. Aksorn Assanasen (HNO), Siriraj Hospital, Throat-Nose-Dept., Tel.: (02) 411 32 54

Prof. Dr. med. Anek Badavanija (Augenheilkunde), Augenklinik Siriraj Hospital,
Tel.: (02) 411 20 062

Dr. med. Aran Nipatsoropol (Orthopädie), Phyathai I Hospital, 364/1 Sri Ayudhaya Road, Tel.: (02) 245 26 21-48

Frau Dr. med. dent Ornanong Vanichjakvong (Zahnmedizin), 2749/1 Soi Chokdee, Rama IV Road, Tel.: (02) 258 01 473

Dr. med. Sunanata Polpathapee (HNO), Faculty of Medicine, Siriraj Hospital, Mahidol University,
Tel.: (02) 411 32 54, 411 48 16

Dr. med. Muenmai Sanpradit (Chirurgie), 24 Saint Louis Soi 3, Tel.: (02) 211 27 29

Frau Dr. med. Cleopandh Soorapanthu (Gynäkologie), Bumrungrad Medical Center, 33, Sukhumvit Soi 3,
Tel.: (02) 253 02 50-369

Dr. med. Chunsakdi Suwansirikul (Allgemeinmedizin),
Sprechzeiten:
Mo. 17 - 19 Uhr Deja Hospital, Tel.: (02) 246 01 37,
Di: 17 - 19 Uhr Bumrumgrad Hospital, Tel.: (02) 253 02 50,
Mi. 17 - 19 Uhr Vipavadee Hospital, Tel.: (02) 561 12 60
Fr. 17 - 19 Uhr Samitivej Hospital, Tel.: (02) 392 00 11
Sa. 8 - 12 Uhr Ramkamhaeng Hospital, Tel.: (02) 374 02 00
So. 9 - 10 Uhr Vichaiyuth Hospital, Tel.: (02) 271 01 25
privat: 68/1 Ladprao Road, Tel: (02) 514 15 58, 539 31 11

Dr. med. Visuthe Tansirikongkol (Augenheilkunde), Faculty of Medicine Ramathibodi Hospital, Rama IV Road,
Tel.: (02) 245 57 09

Dr. med. Vibul (Gynäkologie), 5-7 Soi Moolasap, Ramkhamhaeng Road, Tel.: (02) 314 71 94

Dr. med. Wibui Wantanayagorn (Chirurgie), Police General Hospital, Tel.: (02) 252 81 11-20

Dr. med. Wong, Patana Clinic (Allgemeinmedizin), Convent Road, Tel.: (02) 234 75 87

Chiang Mai
Dr. med. dent. Date Metah (Zahnmedizin), 160/2 Keaw Nawavat Road,
Tel.: (053) 24 32 93

Samrong
Frau Dr. med. Prapa Wongphaet (Allgemeinmedizin), Samrong General Hospital, Tel.: (02) 393 21 31-25

KONSULARISCHE HILFEN

Es wird immer zunächst die telefonische Kontaktaufnahme empfohlen.
Materielle Hilfe wird in der Regel gewährt, wenn die Notlage auf andere Weise nicht behoben werden kann.
Arzt-, Medikamenten- und Krankenhauskosten können unter bestimmten strengen Bedingungen nach Unfällen und akuten Erkrankungen im Notfall als finanzielle Überbrückungshilfe von den Konsulaten verauslagt werden.
Informationshilfen können ggf. auch vom örtlichen Lufthansa-Büro gegeben werden:
Bangkok, 02-531 57 75.

Bundesrepublik Deutschland

**Botschaft
Bangkok,**
9, South Sathorn Road,
Tel.: (02) 213 23 31/36

Österreich

**Botschaft
Bangkok,**
14, Soi Nandha off Soi Attakarnprasit Sathorn Tai Road,
Tel.: (02) 28 63 011, 28 63 037

Schweiz

**Botschaft
Bangkok,**
35 North Wireless Road,
Tel.: (02) 253 01 56/60

TOGO [französisch]

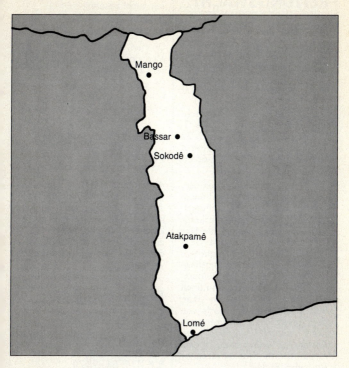

VOR DER REISE

Schutzimpfungen werden im internationalen Reiseverkehr nach den WHO-Bestimmungen von Togo verlangt; und zwar Malariaschutz ganzjährig für das ganze Land. Es ist auf jeden Fall eine Woche vor der Reise mit der Malariaprophylaxe zu beginnen. Mit einer Chloroquin-Resistenz ist zu rechnen.

Eine Impfung gegen Gelbfieber ist zwingend vorgeschrieben; ausgenommen sind lediglich Transitreisende, die den Flughafen in Togo nicht verlassen sowie Kinder unter einem Jahr.

Diarrhoe (Reisedurchfall) ist bei Reisen in heiße Länder ein besonderes Risiko. Strenge Eßdisziplin und strikte Hygiene sind die besten Vorsichtsmaßnahmen.

Beim Rückflug aus wärmeren Regionen sind unbedingt Pullover und wärmere Kleidung zu tragen, denn häufig kommen Reisende „aufgeheizt" an Bord und setzen sich durch die Klimatisierung im Flugzeug einem „Temperaturschock" aus, der meistens mit einer kräftigen Erkältung endet.

Bei Aufenthalten in Togo gewähren die gesetzlichen Krankenkassen keine „Leistungsaushilfen". Es wird daher empfohlen, vor der Reise eine Auslandsreise-Krankenversicherung abzuschließen, um auch Risiken möglicher Krankenrücktransportkosten abzudecken.

NOTRUF UND RETTUNGSWACHT

Innerhalb Togos existieren keine Ortskennzahlen im Bereich des Telefonnetzes. Es gibt in Lomé die Notruf-Nummern 21 28 71 für Polizei, 18 für Feuerwehr und 21 47 42/21 25 01 für Notarzt und Krankenwagen.

Darüberhinaus sind in Deutschland Tag und Nacht der ADAC-Notruf München (0049-89-22 22 22) und der AvD-Notruf Frankfurt/Main (0049-69-66 06 300) erreichbar.

Die Notrufstationen sorgen ggf. auch für Hilfen der Rettungswacht. Die Deutsche Rettungsflugwacht/Deutsche Zentrale für Luftrettung ist rund um die Uhr unter der Rufnummer 0049-711-70 10 70 in Stuttgart-Flughafen; die Schweizerische Rettungsflugwacht REGA unter der Rufnummer 0041-1-383 11 11 in Zürich erreichbar. Beachten Sie aber, daß Krankenrücktransporte von der gesetzlichen Krankenkasse nicht bezahlt werden; eine Kostenregulierung ist durch eine Auslandsreise - Krankenversicherung abzudecken.

DEUTSCH-SPRECHENDE ÄRZTE IN TOGO

Ajou-Nyogbo/Lomé

Dr. med. Atchon (Chirurgie), Hôpital Bethesda, Tel.: 47 20 021

Lomé

Dr. med. Attoh-Mensah (Gynäkologie), B. P. 3343, Tel.: 21 68 198

Dr. med. Chaold (Gynäkologie), B. P. 3758, Tel.: 21 58 043

Dr. med. Forcados (Augenmedizin), 100, Rue de France, Tel.: nicht bekannt

Dr. med. Kokou Gbekou (Chirurgie), B. P. 4568, Tel.: 21 78 246

Dr. med. Koffi Kuzeawu (Innere Medizin/Kardiologie), B. P. 6162, Tel.: 21 17 014

Dr. med. Schmidt-Ehry (Gynäkologie), B. P. 61691, Tel.: 21 70 715

KONSULARISCHE HILFEN

Arzt-, Medikamenten- und Krankenhauskosten können unter bestimmten strengen Bedingungen nach Unfällen und akuten Erkrankungen im Notfall als finanzielle Überbrückungshilfe von den Konsulaten verauslagt werden.

Bundesrepublik Deutschland

Botschaft
Lomé, Marina Route d'Aflao, B. P. 1175, Tel.: 23 70

Österreich

Botschaft
Côte d'ivoire/Abidjan, Ambassade d'Autriche, 70 bis, Avenue Jean Mermoz, Cocody, B. P. 1837, Tel.: 44 03 02, 44 03 03, 44 03 04, 44 00 07

Honorarkonsulat
Abidjan, Tel.: 32 34 98, 32 53 61

Schweiz

Generalkonsulat
Lomé, 294, Bld. du 13 janvier, B. P. 4851, Tel.: 21 56 19

TRINIDAD & TOBAGO [englisch]

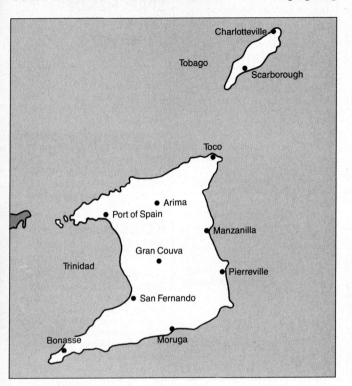

VOR DER REISE

Schutzimpfungen werden im internationalen Reiseverkehr nach den WHO-Bestimmungen von Trinidad & Tobago verlangt; und zwar
Impfungen gegen Gelbfieber sind zwingend für Reisende, die sich innerhalb der letzten 12 Monate vor ihrer Ankunft auf Trinidad & Tobago in Infektionsgebieten in Afrika oder Südamerika aufgehalten haben. Die Impfungen werden in der Bundesrepublik Deutschland von Gelbfieberimpfstellen durchgeführt. Ihr Hausarzt kennt die nächstgelegene Gelbfieberimpfstelle.

Malariaschutz ist für Trinidad & Tobago nicht vorgeschrieben.

Die Konsultation des Hausarztes vor der Reise ist erforderlich.

Auf Trinidad & Tobago ist überwiegend mit heißen und schwülen bis sehr schwülen Klimawerten zu rechnen.

Diarrhoe (Reisedurchfall) ist bei Reisen in heiße Länder ein besonderes Risiko in den ersten Tagen, solange die Gewöhnung des Reisenden an die veränderten Klima- und Lebensumstände noch nicht erfolgt ist. Strenge Eßdisziplin und strikte Hygiene sind die beste Vorsichtsmaßnahme.

Dies ist umso wichtiger, wenn man sich im Trekking oder Cam-

ping in besonders einfachen Lebensbedingungen befindet. Lassen Sie die heimischen Gewohnheiten nicht außer acht; Obst ist vor dem Verzehr zu waschen und verzichten Sie auf Leitungswasser als Trinkwasser.
Bei Flugreisen sind beim Rückflug aus wärmeren Regionen unbedingt Pullover und wärmere Kleidung zu tragen, denn häufig kommen Reisende „aufgeheizt" an Bord und setzen sich durch die Klimatisierung im Flugzeug einem „Temparaturschock" aus, der meistens mit einer kräftigen Erkältung endet.
Bei Aufenthalten auf Trinidad & Tobago gewähren die gesetzlichen Krankenkassen keine „Leistungsaushilfen". Es besteht kein Abkommen über soziale Sicherheit. Alle Inanspruch genommenen Leistungen müssen sofort bezahlt werden. Vor der Reise ist es daher empfehlenswert, eine Auslandsreise - Krankenversicherung abzuschließen.

NOTRUF UND RETTUNGSWACHT

Auf Trinidad & Tobago gibt es folgende Notrufnummern: Notarzt, Krankenwagen, Feuerwehr 990, Polizei 999, Küstenwache 634 44 40.
Darüberhinaus sind in Deutschland Tag und Nacht der ADAC-Notruf München (01149-89-22 22 22) und der AvD-Notruf Frankfurt/Main (01149-69-66 06 300) erreichbar.
Die Notrufstationen sorgen ggf. auch für Hilfen der Rettungswacht. Die Deutsche Rettungsflugwacht/Deutsche Zentrale für Luftrettung ist rund um die Uhr unter der Rufnummer 01149-711-70 10 70 in Stuttgart-Flughafen; die Schweizerische Rettungsflugwacht REGA unter der Rufnummer 01141-1-383 11 11 in Zürich erreichbar.

DEUTSCH-SPRECHENDE ÄRZTE AUF TRINIDAD & TOBAGO

Port of Spain
Dr. med. Schuler Goliah (Allgemeinmedizin), 165 A Western Main Road, Tel.: 622 427 31

Dr. med. Wilma Hoyte (Allgemeinmedizin), 40 Alexandra Street, Tel.: 622 423 71

Dr. med. Horace Young (Orthopädie), Corner Duke/Frederick St., Tel.: wurde nicht gemeldet

KONSULARISCHE HILFEN

Arzt-, Medikamenten- und Krankenhauskosten können unter bestimmten strengen Bedingungen nach Unfällen und akuten Erkrankungen im Notfall als finanzielle Überbrückungshilfe von den Konsulaten verauslagt werden.

Bundesrepublik Deutschland

Port of Spain, 7-9 Marli Street, Tel.: 628 16 30

Österreich

Honorarkonsulat
Port of Spain, 27 Frederick Street, Tel.: 623 59 12

Schweiz

Generalkonsulat
Port of Spain, 18-20 Pembroke Street, Tel.: 623 28 97

TÜRKEI [türkisch]

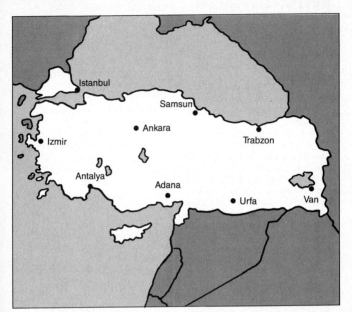

VOR DER REISE

Schutzimpfungen werden im internationalen Reiseverkehr von der Türkei nicht verlangt. Allerdings gibt es im Gebiet Cukorova/Amikova und in Südost-Anatolien in der Zeit von März bis Oktober ein potentielles Malariarisiko. Eine Malariaprophylaxe ist eine Woche vor Antritt der Reise zu empfehlen. Vor Reiseantritt sollten Sie sich von Ihrer Krankenkasse einen Auslandskrankenschein (Anspruchsbescheinigung T/A 11) ausstellen lassen; ggf. wenden Sie sich im Krankheitsfall an das für den Aufenthaltsort zuständige Ambulatorium der türkischen Sozialversicherung oder deren Vertragsärzte.
Klimaangepaßtes Verhalten und geeigneter Sonnenschutz sind in den Sommermonaten nicht außer acht zu lassen.

Ein besonderes Risiko bei Reisen in wärmere Länder ist in den ersten Tagen die Diarrhoe (Reisedurchfall), solange die Gewöhnung des Reisenden an die veränderten Klima- und Lebensumstände noch nicht erfolgt ist.

Strenge Eßdisziplin und strikte Hygiene sind die besten Vorsichtsmaßnahmen. Dies ist umso wichtiger, wenn man sich im Trekking oder Camping in besonders einfachen Lebensbedingungen befindet.

Bei Flugreisen sind beim Rückflug aus wärmeren Regionen unbedingt Pullover und wärmere Kleidung zu tragen, denn häufig kommen Reisende „aufgeheizt" an Bord und setzen sich durch die Klimatisierung im Flugzeug einem „Temperaturschock" aus, der meistens mit einer kräftigen Erkältung endet.

NOTRUF UND RETTUNGSWACHT

In der Türkei ist die Notfallhilfe immer über die örtlichen Ambulatorien der türkischen Sozialversicherungsanstalt erreichbar; die Rufnummer in Ankara ist 31 58 70/76 oder 31 11 92/94. Andere Rufnummern sind den örtlichen Telefonbüchern zu entnehmen.

Erreichbar in Deutschland sind Tag und Nacht der ADAC-Notruf München unter 9949-89-22 2222 und der AvD-Notruf Frankfurt unter 9949-69-66 06 300. Die Notrufstationen sorgen nötigenfalls auch für Hilfen der Rettungswacht. Die Deutsche Rettungsflugwacht/Deutsche Zentrale für Luftrettung ist rund um die Uhr unter der Rufnummer 9949-711-70 10 70 in Stuttgart-Flughafen; die Schweizerische Rettungsflugwacht REGA unter der Rufnummer 9941-1-383 11 11 in Zürich erreichbar. Zu beachten ist, daß Krankenrücktransporte von den Krankenkassen nicht bezahlt werden. Hier hilft nur eine Auslandsreise-Krankenversicherung.

DEUTSCH-SPRECHENDE ÄRZTE IN DER TÜRKEI

06680 Ankara

Dr. med. Arif Abaci (Herzchirurgie), Özel Cankaya Hastanesi Bülten Sokak. 44, Tel.: (041) 126 14 50, 125 14 54

Dr. med. Ünsal Bilgin (Zahnmedizin), Yenisehir, Selanik Cad. 49/9, Tel.: (041) 118 15 32

Prof. Dr. med. Erkman Böke (Herzchirurgie), Haceteppe Krankenhaus, Tel.: (041) 324 24 002

Dr. med. M. Sengör Emanetoglu (Gynäkologie) Mesrutiyet Cad. 5/8, Tel.: (041) 117 88 08

Dr. med. Vedat Kocoglu (Kinderheilkunde), Mithatpasa Cad. 26/6, Tel.: (041) 133 25 265

Dr. med. Kemal Köseoglu (Allgemeinmedizin), Mithatpasa Cad. 51/3, Emek Apt., Tel.: (041) 131 93 81

Prof. Dr. med. Zeki Korkusuz (Orthopädie), Bayindir Sok. 33/13, Kizilay, Tel.: (041) 131 15 15, 131 16 16

Dr. med. Behic Kristal (Innere Medizin), Sakarya Cad. 1/27, Kizilay, Tel.: (041) 133 23 24

Dr. med. Osman Mamikoglu (HNO), Atatürk Bulv. 91/12, Kizilay, Tel.: (041) 133 89 05

Prof. Dr. med. Akin Önbayrak (Allgemeinmedizin), Ergin Sokak 31/5, Mebusevleri, Tel.: (041) 23 55 411, 23 00 652

Dr. med. Sabahattin Ösberk (Orthopädie), Mithatpasa Cad. 49/6, Tel.: (041) 133 34 35

Dr. med. Necmettin Özen (Zahnmedizin), Tunali Hilmi Cad., Kugul Is Hani B. Blok Kat. 5 No 168, Tel.: (041) 167 10 93

Dr. med. dent. Attila Pasinli (Zahnmedizin), Ziya Gökalp Cad. 20/14, Tel.: (041) 131 58 11

Dr. med. dent Semih Sevgör (Zahnmedizin), Paris Cad. 22/1, Tel.: (041) 118 76 84, 118 69 95

Prof. Dr. med. Lütfü Tat (Dermatologie), Paris Cad. 6/5, Asagi Ayranci, Tel.: (041) 125 94 662

Dr. med. dent. Cengiz Tokman (Zahnmedizin), Cankaya Cad. 22/1, Tel.: (041) 139 15 961

Dr. med. Yücel Tümer (Kinderorthopädie), Selanik Cad. 35/3, Kizilay, Tel.: (041) 118 64 94

42300 Antalya

Dr. med. Murat Akalin (Kinderheilkunde), Hözor-Reischd. Akalönapt. Kat. 1, Tel.: (0311) 12 49 18

Dr. med. Cabir Estug (HNO), Ale-Chetinkaya, Chad. 485 Sok., Tel.: (0311) 12 06 192

Dr. med. Zafer Kayacan (Urologie), Hizir Reis Cad., Tel.: (0311) 12 80 33

Dr. med. Bulent Kultas (Gynäkologie),, Hizir Reis Cad. 17/5, Tel.: (0311) 12 28 661

Dr. med. Atilla Namarasli (Innere Medizin), Tel.: (0311) 12 98 59

Dr. med. Ismail Sadak (Allgemeinmedizin), Anafartalar Cad. 91/1 No. 9, Tel.: (0311) 12 26 13

Dr. med. Namarasu Serup (Gynäkologie), Tel.: (0311) 12 98 423

Dr. med. Orhan Trak (Dermatologie), Cumhuriyet Meydani 11/2, Tel.: (0311) 11 18 662

Dr. med. Rifat Yenygün (Chirurgie) Anafartalar Cat. 123 Tel.: (0311) 12 61 674

Dr. med. Abdurrahman Yildinm (Ambulante Behandlung) Staatl. Krankenhaus, Tel.: (0311) 11 20 10,

80200 Istanbul

Prof. Dr. med. Fevzi Aksoy (Neurologie), Deutsches Krankenhaus, Siraselviler Cad. 119, Tel.: (01) 151 71 00-04

Dr. med. Ismail Eran (Innere Medizin und Lungenkrankheiten), Deutsches Krankenhaus, Siralselviler Cad. 119, Tel.: (01) 151 71 00-04

Prof. Dr. med. Secket Tuncel (Chirurgie), Deutsches Krankenhaus, Siraselviler Cad. 119, Tel.: (01) 151 71 00-04

35220 Izmir

Prof. Dr. med. Nevzat Akpinar (Innere Medizin), Cumhuriyet Bulvar, Fransiz Kültür Merkezi karsisi, Alsancak-Izmir, Tel.: (051) 21 42 382

Dr. med. dent. Rahmi Ayhan (Zahnmedizin), 1383 Sokak No. 9, Alsancak-Izmir, Tel.: (051) 21 95 37

Dr. med. Ali Basek (Urologie), Ali Cetinkaya Bulvari 70/V, Alsyncak-Izmir, Tel.: (051) 21 97 841

Ercan Demiröz (Zahnmedizin), Sehit Fethibey Caddesi 122/3, Alsancak-Izmir, Tel.: (051) 12 02 29

Prof. Dr. med. S. Kemal Erol (Orthopädie) 1382. Sokak 5/b, Alsancak-Izmir, Tel.: (051) 21 94 92

Dr. med. Ümit Evran (HNO) Ali Cetinkaya Bulvari 45/II, Alsancak Camii kapisi karsisi, Alsancak-Izmir, Tel.: (051) 21 21 04

Dr. med. Emin Göksoy (Kinderheilkunde), 452. Sokak 19-101, Konak-Izmir, Tel.: (051) 14 35 47

M. Murat Gözübüyük (Zahnmedizin), 1382. Sokat, Imbat 2/V, Alsancak-Izmir, Tel.: (051) 22 37 69

Prof. Dr. med. Veli Lök (Orthopädie) Mahmut Esat Bozkurt Cad. 42/2, Alsancak-Izmir, Tel.: (051) 21 76 66

Dr. med. Süleyman Minareci (Urologie und Chirurgie), 1441. Sokak 2/6, Alsancak-Izmir, Tel.: (051) 22 37 112

Dr. med. dent. Tuncer Özalp (Zahnmedizin), Plevne Bulvari 12/2, Alsancak-Izmir, Tel.: (051) 21 36 09

Dr. med. Selman Özçoban (Orthopädie, Chirurgie), Ali Cetinkaya Bulvari 30/2, Alsancak-Izmir, Tel.: (051) 22 01 05

Dr. med. Rezzan Özer (Gynäkologie), 1379 Sokat 15/II, Alsancak-Izmir, Tel.: (051) 21 06 923

Dr. med. Türkan Özküsne (Gynäkologie), Atatürk Caddesi 366/A, Alsyncak-Izmir, Tel.: (051) 21 24 40, 21 71 74

Dr. med. Halim Sima (Augenheilkunde), Talat Pasa Bulvari 33/I, Tel.: (051) 21 80 74

Dr.med. Orhan Süren (Orthopädie), Cumhuriyet Bulvari 185/I, Daire 3, Alsancak-Izmir, Tel.: (051) 21 60 45

Prof. Dr. med. Ali Nail Tartaroglu (Innere Medizin), Mimar Sinan Cad., 1432. Sok. 5K1, Alsancak-Izmir, Tel.: (051) 21 25 615

Dr. med. Müfit Turman (Kinderheilkunde), Atatürk Cad. 290, Meltem Apt., Alsancak-Izmir, Tel.: (051) 21 52 48

Prof. Dr. med. dent. Erdem Yarkut (Zahnmedizin), Cumhuriyet Bulvari 192/2, Alsancak-Izmir, Tel.: (051) 21 74 984

Dr. med. Mithat Yetimalar (HNO und Chirurgie), Ali Cetinkya Bulvar, Saglik Sitesi 70/6, Alsancak-Izmir, Tel.: (051) 21 24 322

Prof. Dr. med. Mithat Yilmaztürk (Gynäkologie), Mustafabey Caddesi 25, Alsancak-Izmir, Tel.: (051) 21 60 60, 21 29 51

Krankenhäuser mit deutschsprechenden Ärzten in Izmir:
SSK – Hastanesi Forbes Köskü, Buca-Izmir (Sozialversicherungs-Krankenhaus), Tel.: (051) 17 12 00

SSK – Hastanesi Yenisehir-Izmir (Sozialversicherungs-Krankenhaus), Tel.: (051) 14 09 80

Devlet Hastanesi Basin Sitesi, Hatay-Izmir (Staatskrankenhaus), Tel.: (051) 32 04 201

KONSULARISCHE HILFEN

Materielle Hilfe wird in der Regel gewährt, wenn die Notlage auf andere Weise nicht behoben werden kann.
Arzt-, Medikamenten- und Krankenhauskosten können unter bestimmten strengen Bedingungen nach Unfällen und akuten Erkrankungen im Notfall als finanzielle Überbrückungshilfe von den Konsulaten verauslagt werden.
Informationshilfen können ggf. auch von den örtlichen Lufthansa-Büros gegeben werden:

Ankara, 041-312 28 20,
Istanbul, 01-573 79 65,
Izmir, 051-51 16 60

Bundesrepublik Deutschland

Botschaft
06680 Kavaklidere – Ankara,
Atatürk Bulvari 114,
Tel.: (041) 126 54 65, 126 54 51

Generalkonsulate
80073 Beyoglu – Istanbul,
Inönü Caddesi 16-18,
Tel.: (01) 151 54 04, 07,

35220 Izmir, Atatürk Caddesi 260, Tel.: (051) 21 69 95, 96

Österreich

Botschaft
06680 Kavaklidere – Ankara,
Atatürk Bulvari 189,
Tel.: (041) 134 21 72

Generalkonsulat
80212 Tesvikiye – Istanbul,
Silahhane Caddesi 59/4,
Tel.: (01) 140 54 72, 146 37 69

Honorarkonsulat
35212 Izmir, Gazi Osmanpasa 26, Tel.: (051) 13 61 23, 25 55 74

Schweiz

Botschaft
06692 Kavaklidere – Ankara,
Atatürk Bulvari 247,
Tel.: (041) 167 55 55, 56

Generalkonsulat
80200 Tesvikiye – Istanbul,
Hüsrev Gerede Caddesi 75/3,
Tel.: (01) 159 11 15, 6, 7, 8

TUNESIEN [arabisch/französisch]

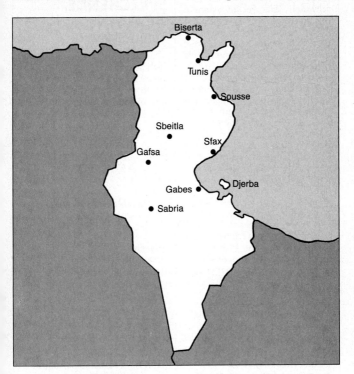

VOR DER REISE

Schutzimpfungen werden im internationalen Reiseverkehr nach den WHO-Bestimmungen von Tunesien verlangt; und zwar Impfungen gegen Gelbfieber sind zwingend für Reisende, die sich innerhalb der letzten 6 Tage vor ihrer Ankunft in Tunesien in Infektionsgebieten in Afrika oder Südamerika aufgehalten haben. Die Impfungen werden in der Bundesrepublik Deutschland von Gelbfieberimpfstellen durchgeführt. Ihr Hausarzt kennt die nächstgelegene Gelbfieberimpfstelle.
Der internationale Impfpaß ist erhältlich bei Impfstellen, Ärzten, Apotheken, Reisebüros und Krankenkassen.

Ein besonderes Risiko bei Reisen in wärmere Länder ist in den ersten Tagen die Diarrhoe (Reisedurchfall), solange die Gewöhnung des Reisenden an die veränderten Klima- und Lebensumstände noch nicht erfolgt ist. Strenge Eßdisziplin und strikte Hygiene sind die besten Vorsichtsmaßnahmen. Dies ist umso wichtiger, wenn man sich im Trekking oder Camping in besonders einfachen Lebensbedingungen befindet. Lassen Sie die heimischen Gewohnheiten nicht außer acht; Obst ist vor dem Verzehr zu waschen, und verzichten Sie auf Leitungswasser als Trinkwasser.

In Tunesien ist überwiegend mit heißen und schwülen bis sehr schwülen Klimawerten während des ganzen Jahres zu rechnen. Klimaangepaßtes Verhalten ist also nicht außer acht zu lassen und der geeignete Sonnenschutz darf nicht vernachlässigt werden. Bei Flugreisen sind beim Rückflug aus wärmeren Regionen unbedingt Pullover und wärmere Kleidung zu tragen, denn häufig kommen Reisende „aufgeheizt" an Bord und setzen sich durch die Klimatisierung im Flugzeug einem „Temperaturschock" aus, der meistens mit einer kräftigen Erkältung endet.

Bei Aufenthalten in Tunesien gewähren die gesetzlichen Krankenkassen „Leistungsaushilfen". Den Auslandskrankenschein TN/A 11 bitte von Ihrer Krankenkasse anfordern. Vor der Reise ist es empfehlenswert, eine Auslandsreise-Krankenversicherung abzuschließen. Mit der zusätzlichen Auslandsreise-Krankenversicherung decken Sie mögliche zusätzliche Risiken, wie Kosten eines Krankenrücktransportes ab.

NOTRUF UND RETTUNGSWACHT

In Tunesien gibt es landesweit die Notruf-Nummer für Notarzt und Krankenwagen 28 22 11.
Erreichbar in Deutschland sind Tag und Nacht der ADAC-Notruf München unter 00 49-89-22 2222 und der AvD-Notruf Frankfurt unter 00 49-69-66 06 300.
Die Notrufstationen sorgen nötigenfalls auch für Hilfen der Rettungswacht. Die Deutsche Rettungsflugwacht/Deutsche Zentrale für Luftrettung ist rund um die Uhr unter der Rufnummer 0049-711-70 10 70 in Stuttgart-Flughafen; die Schweizerische Rettungsflugwacht REGA unter der Rufnummer 0041-1-383 11 11 in Zürich erreichbar.

DEUTSCH-SPRECHENDE ÄRZTE IN TUNESIEN

Bab Saadoun
Dr. med. Sadock Mtimet (Stoffwechselkrankheiten), Institut Salah Azaiez,
Tel.: (04) 66 30 008

Nabeul
Dr. med. Ali Ayed (Chirurgie), Rue Source,
Tel.: (02) 87 10 79

Sfax
Dr. med. Mohamed Lamine Smida (Urologie), Hopital Hédi Chaker, Tel.: (04) 41 53 37

Sousse
Dr. med. Chédli Hamida (Urologie), 11, Rue 339 Bouhsina, Tel.: (03) 30 01 04

Tunis
Dr. med. Najib Akef (Allgemeinmedizin), 9, Rue Amilcar, Tel.: (01) 24 82 43

Dr. med. Mustpha Attalah (HNO), Clinique Saint Augustin, Tel.: (01) 28 95 43

Dr. med. Amor Attalah (Dermatologie), 110, Avenue de la Liberté, Tel.: (01) 28 01 914

Dr. med. Ichem Bellagah (Zahnmedizin), Centre Gemil El Menzah 6, Tel.: (01) 23 82 494

Dr. med. Rachid Ben Abdallah (Rheumatologie), 62, Avenue de la Liberté, Tel.: (01) 28 34 345

Dr. med. Abdessatar Ben Hamida (Innere Medizin), 14, Rue Gamal Abdennasser, Tel.: (01) 24 90 959

Dr. med. Abdelmajid Charrad (Innere Medizin), Clinique Magenta, Tel.: (01) 28 62 115

Dr. med. Noureddine Darej (Gynäkologie), 38, Rue Ghandi, Tel.: (01) 24 95 845

Dr. med. Hedi Douib (Innere Medizin), 3, Rue Slimane El Hari, Tel.: (01) 25 94 96

Dr. med. Moncef El Bouchiha (Innere Medizin), 50, Avenue de Paris, Tel.: (01) 25 91 128

Dr. med. M'Hamed Ali El Charbi (Zahnmedizin), 38, Avenue de la Liberté, Tel.: (01) 28 57 306

Dr. med. Ahmed Gherab (Röntgenologie), 5, Rue Labid, Tel.: (01) 28 60 862

Dr. med. Hedi Kamoun (Gynäkologie), Place Jeanne d'Arc, Tel.: (01) 76 70 007

Dr. med. Hédia Karray (Zahnmedizin), 2, Rue Mahrajane, Cité Mahrajane, Tel.: (01) 28 23 35

Dr. med. Mohamed Karry (Röntgenologie), 97, Rue de Palestine, Tel.: (01) 78 29 936

Dr. med. Moncef Khaldi (Neurochirurgie), Centre de Neurologie la Rabta, Tel.: (01) 66 30 008

Dr. med. Abdelkader Khayati (Allgemeinmedizin), 38, Rue Ghandi, Tel.: (01) 25 21 079

Dr. med. Mohamed Mehiri (Röntgenologie), 39, Avenue H. Bourguiba, Tel.: (01) 24 26 864

Dr. med. Ridah Mzabi (Chirurgie), Policlinique Ettaoufik X El Menzah, Tel.: (01) 89 17 273

Dr. med. M. Reguig (Augenheilkunde), Hopital Opthalmologique, Tel.: (01) 28 22 775

Dr. med. Mohamed Sellami (Röntgenologie), 10, Rue M'Barek Mustapha, Tel.: (01) 25 76 661

Dr. med. Rachid Sraieb (Chirurgie), 29, Avenue de Paris, Tel.: (01) 24 26 124

Dr. med. Mohamed Tabka (Innere Medizin), 9, Rue Al Djazira, Tel.: (01) 24 36 787

Dr. med. Hassine Wahid (Röntgenologie), Place Pasteur, Tel.: (01) 28 37 117

KONSULARISCHE HILFEN

Es wird immer zunächst die telefonische Kontaktaufnahme empfohlen.

Materielle Hilfe wird in der Regel gewährt, wenn die Notlage auf andere Weise nicht behoben werden kann; dies gilt auch für den Nachweis ärztlicher und klinischer Hilfen.

Arzt-, Medikamenten- und Krankenhauskosten können unter bestimmten strengen Bedingungen nach Unfällen und akuten Erkrankungen im Notfall als finanzielle Überbrückungshilfe von den Konsulaten verauslagt werden.

Für Informationshilfen steht ggf. auch das örtliche Lufthansa-Büro zur Verfügung:
Tunis, 01-23 60 00.

Bundesrepublik Deutschland

Botschaft
1004 Tunis, 1, Rue el hamra Mutuelleville, Belvédère, Tel.: (01) 78 64 55

Österreich

Botschaft
1004 Tunis, 16, Rue Ibn Hamdis, El Menzah, Tel.: (01) 23 86 96

Schweiz

Botschaft
1002 Tunis, 10, Rue Ech-Chenkiti Mutuelleville, Belvédère, Tel.: (01) 28 19 17

UNGARN [ungarisch]

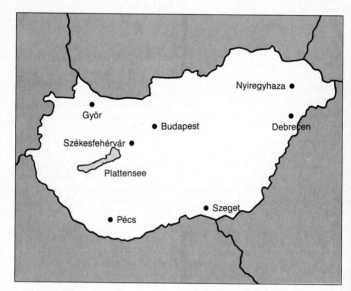

VOR DER REISE

Schutzimpfungen werden im internationalen Reiseverkehr nach den WHO-Bestimmungen von Ungarn nicht verlangt.
Sollten aufgrund des Gesundheitszustandes Zweifel an der Reisefähigkeit bestehen, ist immer der Hausarzt vorher zu konsultieren.
Besondere Gesundheitsrisiken bestehen nicht. Mit Ungarn gibt es kein Abkommen über soziale Sicherheit, so daß die Inanspruchnahme ärztlicher Leistungen immer sofort bezahlt werden muß. Denken Sie daher an den Abschluß einer Auslandsreise-Krankenversicherung, um ggf. auch Risiken möglicher Krankenrücktransportkosten abzudecken.
Die Beiträge einer Auslandsreisekrankenversicherung sind im Vergleich zu den Gesamtkosten einer Auslandsreise unbedeutend.

NOTRUF UND RETTUNGSWACHT

In Ungarn gibt es landesweit folgende einheitliche Notruf-Nummer: für Notarzt/Krankenwagen und Polizei 04.

Darüberhinaus sind in Deutschland Tag und Nacht der ADAC-Notruf München (0049-89-22 22 22) und der AvD-Notruf Frankfurt/Main (0049-69-66 06 300) erreichbar.

Die Notrufstationen sorgen ggf. auch für Hilfen der Rettungswacht. Die Deutsche Rettungsflugwacht/Deutsche Zentrale für Luftrettung ist rund um die Uhr unter der Rufnummer 0049-711-70 10 70 in Stuttgart-Flughafen; die Schweizerische Rettungsflugwacht REGA unter der Rufnummer 0041-1-383 11 11 in Zürich erreichbar.

DEUTSCH-SPRECHENDE ÄRZTE IN UNGARN

Budapest

Dr. med. Endre Bóna (Allgemeinmedizin), Mechwart tér 2, Tel.: nicht gemeldet

Dr. med. Tibor Cséffalvay (Gynäkologie), Balassa János Hospital), Vas u. 17, Tel.: (01) 13 00 601

Dr. med. Imre Csepe (Allgemeinmedizin), Sport Hospital, Alkotas u. 48, Tel.: (01) 15 56 763

Dr. med. György Fekete (Kinderheilkunde), Kinderklinik Tüzolto u. 7/9, Tel.: (01) 33 13 80

Dr. med. dent. Pál Gerloczy (Zahnmedizin), Kristof tér 4, Tel.: (01) 18 39 154

Dr. med. János Koncz (Gynäkologie), János Kórház Diósárok 1, Tel.: (01) 55 24 82, 56 11 22

Dr. med. János Kórház (Allgemeinmedizin), Diosarok 1, Tel.: (01) 15 40 30, 35 41 50

Dr. med. István Lang (Allgemeinmedizin), Belklinika Szentkirályi u. 46, Tel.: (01) 13 86 86

Frau Dr. med. Klára Láng (Kinderheilkunde), Heim Pál Kórház, Tel.: (01) 33 07 186

Dr. med. Lajos Menyhart (Allgemeinmedizin), Peterfy Sandor Hospital Bethlen tér 1, Tel.: (01) 21 19 104

Dr. med. Miklos Milthenyi (Kinderheilkunde), Kinderklinik Bokai J. u. 53, Tel.: (01) 14 28 582

Prof. Dr. med. Rácz (Hautkrankheiten), Börgyógyászati Klinika Mária u. 41, Tel.: (01) 34 13 91

Dr. med. Tibor Romoda (Innere Medizin), Hámán Kató út 29, Tel.: (01) 13 12 20, 14 59 53

Frau Dr. med. dent. F. Toth (Zahnmedizin), Hotel Thermal, Tel.: (01) 11 10 001

Dr. med. József Veres (Innere Medizin), Alkotás u. 48, Tel.: (01) 56 21 22

Frau Dr. med. Vollmann (Augenheilkunde), Augenklinik Tömö u. 25, Tel.: (01) 13 10 08

KONSULARISCHE HILFEN

Es wird immer zunächst die telefonische Kontaktaufnahme empfohlen.
Materielle Hilfe wird in der Regel gewährt, wenn die Notlage auf andere Weise nicht behoben werden kann.
Arzt-, Medikamenten- und Krankenhauskosten können unter bestimmten strengen Bedingungen nach Unfällen und akuten Erkrankungen im Notfall als finanzielle Überbrückungshilfe von den Konsulaten verauslagt werden.
Informationshilfen können ggf. auch vom örtlichen Lufthansa-Büro in Budapest 061-157 02 90 gegeben werden.

Bundesrepublik Deutschland

Botschaft
1440 Budapest, Izsó utca 5, Tel.: (061) 22 42 04

Österreich

Botschaft
1068 Budapest, Benczur utca 16, Tel.: (061) 22 94 67

Schweiz

Botschaft
1143 Budapest, Népstadion utca 107, Tel.: (061) 122 94 91

URUGUAY [spanisch]

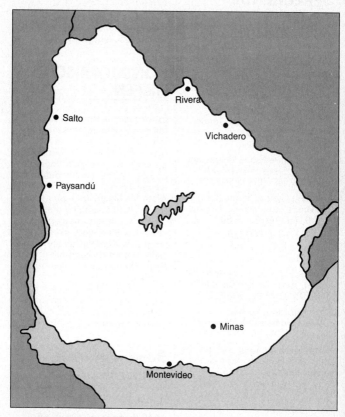

VOR DER REISE

Schutzimpfungen werden im internationalen Reiseverkehr nach den WHO-Bestimmungen von Uruguay nicht verlangt.
Bei Aufenthalten in Uruguay gewähren die gesetzlichen Krankenkassen keine „Leistungsaushilfen".
Es wird daher empfohlen, vor der Reise eine Auslandsreise-Krankenversicherung abzuschließen, um auch Risiken möglicher Krankenrücktransportkosten abzudecken.
Auslandsreise - Krankenversicherungen übernehmen jedoch keine Kosten, wenn
a) die Behandlung im Ausland ein Grund der Auslandsreise war,
b) die Behandlung bereits vor der Reise begonnen wurde,
c) die Behandlung innerhalb der Zeit einer Auslandsbeschäftigung liegt oder
d) die Leistungen von Ihrer gesetzlichen Krankenversicherung zu tragen sind.
Im Vergleich zu den Gesamtkosten einer Reise sind die Beiträge unbedeutend.

NOTRUF UND RETTUNGSWACHT

In Uruguay gibt es landesweit die einheitliche Notrufnummer (02) 80 08 57 für Polizei, Feuerwehr und Krankenwagen. Erreichbar sind in Deutschland Tag und Nacht der ADAC-Notruf unter 0049-89-22 22 22 und der AvD-Notruf Frankfurt/Main unter 0049 - 69 - 66 06 300.

Die Notruf-Stationen sorgen nötigenfalls auch für Hilfen der Rettungswacht.

Die Deutsche Rettungsflugwacht/Deutsche Zentrale für Luftrettung ist rund um die Uhr unter der Rufnummer 0049 - 711 - 70 10 70 in Stuttgart Flughafen; die Schweizerische Rettungsflugwacht REGA unter der Rufnummer 0041 - 1 - 383 11 11 in Zürich erreichbar.

Beachten Sie aber, daß Krankenrücktransporte von der gesetzlichen Krankenkasse nicht bezahlt werden; eine Kostenregulierung ist durch eine Auslandsreise-Krankenversicherung abzudecken.

DEUTSCH-SPRECHENDE ÄRZTE IN URUGUAY

Montevideo

Dr. med. Astrid Eichin (Allgemeinmedizin),
Tel.: (02) 390 96 08

Prof. Dr. med. Wolfgang Goller (Allgemeinmedizin), Soriano 944, Ap. 101,
Tel.: (02) 913 82 83

Prof. Dr. med. Albracht Meerhoff (Augenarzt), Avda. Luis A. de Herrera 2044,
Tel.: (02) 811 20 03

Dr. med. Volker Stapff (HNO), Hospital Británico, Avda. Italia 2420,
Tel.: (02) 915 96 68

KONSULARISCHE HILFEN

Es wird immer zunächst die telefonische Kontaktaufnahme empfohlen.
Materielle Hilfe wird in der Regel gewährt, wenn die Notlage auf andere Weise nicht behoben werden kann.
Arzt-, Medikamenten- und Krankenhauskosten können unter bestimmten strengen Bedingungen nach Unfällen und akuten Erkrankungen im Notfall als finanzielle Überbrückungshilfe verauslagt werden.
Informationshilfen können ggf. auch vom örtlichen Lufthansa-Büro gegeben werden:
Montevideo, (02) 50 22 61 - 69, Ext. 251.

Bundesrepublik Deutschland

Botschaft
Montevideo, Calle La Cumparsita 1417/1435,
Tel.: (02) 90 80 41,
91 39 70, 91 38 82, 90 49 58

Österreich

Honorargeneralkonsulat
Montevideo, Calle Maldonado 1193, piso 2, Tel.: (02) 91 40 00

Schweiz

Botschaft
Montevideo, Calle F. H. Abadie 2936/40, Tel.: (02) 70 43 15, 70 46 10

USA

[englisch]

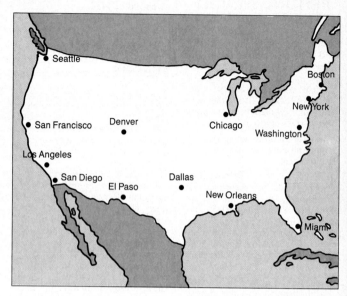

VOR DER REISE

Schutzimpfungen werden im internationalen Reiseverkehr von den USA nicht verlangt.
Bei Langzeitvisa können die amerikanischen Behörden jedoch Negativbescheinigungen über Aids-Tests fordern.
Sollten aufgrund des Gesundheitszustandes Zweifel an der Reisefähigkeit bestehen, ist immer der Hausarzt vorher zu konsultieren. Er wird Ihnen auch sagen, ob Ihnen die Klima- oder Temperaturveränderungen bekommen.
Für Reisende mit Allergien, Diabetes, Herzkreislaufgefährdungen, Epilepsie und anderen anhaltenden Krankheitsbildern ist ein Notfallausweis/Patientenpaß zu empfehlen, der im allgemeinen bei allen Krankenkassen erhältlich ist. Ebenfalls sollten Sie die benötigten Medikamente mit sich führen.

Ein besonderes Risiko bei Reisen in wärmere Regionen der USA ist besonders in den ersten Tagen die Diarrhoe (Reisedurchfall), solange die Gewöhnung des Reisenden an die veränderten Klima- und Lebensumstände noch nicht erfolgt ist.

Strenge Eßdisziplin und strikte Hygiene sind die besten Vorsichtsmaßnahmen. Dies ist umso wichtiger, wenn man sich im Trekking oder Camping in besonders einfachen Lebensbedingungen befindet.

Bei Aufenthalten in den Vereinigten Staaten gewähren die gesetzlichen Krankenversicherungen keine „Leistungsaushilfen". Vor Reiseantritt sollten Sie daher auf jeden Fall eine Auslandsreise-Krankenversicherung abschließen. In aller Regel sind alle ärztlichen, zahnärztlichen und stationären Leistungen sofort zu bezahlen. Dies gilt auch für Medikamente. Lassen Sie sich über alle in Anspruch genommenen Leistungen entsprechende Rechnungen und Zahlungsquittungen geben, damit Sie nach Ihrer Rückkehr eine reibungslose Kostenerstattung mit Ihrem Auslandsreise-Krankenversicherer erreichen. In den USA wird überwiegend mit Kreditkarten bezahlt. Reiseschecks und Kreditkarten bitte nicht vergessen.

Reisen, besonders in den Süden der USA, sind mit relativ großen Klimaveränderungen verbunden. In Florida, Texas und den anderen Südstaaten ist in den Sommermonaten mit sehr großer Schwüle und Temperaturen von über 30°C zu rechnen. Vergleichsweise angenehmes Reisewetter hat der Nord-Osten der USA, jedoch in den Monaten Juli und August ist es auch dort zeitweise schwül.

Klimaangepaßtes Verhalten ist also nicht außer acht zu lassen und der geeignete Sonnenschutz darf nicht vernachlässigt werden.

Bei Flugreisen sind beim Rückflug aus wärmeren Regionen unbedingt Pullover und wärmere Kleidung zu tragen, denn häufig kommen Reisende „aufgeheizt" an Bord und setzen sich durch die Klimatisierung im Flugzeug einem „Temperaturschock" aus, der meistens mit einer kräftigen Erkältung endet.

NOTRUF UND RETTUNGSWACHT

In den USA gibt es landesweit die einheitliche Notruf-Nummer 911 für Polizei, Feuerwehr, Notarzt und Krankenwagen. Außerdem haben viele Krankenhäuser einen Tag- und Nacht-Notfalldienst, der in extremen Notfällen immer in Anspruch genommen werden kann. Notfalltransporte ins nächste Krankenhaus sind kostenpflichtig. In Deutschland sind Tag und Nacht der ADAC-Notruf München und der AvD-Notruf Frankfurt/Main erreichbar.

Von den USA aus: ADAC-Notruf 01149-89-22 22 22, AvD-Notruf 01149-69-66 06 300.

Die Deutsche Rettungsflugwacht/ Deutsche Zentrale für Luftrettung ist rund um die Uhr unter der Rufnummer 01149-711-70 10 70 in Stuttgart-Flughafen; die Schweizerische Rettungsflugwacht REGA unter der Rufnummer 01141-1-383 11 11 in Zürich erreichbar. Beachten Sie aber, daß Krankenrücktransporte nicht von der gesetzlichen Krankenkasse bezahlt werden; eine Kostenregulierung ist durch eine Auslandsreise-Krankenversicherung abzudecken.

DEUTSCH-SPRECHENDE ÄRZTE IN DEN USA

96701 Aiea HI
Dr. med. Werner Grebe
(Chirurgie), 99-128 Aiea Heights Dr., Suite 303,
Tel.: (808) 48 87 79 75

87131 Albuquerque NM
Dr. med. Otto Appenzeller
(Neurologie), University of New Mexico / School of Medizine,
Tel.: (505) 27 73 34 22

Dr. med. Jürgen Upplegger
(Kinderheilkunde), 8249 North Ridge, Tel.: wurde nicht gemeldet

19002 Anbler PA
Dr. med. Albrecht W. Schmidt
(Gynäkologie), 602 Bethlehem Pike, Tel.: (215) 62 83 66 71

99504 Anchorage AK
Dr. med. Gilbert P. Blankship
(Innere Medizin), 3300 Providence Drive,
Tel.: (907) 56 12 25 53

Dr. med. George von Wichmann (Allgemeinmedizin) 3546 Latouche, Tel.: (907) 56 33 14 58

30308 Atlanta GA
Dr. med. Desiderius C. Whidder (Allgemeinmedizin), 336-B Doctors Bldg. 490 Peachtree St. NW, Tel.: (404) 68 85 88 35

44011 Avon OH
Dr. med. Liselotte Marr (Allgemeinmedizin), 36465 Detroit Road, Tel.: (216) 93 45 23 67

19004 Bala Cynwyd PA
Dr. med. Herbert Goldtschmidt (Dermatologie) 1 Balla Plaza Suite 620, Tel.: (215) 66 43 30 03

98004 Bellevue WA
Dr. med. Frank Sennewald (HNO), 1201 116th Avenue N. E., Tel.: (206) 45 43 93 84

94070 Belmont CA
Dr. med. Gerald Bausek (Psychiatrie), 2100 Carlmont Dr., Suite 3, Tel.: (415) 59 49 17 56

94707 Berkeley CA
Dr. med. H. G. Gummersbach (Zahnmedizin), 1760 Solano Ave. Nr. 309, Tel.: (415) 52 52 11 27

90210 Beverly Hills CA
Dr. med. Walter Guttman (Zahnmedizin), 436 North Roxbury Drive, Nr. 109, Tel.: (213) 274 14 47

Dr. med. Charles P. Ledergerber (Gynäkologie), 9400 Brighton Way, Nr. 410, Tel.: (213) 27 48 33 87

Dr. med. Henry H. Oster (Augenheilkunde), 8383 Wilshire Blvd., Nr. 248, Tel.: (213) 65 55 55 01

35203 Birmingham AL
Dr. med. Victor H. Spira (Allgemeinmedizin), 1928 First Ave. North 909, Colonial Bank Bldg., Tel.: (205) 25 11 41 08

02116 Boston MA
Dr. med. Leopold T. Lustig (Zahnmedizin), 535 Boylston St., Tel.: (617) 26 23 11 68

19010 Bryn Mawr PA
Dr. med. Dieter Pelz (Allgemeinmedizin), Bryn Mawr Hospital, Tel.: (215) 52 71 18 54

19008 Brumoor PA
Dr. med. Elisabeth Bomheller (Allgemeinmedizin), 2411 West Chester Pike, Tel.: (215) 35 61 18 83

91307 Canoga Park CA
Dr. med. Lutz E. Ventzke (Innere Medizin), 23101 Sherman Place Nr. 519, Tel.: (818) 34 83 23 03

28207 Charlotte NC
Dr. med. Haynes Bird (Urologie), 1012 Kings Drive, Nr. 806, Tel.: (704) 33 46 44 98

Dr. med. Billy Black (Gynäkologie), 2711 Randolph Road, Nr. 309, Tel.: (704) 34 20 98 25

Dr. med. Thomas Carr (Innere Medizin), Travia Medical Clinic, 217 Travis Avenue, Tel.: (704) 37 23 35 09

Dr. med. Donald V. Chamblee (Allgemeinmedizin), 211 S. Sharon Amity, Tel.: (704) 36 67 58 62

Dr. med. Thomas L. Dulin (Allgemeinmedizin), Cotswold Medical Clinic, 200 Greenwich Road, Tel.: (704) 36 65 00 23

Dr. med. Michael Livingston (Innere Medizin), 125 Baldwin Avenue Durwood Midical Clinic, Tel.: (704) 33 86 30 07

Dr. med. John McNamara (Gynäkologie) Andolph OB/Gyn. Assoc. 2711 Randolph Road 512, Tel.: (704) 33 34 10 45

Dr. med. Helen P. Melaragno (Allgemeinmedizin), 2001 E. Fifth St., Tel.: (704) 37 31 66 34

Statt Reise-Übelkeit...

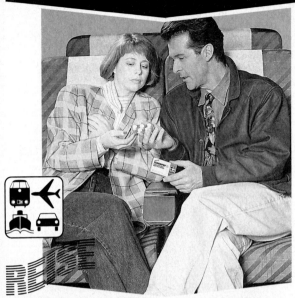

SUPERPEP®-K
Das Kaugummi-Dragée mit überzeugenden Vorteilen

● <u>Schnelle Wirkung:</u>
Schon beim Kauen wird ein großer Teil des Wirkstoffes direkt über die Mundschleimhaut aufgenommen

● <u>Keine vorbeugende Anwendung:</u>
REISE SUPERPEP-K braucht erst bei beginnenden Anzeichen von Übelkeit angewendet zu werden

● <u>Macht nicht müde:</u>
Auf Grund der speziellen Darreichungsform als Kaugummi-Dragée kann der Wirkstoff niedriger dosiert werden

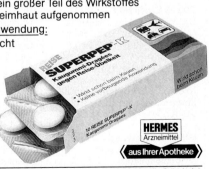

REISE SUPERPEP-K: Zur Vorbeugung und Behandlung von Reisekrankheit, Schwindel, Übelkeit und Erbrechen. HERMES ARZNEIMITTEL GMBH, 8023 Großhesselohe/München.

60612 Chicago IL
Dr. med. Uwe E. Freese
(Gynäkologie), Cook County
Hospital, 1835 West Harrison
Street, Tel.: (312) 63 38 63 82

Dr. med. E. J. Holland
(HNO), 4952 West Irving Road,
Tel.: (312) 68 56 65 23

Dr. med. Rudolph W. Roesel
(Allgemeinmedizin), 2025 North
Lincoln Ave. Suite 207,
Tel.: (312) 54 98 24 27

Dr. med. Rudolph W. Roesel
(Allgemeinmedizin/Chirurgie),
2650 North Lakeview, Suite
1810, Tel.: (312) 24 81 76 45

Dr. med. Oscar Rosenzweig
(Gynäkologie), 4600 N.
Ravenswood Avenue,
Tel.: (312) 27 57 70 01

Dr. med. Franz S. Steinitz
(Allgemeinmedizin), 5310 North
Sheridan Road,
Tel.: (312) 27 15 88 87

Dr. med. Egon A. Tulke (Zahnmedizin), 6430 North Central
Avenue, Tel.: (312) 792 02 29

45229 Cincinatti OH
Dr. med. John H. Falk (Innere
Medizin), 754 Avon Fields Lane,
Tel.: (513) 62 12 50 08

Dr. med. Regine Moulton
(Allgemeinmedizin), 7777 Montgomery Road,
Tel.: (513) 89 14 21 59

59215 Circle MO
Dr. med. Nikolaus J. Hastetter
(Allgemeinmedizin), Krankenhaus, Tel.: (406) 48 52 64 19

44129 Cleveland OH
Dr. med. Rupert May
(Neurologie/Psychiatrie), 5500
Ridge Road, Parma Medical
Center, Tel.: (216) 88 55 52 41

8108 Collinswood NJ
Dr. med. Edwin Rosner
(Allgemeinmedizin), 841
Haddon Avenue,
Tel.: (609) 85 82 38 85

29302 Columbia SC
Dr. med. Silvia M. Bloch
(Psychiatrie), Hospital in Columbia, Tel.: (803) 77 64 00 06

Dr. med. Max Weber
(Anästhesie), Hospital in Columbia, Tel. (803) 77 64 00 06

43221 Columbus OH
Dr. med. Helmut Gante
(Allgemeinmedizin), 1840 Zollinger Road Kingsdale Medical
Center, Tel.: (614) 45 74 25 53

Dr. med. Herbert Birck (HNO),
Childrens Hospital, 700 Childrens Drive, Tel.:(614)46 12 06 23

Dr. med. Annemarie Sommer
(Kinderheilkunde), Childrens
Hospital, 700 Childrens Drive,
Tel.: (614) 46 12 09 34

Dr. med. Reinhard Westphal
(Chirurg/Orthopädie), 931
Chatham Lane,
Tel.: (614) 45 13 64 32

75229 Dallas TX
Dr. med. Christlieb Haller
(Innere Medizin), Parkland
Hospital 5201 Harry Hines Blvd.,
Tel.: (214) 59 08 00 08

Dr. med. Louis C. Johnston
(Allgemeinmedizin), The
Samuell Clinic 5940 Forest
Park Rd., Tel.: (214) 35 04 61 14

Dr. med. Klaus Roehrborn
(Chirurgie), University of Texas
Southwestern Medical Center,
Tel.: (214) 68 83 54 67

Dr. med. Urs Scherrer (Innere
Medizin), Southwestern Medical
Center, 5323 H. Hines Blvd.,
Tel.: (214) 68 83 29 79

19023 Darby PA
Dr. med. Otto F. Müller
(Innere Medizin/Kardiologie),
Lansdodna Avenue and Bailay
Road, Tel.: (215) 23 74 00 03

48124 Dearnborn MI
Dr. med. Georg Klutke
(Gynäkologie), 7815 East Jefferson, Tel.: (313) 49 94 80 01

80205 Denver CO
Dr. med. William Keener
(Orthopädie), 2045 Franklin
Street, Tel.: (303) 86 18 16 73

Dr. med. Johann R. Marx
(Psychiatrie), 1514 Fairfax Street,
Tel.: (303) 39 92 33 94

48214 Detroit MI
Dr. med. Carl Lohmann
(HNO), 7815 East Jefferson,
Tel.: (313) 49 94 80 05

67801 Dodge City KS
Dr. med. Carl Zacharias
(Allgemeinmedizin), 2020 Central, Tel.: (316) 22 51 37 18

44622 Dover OH
Dr. med. Robert Ley (Allgemeinmedizin), 420 Reeves Ave.,
Tel.: (215) 364 77 91

49682 Duzzond Bay MI
Dr. med. Lothar Krueger
(Allgemeinmedizin), 314 St.
Joseph Street,
Tel.: (616) 27 13 79 16

60123 Elgin IL
Dr. med. Werner Tuteur
(Psychiatrie), 162 S. State Street,
Tel.: (312) 74 27 05 28

79902 El Paso TX
Dr. med. Cornelius K. Blesius
(Innere Medizin), 125 W. Hague
Road, Tel.: (915) 54 26 86 82

60202 Evanston IL
Dr. med. Wolf D. Peddinghaus
(Innere Medizin), 800 Austin
Street, Suite 403,
Tel.: (312) 32 81 11 29

22046 Falls Church VA
Dr. med. Otto Kurz (Innere
Medizin), 313 Park Avenue,
Tel.: (206) 24 12 81 65

97116 Forest Grove OR
Dr. med. Erica Meyer-Arendt
(Innere Medizin), 2011 Cedar
Street, Tel.: (503) 357 71 86

11375 Forest Hills NY
Dr. med. Majer Rosenfeld
(Allgemeinmedizin), 111-29 76
Drive, Tel.: (718) 26 37 83 52

33316 Fort Lauderdale FL
Dr. med. Helga Grabner (Allgemeinmedizin), P.O. Box 6555,
Station 9, Tel.: (305) 78 21 54 43

48093 Gr. Pointe Woods MI
Dr. med. Michael Haas
(Allgemeinmedizin), 20867
Mack Ave., Tel.: (313) 88 42 75 53

97030 Gresham OR
Dr. med. Christhart Schilbach
(Allgemeinmedizin), 1217 N. E.
Burnside, Tel.: (503) 661 13 05

19080 Havartown PA
Dr. med. Wilfried Sundmäker
(HNO), 1010 West Chester Pike,
Tel.: (215) 44 63 00 34

96813 Honolulu HI
Dr. med. Werner G. Schroffner
(Innere Medizin), 1380 Lusitana
Street, Suite 902,
Tel.: (808) 52 42 47 23

Dr. med. Gernot Spallek
(Allgemeinmedizin), 2259 Kalakaua Ave, Lower Arcade of Royal
Hawaiian Hotel,
Tel.: (808) 92 34 49 98

Dr. med. Ulrich K. Stams
(Urologie), Kaiser Foundation
Hospital/ 3288 Moanalua Road,
Tel.: (808) 83 49 28 51

77030 Houston TX
Dr. med. William Giessel (Allgemeinmedizin), 215 Milby,
Tel.: (713) 22 50 46 38

Dr. med. Ralph Herz (Allgemeinmedizin), 902 Frostwood,
Nr. 247, Tel.: (713) 93 21 21 93

Dr. med. Heinrich Taegtmeier
(Allgemeinmedizin),
6410 Fannin, Nr. 508,
Tel.: (713) 79 25 75 51

Dr. med. Justus Jordan
(Zahnmedizin), 4219 Richmond,
Nr. 104, Tel.: (713) 62 17 85 84

89451 Incline Village NV
Dr. med. Wolfgang Seibt
(Innere Medizin), 553 Dale Drive, Tel.: (702) 83 11 92 03

46208 Indianapolis IN
Prof. Dr. med. H. Willbrand
(Augenheilkunde), Indiana Medical School

64131 Kansas City MO
Dr. med. Gustave Eisemann
(Innere Medizin), 6724 Troost Avenue, Suite 710,
Tel.: (816) 33 36 00 08

Dr. med. Otto M. Spurny
(Allgemeinmedizin), 6724 Troost Aveneue, Suite 500,
Tel.: (816) 36 35 66 24

98034 Kirkland WA
Dr. med. Alfred W. Bauer
(Kinderheilkunde), 12819 120th. Ave. N.E., Tel.: (812) 88 993

Dr. med. Manfred H. Eichner
(Kinderheilkunde), 12911 120th N.E., Suite F 180,
Tel.: (206) 82 13 00 05

92037 La Jolla CA
Dr. med. Christian W. Mende
(Innere Medizin), 9844 Genesee Avenue, Tel.: (619) 45 39 46 02

19446 Lansdale PA
Dr. med. Felix Scherzinger
(Allgemeinmedizin)
607 Northbroad St.
Tel.: (215) 36 81 11 45

89119 Las Vegas NV
Dr. med. Chris Stoermer
(Allgemeinmedizin), 4230 Burnham Ave., Tel.: (702) 79 66 55 12

Dr. med. Dietrich Stoerner
(Allgemeinmedizin), 3006 South Daryland Parkway,
Tel.: (702) 73 71 33 01

90024 Los Angeles CA
Dr. med. Gerhard J. Fuchs
(Urologie), Dept. of Surgery/University of California,
Tel.: (213) 82 51 17 29

Dr. med. Werner Koenig
(Psychiatrie), 11835 Olympic Blvd, Nr. 1225,
Tel.: (213) 312 81 58

Dr. med. Hans von Leden
(HNO), 8635 West 3rd Street,
Tel.: (213) 85 45 45 05

40205 Louisville KY
Dr. med Badenhausen
(Orthopädie), Medical Towers South, Tel.: (502) 58 71 23 68

Dr. med. Gerald Larson (Chirurgie), Childrens Hospital Foundation Building, 601 South Floyd Street, Tel.: (502) 58 38 30 39

44641 Louisville OH
Dr. med. Heinrich A. Gesenhues
(Allgemeinmedizin), 315 South Chapel Street,
Tel.: (216) 87 58 31 12

44903 Manfield OH
Dr. med. E. B. Mainzer
(Innere Medizin), 554 Gadfield Road, Tel.: (419) 75 62 42 97

95336 Manteca CA
Dr. med. Karl Wolff (Allgemeinmedizin), 1262 E. North Street,
Tel.: (209) 82 37 64 61

28106 Matthews NC
Dr. med. Edward Bradford
(Innere Medizin), Mecklenburg Medical Group,
Tel.: (704) 84 72 28 02

44124 Mayfields Hts. OH
Dr. med. F. A. Lingl (Neurologie/Psychiatrie), 6801 Mayfield Road, Tel.: (216) 47 31 40 02

02210 McLean VA
Dr. med. Oberhoff (Augenarzt), 1515 Chain Bridge Road,
Tel.: (206) 35 65 48 54

33133 Miami FL
Dr. med. Leo Friedmann
(Urologie), 18600 Collins Avenue, Tel.: (305) 93 18 48 41

Dr. med. Arthur F. Schiff
(Allgemeinmedizin), 3200 Kirk Street, Tel.: (305) 85 60 04 55

Dr. med. Hans-Ueli Steiner (Psychiatrie), 1900 Coral Way, No. 405, Tel.: (305) 86 58 20 04

53211 Milwaukee WI
Dr. med. Guenther P. Pohlmann (Innere Medizin), 2025 E. Newport Avenue,
Tel.: (414) 96 13 30 03

Dr. med. Willi G. Uurczyk (Innere Medizin), 4263 West Fond du Lac Avenue,
Tel.: (414) 44 25 52 87

57301 Mitchell SD
Dr. med. Ernst A. Schabauer (Allgemeinmedizin) 1200 East 6th Avenue,
Tel.: (605) 99 65 64 98

37200 Nashville TN
Dr. med. Eugene Winter (Innere Medizin), Suite 4, 329 21. Avenue North, Tel.: (615) 32 73 90 12

70112 New Orleans LA
Dr. med. Franz Messerli (Allgemeinmedizin), Ochsner Clinic, 1516 Jefferson Hwy,
Tel.: (504) 83 84 00 03

Dr. med Matko Milicic (Orthopädie), 2101 Banks Street,
Tel.: (504) 52 23 34 14

Dr. med. Günther Perdigao (Psychiatrie) Medical Arts Bldg, 3439 Prytania,
Tel.: (504) 89 57 84 11

Dr. med. Povilas Vitenas (Allgemeinmedizin), 3334 Severn Ave, Tel.: (504) 88 70 54 36

10011 New York NY
Dr. med. Friedrich S. Brodnitz (HNO), 157 W 57 Street,
Tel.: (212) 83 89 13 04

Dr. med. Lilli Cobliner Shalsha (Psychiatrie), 178 E 70 Street,
Tel.: (212) 74 46 74 86

Dr. med. Kurt P. Cronheim (Allgemeinmedizin), 133 E 73 Street, Tel.: (212) 98 84 80 03

Dr. med. Samuel Drix (Allgemeinmedizin), 4700 Broadway, Tel.: (212) 56 75 22 83

Dr. med. Boguslav H. Fischer (Augenmedizin), New York University Medical Center 400 E. 34th St., Tel.: (212) 34 05 61 94

Dr. med. Karl-Heinz Moehlen (Gynäkologie), Moehlen Medical Group, 134 E 73 Street,
Tel.: (212) 73 76 22 21

Dr. med. Barbara Munk (Psychiatrie), 45 W 10 Street,
Tel.: (212) 47 33 81 19

Dr. med. William Pace (Allgemeinmedizin), 853 Fifth Avenue, Tel.: (212) 87 72 86 85

Dr. med. Miklos Weinberger (Röntgenologie), 325 West End Avenue, Tel.: (212) 87 46 36 24

Dr. med. Wilfred Yoslow (Orthopädie), 945 Fifth Avenue, Tel.: (212) 98 82 34 05

23510 Norfolk VA
Dr. med. Wolfgang Schuster (Allgemeinmedizin), 142 York St., Suite 218, Tel.: (804) 62 77 28 35

91607 North Hollywood CA
Dr. med. Otto Jungschaffer (Augenheilkunde), 12840 Riverside Drive, Tel.: (818) 98 51 16 19

73104 Oklahoma City OK
Dr. med. Hans v. Brauchitsch (Psychiatrie), 920 Stanton L. Young Blvd.,
Tel.: (405) 27 15 25 16

Dr. med. Walter H. Massion (Anästhesie), 4700 Willard Avenue, Tel.: (405) 42 42 16 76

Dr. med. Bettina Mues (Immunologie), 825 NE 13th Street, Tel.: (405) 27 17 22 12

Dr. med. Rupprecht Nitschke (Kinderarzt), 940 NE 13 Street, Tel.: (405) 27 15 31 18

Dr. med. Thomas L. Whitsett (Innere Medizin), 920 Stanton L. Young Blvd.,
Tel.: (405) 27 14 74 24

68114 Omaha NE
Dr. med. George J. Perlebach (Allgemeinmedizin), 10060 Regenca Circle/The Physicians Clinic, Tel.: (402) 39 74 00 01

97045 Oregon City OR
Dr. med. Anna Lina Bahr
(Innere Medizin), 1400 Division
St., Suite 3, P.O. Box 767,
Tel.: (503) 65 50 02 55 - 6

90272 Pacific Palisades CA
Dr. med. Norbert Werk
(HNO) 910 Via de la Paz,
Tel.: (213) 45 46 57 76

19100 Philadelphia PA
Dr. med. Horst Bonese
(Allgemeinmedizin), 8126 Redge
Avenue, Tel.: (215) 48 32 30 34

Dr. med. Gad G. Guttman
(Orthopädie), 7201 Rising Sun
Avenue, Tel.: (215) 74 26 30 39

Dr. med. Günter D. Haafe
(Neurologie), Pensylvania Hospital, 8 Struce Street,
Tel.: (215) 82 95 35 31

Dr. med. Peter F. Kohler
(Urologie), Lancaster and City
Avenues, Tel.: (215) 64 96 42 02

Dr. med. Charles G. Steinmetz
(Augenarzt), 1500 Locust Street
Tel.: (215) 54 60 81 39

Dr. med. Friedrich Urbach
(Dermatologie), Northword Str.
Temple University,
Tel.: (215) 22 13 92 46

85340 Phoenix AZ
Dr. med. R. D. Gladhart
(Allgemeinmedizin), 111 W.
Indian School Rd. Litchfield
Park, Tel.: (602) 93 53 87 51

97210 Portland OR
Dr. med. Hans F. Fink
(Allgemeinmedizin), 2250 N.W.
Flanders Street,
Tel.: (503) 22 30 55 07

Dr. med. Eberhard H. Gloeckler
(Allgemeinmedizin/Chirurgie),
3414 N. Kaiser Center Drive,
Tel.: (503) 24 98 55 56

66208 Prairie Village KS
Dr. med. Walter Lewin
(Psychiatrie), 8901 West 74th
Street, Tel.: (913) 36 24 04 07

98055 Renton WA
Dr. med. Uri W. Breda (Chirurgie), 4300 Talbot Rd., Suite
7201, Tel.: (206) 22 63 79 14

10463 Riverdale NY
Dr. med. Jacob Melamed
(Allgemeinmedizin), 3765 Riverdale Avenue, Suite 5,
Tel.: (212) 60 18 72 45

97306 Salem OR
Dr. med. Leibrecht Berthold (Allgemeinmedizin), 2217 Wildwood
Dr. S. E., Tel.: (503) 378 51 23

Dr. med. Robert Danner
(Praktischer Arzt), 865 Medical
Center Dr. N. E.,
Tel.: (503) 36 27 50 29

84102 Salt Lake City UT
Dr. med. Clyde Bench (Innere
Medizin), 333 South 900 EAST,
Tel.: (801) 53 58 19 23

92103 San Diego CA
Dr. med. Kurt Benirschke
(Pathologie), 225 Dickinson
Street, Tel.: (619) 54 35 71 94

Dr. med. Wolfgang Dillmann
(Allgemeinmedizin), 225 Dickin
son Street, Tel.:(619) 54 35 91 23

Dr. med. Goetz M. Wentzel
(Gynäkologie), 5222 Balboa
Avenue, Tel.: (619) 278 05 51

94109 San Francisco CA
Dr. med. Hartwig Ahlers
(Augenheilkunde), 2000 Van
Ness Ave., Suite 708,
Tel.: (415) 88 54 94 41

Dr. med. Ralph Alexander
(Innere Medizin), 450 Sutter
Street, Suite 2326,
Tel.: (415) 39 20 50 05

Dr. med. Henning Bauer
(Gynäkologie), 4141 Geary
Blvd., Suite 309,
Tel.: (415) 38 77 90 72

Dr. med. Allen M. Dekelboum
(HNO), 3838 California Street,
Tel.: (415) 66 89 65 53

Dr. med. Erich Habelt
(Zahnmedizin), 2033 Taraval
Street, Tel.: (415) 66 58 39 78

BEI
DARMSTÖRUNGEN
WÄHREND
IHRES **U**RLAUBS

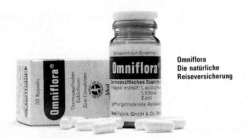

Omniflora
Die natürliche
Reiseversicherung

Funktionsstörungen des Darmes, die auf eine bakteriell verursachte Diarrhoe (Durchfallerkrankung) hinweisen, treten besonders in Ländern mit warmfeuchtem Klima auf. Omniflora stabilisiert die Darmflora auf natürliche Weise. Omniflora hat sich auch bei Säuglingen, Schwangeren und Diabetikern bestens bewährt.

Anwendungsgebiete: Unspezifische Darmerkrankungen wie Diarrhoe, Meteorismus, Darmstörungen nach Antibiotika-, Sulfonamid- und Strahlentherapie. Gärungs- und Fäulnisdyspepsie. Altersbedingte Verdauungsbeschwerden. Med. Fabrik GmbH & Co., Berlin 44.

Dr. med. Gerhard P. W. Jordan (Allgemeinmedizin), 6406 Geary Blvd., Tel.: (415) 38 73 83 56

Dr. med. Robert Kahn (Urologie), 2100 Webster Street, Tel.: (415) 92 33 08 02

Dr. med. Wolfgang Linnenbach (Allgemeinmedizin), 2325 Ocean Ave., Tel.: (415) 58 70 80 03

Dr. med. Wolfgang D. Linnenbach (Innere Medizin), 2325 Ocean Ave., Suite 2, Tel.: (415) 58 70 80 09

Dr. med. Peter Mark (Dermatologie), 3838 California Street, Tel.: (415) 38 78 00 71

Dr. med. Hartwig Sonnenberg (Allgemeinmedizin/Chirurgie), 3637 California Street, Tel.: (415) 92 23 02 03

Dr. med. Peter von Rogov (Orthopädie), 4141 Geary Blvd., Suite 212, Tel.: (415) 38 77 19 19

33143 South Miami FL
Dr. med. Gisela Albrecht (Allgemeinmedizin), 7311 S.W. 62nd Avenue, Tel.: (305) 66 66 10 89

02181 Walesey Hills MA
Dr. med. Burt Hall (Innere Medizin), 332 Washington St., Tel.: (617) 23 73 39 57

20016 Washington DC
Dr. med. Helga E. Ehudin (Zahnmedizin), 4105 Wisconsin Avenue, N.W., Tel.: (202) 36 22 93 25

Dr. med. Robert Hardi (Innere Medizin), 223 Wisconsin Ave, N.W. Suite 326, Tel.: (202) 33 38 40 02

Dr. med. Achim Heintze (Gynäkologie), 3301 New Mexico Avenue, Tel.: (202) 24 43 52 34

14221 Williamsville NY
Dr. med. Frederic Beerel (Allgemeinmedizin), 1542 Maple Road, Suite 14, Tel.: (716) 68 80 60 68

KONSULARISCHE HILFEN

Materielle Hilfe wird in der Regel gewährt, wenn die Notlage auf andere Weise nicht behoben werden kann.

Arzt-, Medikamenten- und Krankenhauskosten können unter bestimmten strengen Bedingungen nach Unfällen und akuten Erkrankungen im Notfall als finanzielle Überbrückungshilfe von den Konsulaten verauslagt werden.

Informationshilfen können ggf. auch von den örtlichen Lufthansa-Büros gegeben werden:

Anchorage, 907-243 15 663,
Boston, 617-567 59 454,
Chicago, 312-686 58 008,
Dallas, 214-574 28 381,
Los Angeles, 213-680 07 002,
Miami, 305-536 89 364,
New York, 718-632 71 911,
Philadelphia, 215-492 44 500,
San Francisco, 415-398 74 033,
Washington, 202-296 56 089

Bundesrepublik Deutschland

Botschaft
Washington DC, 4645 Reservoir Road, N.W., Tel.: (202) 298 40 004

Generalkonsulate
Atlanta GA, 1000 Peachtree Center Cain Tower, 229 Peachtree Street N.E., Tel.: (404) 659 47 60/61/62

Boston MA, 535 Boylston Street, Tel.: (617) 536 44 141

Chicago IL
104 South Michigan Ave. Tel.: (312) 263 08 502

Detroit MI
660 Plaza Drive Tel.: (313) 962 65 263

Houston TX, 1330 Post Oak Blvd., Suite 1850,
Tel.: (713) 627 77 704

Los Angeles CA,
6222 Wilshire Boulevard
Tel.: (213) 930 27 033

New Orleans LA, 2834 World Trade Center, 2 Canal Street,
Tel.: (504) 524 03 56, 524 65 60

Miami FL, 100 N. Biscayne Blvd., Tel.: (305) 358 02 90/1

New York NY, 460 Park Avenue, Tel.: (212) 308 87 000

San Francisco CA,
1960 Jackson Street
Tel.: (415) 775 10 611

Seattle WA,
1200 Fifth Avenue
Tel.: (206) 682 43 121

Honorarkonsulate

Albuquerque NM,
Tel.: (505) 243 35 066

Anchorage AK,
Tel.: (907) 274 65 377

Buffalo NY,
Tel.: (716) 854 40 101

Charlotte NC,
Tel.: (704) 373 07 74, 376 72 25

Cincinnati OH,
Tel.: (513) 621 34 400

Columbus OH,
Tel.: (614) 463 36 233

Corpus Christi TX,
Tel.: (512) 289 24 165

Dallas TX,
Tel.: (214) 239 86 878

Denver CO,
Tel.: (303) 989 29 742

Honolulu HI,
Tel.: (808) 536 32 714

Indiapolis IN,
Tel.: (317) 924 53 213

Jacksonville FL,
Tel.: (904) 353 17 414

Kansas City KS,
Tel.: (913) 281 31 655

Las Vegas NV,
Tel.: (702) 734 97 001

Louisville KY,
Tel.: (502) 581 32 312

Memphis TN,
Tel.: (901) 525 82 71/72

Minneapolis MN,
Tel.: (612) 338 65 594

Mobile AL,
Tel.: (205) 433 65 068

Norfolk VA,
Tel.: (804) 627 72 833

Oklahoma City OK,
Tel.: (405) 424 21 672

Phoenix AZ,
Tel.: (602) 952 91 001

Pittsburgh PA,
Tel.: (412) 394 55 432

St. Petersburg FL,
Tel.: (813) 327 44 44, 323 77 77

Portland OR,
Tel.: (503) 222 04 908

Salt Lake City UT,
Tel.: (801) 364 95 734

San Diego CA,
Tel.: (619) 455 14 236

Savannah GA,
Tel.: (912) 232 55 815

Spartanburg SC,
Tel.: (803) 579 52 069

Spokane WA,
Tel.: (509) 838 66 300

Österreich

Botschaft

Washington DC, 2343 Massachusetts Avenue N.W.,
Tel.: (202) 483 44 744

Generalkonsulate

Chicago IL,
400 North Michigan Avenue
Tel.: (312) 222 15 155

Los Angeles CA,
11859 Wilshire Boulevard
Tel.: (213) 444 93 100

New York NY, 31. East 69th Street, Tel.: (212) 73 76 400-404

Honorarkonsulate

Atlanta GA,
Tel.: (404) 264 98 589

Boston MA,
Tel.: (617) 426 03 304

Buffalo NY,
Tel.: (716) 852 70 003

Cleveland OH,
Tel.: (216) 621 55 888

Denver CO,
Tel.: (303) 292 90 007

Detroit MI,
Tel.: (313) 645 14 444

Honolulu HI,
Tel.: (808) 923 85 857

Houston TX,
Tel.: (713) 623 22 332

Kansas City MO,
Tel.: (816) 474 39 211

Miami FL,
Tel.: (305) 325 15 615

New Orleans LA,
Tel.: (504) 581 51 411

Philadelphia PA,
Tel.: (215) 563 06 501

Saint Paul MI,
Tel.: (612) 647 36 144

San Francisco CA,
Tel.: (415) 397 78 212

Seattle WA,
Tel.: (206) 633 36 066

Schweiz

Botschaft

Washington DC, 2900 Cathedral Avenue, N.W.,
Tel.: (202) 745 79 001

Generalkonsulate

Atlanta GA, 1275 Peachtree Street N.E., Suite 425,
Tel.: (404) 872 78 741

Chicago IL,
737 North Michigan Avenue
Tel.: (312) 915 00 611

Houston TX, First Interstate Bank Plaza, 1000 Lousiana, Suite 5670, Tel.: (713) 650 00 000

Los Angeles CA,
3440 Wilshire Boulevard
Tel.: (213) 388 41 27 99

New York NY, Rolex Building, 8th Floor, 665 Fifth Avenue,
Tel.: (212) 758 25 604

San Francisco CA,
456 Montgomery Street
Tel.: (415) 788 22 722

Honorarkonsulate

Boston MA,
Tel.: (617) 266 20 388

Buffalo NY,
Tel.: (716) 825 38 144

Cincinnati OH,
Tel.: (513) 351 30 087

Cleveland OH,
Tel.: (216) 881 27 721

Columbus OH,
Tel.: (614) 491 36 842

Dallas TX,
Tel.: (214) 341 27 084

Denver CO,
Tel.: (303) 499 56 415

Detroit MI,
Tel.: (313) 852 00 403

Honolulu HI,
Tel.: (808) 737 52 972

Kansas City MO,
Tel.: (816) 561 34 401

Miami FL,
Tel.: (305) 274 42 107

Minneapolis MN,
Tel.: (612) 546 01 485

New Orleans LA,
Tel.: (504) 897 65 102

Phoenix AZ,
Tel.: (602) 947 00 201

Pittsburgh PA,
Tel.: (412) 963 70 607

Salt Lake City UT
Tel.: (801) 487 04 505

Seattle WA,
Tel.: (206) 762 12 237

Spartanburg SC,
Tel.: (803) 573 23 209

VENEZUELA [spanisch]

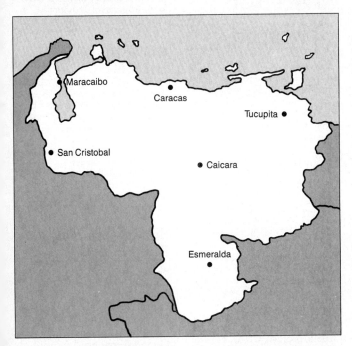

VOR DER REISE

Schutzimpfungen werden im internationalen Reiseverkehr nach den WHO-Bestimmungen von Venezuela verlangt; und zwar

Malariaschutz ganzjährig für ländliche Gebiete in den Provinzen Apure, Barinas, Bolivar, Mérida, Monagas, Portuguesa, Sucre, Táchira und Zulia sowie in den Territorien von Amazonas und Delta Amacuro. Es ist in diesen Fällen eine Woche vor der Reise mit der Malariaprophylaxe zu beginnen. Mit einer Chloroquin-Resistenz ist zu rechnen.

Eine Impfung gegen Gelbfieber wird allen Reisenden empfohlen, die sich auch außerhalb der größeren Städte Venezuelas aufhalten wollen.

Es wird empfohlen, vor der Reise eine Auslandsreise-Krankenversicherung abzuschließen, um auch Risiken möglicher Krankenrücktransportkosten abzudecken.

NOTRUF UND RETTUNGSWACHT

In Venezuela gibt es keine einheitlichen Notruf-Nummern. Sie müssen dem Telefonbuch entnommen werden.
Die Deutsche Rettungsflugwacht/Deutsche Zentrale für Luftrettung ist rund um die Uhr unter der Rufnummer 0049 - 711 - 70 10 70 in Stuttgart-Flughafen; die Schweizerische Rettungsflugwacht REGA unter der Rufnummer 0041 - 1 - 383 11 11 in Zürich erreichbar.

DEUTSCH-SPRECHENDE ÄRZTE IN VENEZUELA

Caracas

Dr. med. dent. Klaus Bier (Zahnmedizin), Qta. Miramonte, La Castellana, Tel.: (02) 31 03 176

Dr. med. Peter Braun (Neurologie), Clinica Sanatrix, Campo Alegre, Tel.: (02) 31 23 464

Dr. med. Michael Brückner (Allgemeinmedizin), Calle Andrea de Ledesma, Qta. Guaicoco, La Trinidad/Sorokaima, Tel.: (02) 93 65 361

Dr. med. Hernan Gasser (Orthopädie), Clinica Caurimare, Col. de Bello Monte, Av. Caurimare, Tel.: (02) 752 30 331, 752 53 722

Dr. med. Michael Jelinek (Gynäkologie), Policlinica Metropolitana, Calle A 1, Urb. Caurimare, Tel.: (02) 908 03 671, 986 71 214

Dr. med. Andreas W. Koch (Augenarzt), Clinica Oftalm. El Rosal, Av. Venezuela, Edf. Venezuela, 6. Stock, Of. 63, El Rosal, Tel.: (02) 261 12 916, 261 23 153

Dr. med. Götz A. Mäkelt (Tropenmedizin, Innere Medizin), Centro Médico Congresa, Centro Comercial Congresa, 2. Stock, 404 und 405, Prados del Este, Tel.: (02) 979 80 424,

Dr. med. Otto Müller (Kinderarzt), Clinica Caurimare, Colinas de Bello Monte, Av. Caurimare, Tel.: (02) 752 30 334

Frau Dr. med. dent. Sigrid Peters (Zahnmedizin), Centro Clinico Profes., Edif. Itaca, Piso 2, Tel.: (02) 92 03 646, 91 93 693

Dr. med. dent. Stumpf sen. (Zahnmedizin), Qta. Miramonte, Plaza Castellana, Urb. La Castellana, Tel.: (02) 31 32 969

Dr. med. Alexander Wiedebach (Gynäkologie), Policlinica Metropolitana, Calle A 1, Urb. Caurimare, Tel.: (02) 986 51 655

Dr. med. Dietrich Zschaeck (Innere Medizin), Clinica El Avila, 6. Transversal de Altamira, Tel.: (02) 261 52 847, 661 92 222

KONSULARISCHE HILFEN

Arzt-, Medikamenten- und Krankenhauskosten können unter bestimmten strengen Bedingungen nach Unfällen und akuten Erkrankungen als finanzielle Überbrückungshilfe von den Konsulaten verauslagt werden.
Informationshilfen können ggf. auch vom örtlichen Lufthansa-Büro gegeben werden:
Caracas, (02) 55 28 88/9

Bundesrepublik Deutschland

Botschaft
Caracas, Edif. Panaven, II. Stock, Avenida San Juan Bosco, Esquina 3a Transversal, Altamira Tel.: (02) 2 61 01 81, 261 12 05,

Honorarkonsulate
Ciudad Guayana,
Tel.: 22 22 72, 22 77 74, 22 36 09
Maracaibo,
Tel.: (061) 91 24 06, 91 25 06
San Cristóbal,
Tel.: (076) 44 88 66, 46 54 04
Valencia, Tel.: (041) 21 19 48

Österreich

Botschaft
Caracas, Av. La Estancia Torre Las Mercedes, piso 4, Chuao, Tel.: (02) 91 38 63, 91 39 79,

Honorarkonsulat
Maracaibo, Tel.: (061) 91 91 99

Schweiz

Botschaft
Caracas 1060, Torre Europa, Piso 6, Avenida Francisco de Miranda, Campo Alegre, Tel.: (02) 951 40 64, 951 41 66,

ZYPERN [griechisch/türkisch]

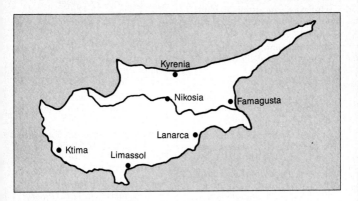

VOR DER REISE

Schutzimpfungen werden im internationalen Reiseverkehr nach den WHO-Bestimmungen von Zypern nicht verlangt.
Bei Aufenthalten auf Zypern gewähren die gesetzlichen Krankenkassen keine „Leistungsaushilfen". Es wird daher empfohlen, vor der Reise eine Auslandsreise-Krankenversicherung abzuschließen, um auch Risiken möglicher Krankenrücktransportkosten abzudecken.

NOTRUF UND RETTUNGSWACHT

Auf Zypern gibt es landesweit die einheitliche Notrufnummer 199 für Polizei, Feuerwehr und Krankenwagen.
Die Deutsche Rettungsflugwacht/ Deutsche Zentrale für Luftrettung ist rund um die Uhr unter der Rufnummer 0049 - 711 - 70 10 70 in Stuttgart Flughafen; die Schweizerische Rettungsflugwacht REGA unter der Rufnummer 0041 - 1 - 383 11 11 in Zürich erreichbar.

DEUTSCH-SPRECHENDE ÄRZTE AUF ZYPERN

Larnaca
Dr. med. Costas Constantinou (Gynäkologie), 22 Valdaserides Str., Tel.: (041) 57 53 73

Dr. med. Leonidas Georgallides (Allergologie), 7 Apostolou Pavlou Str., Tel.: (041) 53 44 22

Dr. med. Andreas Papaxenopoulos (Innere Medizin), 4 Hermes Str., Tel.: (041) 24 67 23

Dr. med. Panos Pilavakis (HNO), c/o General Hospital Lanarca, Tel.: (041) 28 11 10

Limassol
Dr. med. Jordanis Christodoulides (Innere Medizin), 28th October Str., Mediterranean Court, Flat 12, Tel.: (051) 24 32 33

Dr. med. Marios Liassides (Gynäkologie), 143 Arch. Makarios Ave., Tel.: (051) 69 87 78

Dr. med. Stavros Petrakis (Urologie, Chirurgie), Urologisches Zentrum von Limassol, 19-21 Messolongiou Str., Corner Gladstone Str., Tel.: (051) 77 73 33

Nikosia

Dr. med. Z. Allaedine (Urologie, Chirurgie), St. Eleftherios Clinic, 64 Digenis Akritas Str., Tel.: (02) 465 33 03

Dr. med. Ioanna Andreou (Innere Medizin), 19 Pericles Str., Flat 3, Strovolos, Tel.: (02) 498 66 67

Dr. med. Apostolos Anninos (Röntgenologie), 4 M. P. Kalli Str., Tel.: (02) 449 21 65

Dr. med. Andreas Cleanthous (Gynäkologie), 2 Assopios Str., Flat 1, Tel.: (02) 451 80 08

Dr. med. Panayiotis Cleanthous (Allgemeinmedizin), 2 Thibon Str., Engomi, Makedonitissa, Tel.: (02) 454 83 32

Dr. med. Elias Daher (Chirurgie), 8 Medon Str., Tel.: (02) 459 00 63

Dr. med. Nicos Danos (Innere Medizin), 21 Themistocles Dervis Str., Tel.: (02) 475 61 08

Dr. med. Artemis Kolokou (Kinderärztin), 1 Romanou Str., Tel.: (02) 466 85 09

Dr. med. Achilleas Korellis (Urologie), Polyklinik Ay. Nicolaos, 3 Ay. Nicolaou Str., Lykavitos, Tel.: (02) 450 84 13

Dr. med. Sophocles Loizides (Allgemeinmedizin, Innere Medizin), 2b Aphrodite Str., Flat 1, Tel.: (02) 456 11 67

Dr. med. Charalambos Makariou (Innere Medizin), 2 Bouboulina Str., Tel.: (02) 455 44 77

Dr. med. Christoforos Michaelides (Kinderarzt), 75 Digenis Akritas Ave., Tel.: (02) 443 05 30

Dr. med. Andreas Myrianthous (Urologie, Chirurgie), 1 Larissis Str., Ay. Omologitae, Tel.: (02) 446 67 77

Dr. med. Nicos Nicolaides (Kinderarzt), Solea Bldg., Flat 501, Stassinou Ave. & Annis Komninis 4, Tel.: (02) 465 23 78

Dr. med. Costas Papacharalambous (Urologie), 8 Gallipolis Ave., Tel.: (02) 476 01 59

Dr. med. Boika Papageorgiou (Kinderärztin), 1 Romanou Str., Tel.: (02) 466 85 01

Dr. med. Uta Papapetrou (Allgemeinmedizin), 35 Stasikratous Str., Tel.: (02) 455 63 03

Dr. med. Dimitris Papapetrou (Gynäkologie), 35 Stasikratous Str., Tel.: (02) 455 63 03

Dr. med. dent. Andreas Solomou (Zahnmedizin), 4A Florinis Str., Flat 1, Tel.: (02) 466 04 08, 386 40 93

Paralimni (Ayia Napa)

Dr. med. Takis Kythreotis (Innere Medizin), Paralimni - Ayia Napa Road, Tel.: (046) 21 27 23

KONSULARISCHE HILFEN

Arzt-, Medikamenten- und Krankenhauskosten können unter bestimmten strengen Bedingungen nach Unfällen und akuten Erkrankungen im Notfall als finanzielle Überbrückungshilfe verauslagt werden.

Bundesrepublik Deutschland

Botschaft
Nikosia, 10 Nikitaras Str., Ayii Omologhitae, Tel.: (02) 44 43 62, 63, 64, 68

Österreich

Honorargeneralkonsulat
Nikosia, 33 Demosthenous Severis, Tel.: (02) 45 19 94

Schweiz

Botschaft
Nikosia, Commercial Union Tower, Makarios Ave. 101, Tel.: (02) 44 65 39, 44 65 12

WELTUHRZEIT
Deutschland, Österreich, Schweiz MEZ*)12^{00}

Ägypten	13^{00}
Antigua & Barbuda	7^{00}
Argentinien	8^{00}
Australien	
Perth	19^{00}
Adelaide	20^{00}
Sydney	21^{00}
Barbados	7^{00}
Belgien*)	12^{00}
Bermudas	7^{00}
Brasilien	8^{00}
Chile	7^{00}
China	19^{00}
Costa Rica	5^{00}
Dänemark*)	12^{00}
Dominikanische Republik	7^{00}
Ecuador	6^{00}
Elfenbeinküste	11^{00}
El Salvador	5^{00}
Finnland	13^{00}
Frankreich*)	12^{00}
Griechenland	13^{00}
Großbritannien	11^{00}
Guadeloupe/Martinique	7^{00}
Guatemala	5^{00}
Haiti	6^{00}
Hongkong	19^{00}
Indien	16^{30}
Indonesien	18^{00}
Irland	11^{00}
Island	11^{00}
Israel	13^{00}
Italien*)	12^{00}
Jamaika	6^{00}
Japan	20^{00}
Jugoslawien*)	12^{00}
Kamerun	12^{00}
Kanada	
Ottawa	6^{00}
Winnipeg	5^{00}
Calgary	4^{00}
Vancouver	3^{00}
Kenia	14^{00}
Madagaskar	14^{00}
Malaysia	19^{00}
Malediven	16^{00}
Malta*)	12^{00}
Marokko	11^{00}
Mauritius	15^{00}
Mexiko	5^{00}
Namibia	13^{00}
Nepal	16^{40}
Neuseeland	23^{00}
Nicaragua	5^{00}
Niederlande*)	12^{00}
Norwegen*)	12^{00}
Philippinen	19^{00}
Portugal	11^{00}
Schweden*)	12^{00}
Seychellen	14^{00}
Simbabwe	13^{00}
Singapur	19^{00}
Spanien*)	12^{00}
Sri Lanka	16^{30}
Südafrika	13^{00}
Südkorea	20^{00}
Taiwan	19^{00}
Tansania	14^{00}
Thailand	18^{00}
Togo	11^{00}
Trinidad & Tobago	7^{00}
Türkei	14^{00}
Tunesien	12^{00}
Ungarn*)	12^{00}
Uruguay	8^{00}
USA	
New York	6^{00}
Chicago	5^{00}
Denver	4^{00}
Los Angeles	3^{00}
Venezuela	7^{00}
Zypern	13^{00}

*)MEZ = Mitteleuropäische Zeit, Sommerzeit +1Stunde

PERSÖNLICHE NOTIZEN

PERSÖNLICHE NOTIZEN

PERSÖNLICHE NOTIZEN

WERBEANZEIGE
RTL plus
ZUSCHAUER-INFORMATIONEN

EIN TAG WIE KEIN ANDERER

Unterhaltsame Informationen gibt es bei unserem Reisequiz 'Ein Tag wie kein anderer' mit Björn Schimpf und Susanne Kronzucker an jedem Sonntag — und gewinnen kann jedermann Reisen in alle Welt.

Und mehr Sicherheit auf Reisen bietet Ihnen nun der Medizinische Auslandsreiseführer WORLD MEDICAL GUIDE als Servicebuch zu dieser Fernsehsendung.

ZUSCHAUER-SERVICE

Falls Sie Fragen zum laufenden Programm haben oder uns loben bzw. kritisieren wollen, rufen Sie uns doch einfach an oder schreiben Sie uns. Unsere Zuschauerredaktion ist für Sie da: montags bis freitags von 15.00 Uhr bis 23.00 Uhr unter der Rufnummer 0221-45450 (Achtung: auch Kölner müssen vorwählen).

Auch jede Zuschrift wird beantwortet. Die Adresse lautet: RTL plus Zuschauerredaktion, Aachener Straße 1036, 5000 Köln 40. Am schnellsten geht es natürlich, wenn Sie daran denken einen frankierten Rückumschlag beizulegen.

HALLO RTL-CLUB

Der Hallo RTL-Club gibt monatlich ein Magazin heraus mit Geschichten und Interviews rund um den Sender. Aktuelle Meldungen, Spielfilm-Hits und neue Serien nehmen in der redaktionellen Berichterstattung einen besonderen Raum ein. Die Mitglieder erhalten besonders günstige Clubangebote.

Bestelladresse:
Hallo RTL, Postfach 14 40,
4830 Gütersloh 100

PER ANTENNE, IM KABEL ODER DIREKT VOM SATELLITEN

Im Gegensatz zum öffentlich-rechtlichen Fernsehen kostet das RTL plus-Programm den Zuschauer keinen Pfennig. RTL plus ist ein privater Fernsehsender, der sich nur aus Werbung finanziert.

Inzwischen können über 35 Millionen Zuschauer in der Bundesrepublik Deutschland RTL plus sehen. In vielen Regionen und Städten wird RTL plus auch drahtlos ausgestrahlt. Das heißt, immer mehr Zuschauer können das Programm über eine ganz normale Dachantenne empfangen. RTL plus ist auch über eine 'Schüssel' direkt vom Satelliten zu empfangen. Kopernikus kann mit 90 cm-Antenne empfangen werden und bietet neun deutschsprachige Programme sowie digitalen Satelliten-Hörfunk. Astra ist mit einem Antennendurchmesser von 60 cm zu empfangen und bietet sieben deutschsprachige Programme.

Der deutsche Rundfunksatellit TV-SAT 2 ist in der innovativen Fernsehnorm D2-Mac mit kleinen 30 cm-Antennen in bester Qualität mit digitalem Ton zu empfangen. Europaweit wird RTL plus über Astra verbreitet, z.B. in Südeuropa, wo der Empfang über eine 1,5 m-Antenne möglich ist.